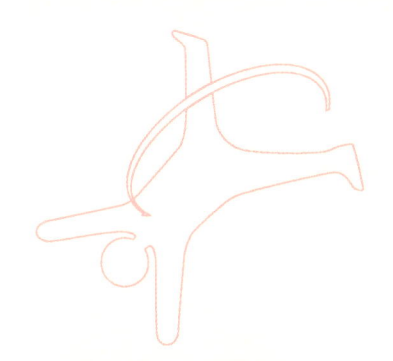

ひざ
股関節の
痛みを
自分で治す!

さかいクリニックグループ代表

酒井慎太郎 監修

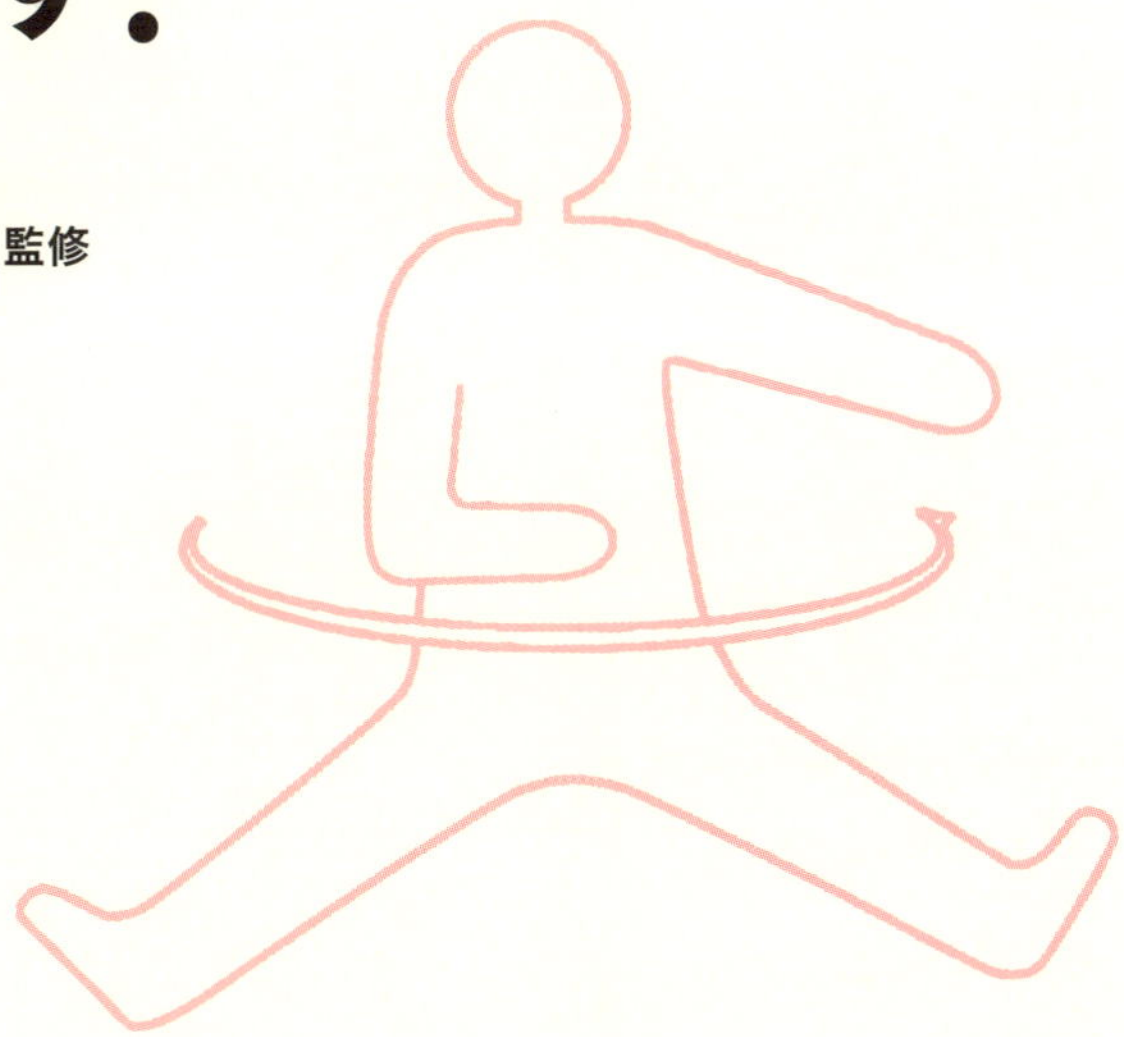

日東書院

はじめに

●みなさん、股関節《こかんせつ》の位置をご存じでしょうか？

超高齢社会を迎えて、〝健康長寿〟の意識が高まっています。そのような背景のなか、ウオーキングにさまざまな健康効果があることが、次々に発表されています。みなさんも、きっとよくご存じのことでしょう。

私たちの「歩く」「走る」「飛び跳ねる」といったダイナミックな〝運動〟を可能にしているのが、胴体と両脚をつないでいる「股関節」です。そして、私たちの全体重を支え、「正座する」「階段の上り下り」といった〝脚の曲げ伸ばし〟を担っているのが「ひざ関節」です。どちらも普段は、あまりに当たり前のように動いていてくれるひざ関節と股関節ですが、なんらかの原因でスムーズに動かなくなると、途端に日常生活に支障をきたします。

みなさんは、股関節はどこにあるかご存じでしょうか？

股関節の位置を誤解している方がけっこういらっしゃいます。股関節は、英語では「ヒップ・ジョイント」といい、左右のお尻のちょっとへこんだところから、10㎝ほど奥に位置しています。実際に手で触ることができないので、股関節を意識するときは、お尻の後ろ側を意識しましょう。

体の深い部分にあるため、痛みが神経によって正確に認識されづらいという性格があります。また、デリケートな位置にあるため、手技による施術は難しい面もあるのです。

●独自の「関節包内矯正《かんせつほうないきょうせい》」と「全身的治療」を行う

申し遅れましたが、私は東京都北区の王子で、関節トラブルを抱えている患者さんを施術する「さかいクリニックグループ」を開業しています。

私どもでは、仙腸《せんちょう》関節に注目した「関節包内矯正」という独自の手技療法を取り入れているのが、大きな特徴です。この治療法については、本書の第4章で詳しく説明させていただきますが、これを施術することで、腰痛、ひざ痛、首痛、股関節痛を解消させることができます。

もうひとつの特徴は、「全身的治療」を行っていることでしょう。

たとえば、首こりの患者さんに腰の施術も行ったり、腰痛の患者さんにはひざの施術も行ったりしています。人の体を部位別に施術するのではなく、私たちの体を動かす運動機能として、関節、筋肉、靱帯《じんたい》などをトータルに診て施術していきます。そして、施術後の予防も踏まえて、正しい姿勢・歩き方・運動などの指導を行っています。体全体の関節を歯車として捉え、スムーズに動かせるよう治療をしています。

開業以来、関節の痛みに苦しまれている方々が全国各地から訪れて、いつも予約でいっぱいです。現在、50名のスタッフ総出で、１日１７０名以上の患者さんを診させていただいております。

きっかけは自分自身の腰痛だった

私が、仙腸関節《せんちょうかんせつ》に注目した「関節包内矯正《かんせつほうないきょうせい》」と出合ったのは、20年ほど前のことです。開業する以前、私は腰痛専門病院や整形外科、サッカー・Ｊリーグのメディカルスタッフなど、いろいろなところで修業を積んでいました。

勤めていた腰痛専門病院に、いちはやく仙腸関節に注目して治療に取り入れている先生がいらっしゃいました。私は、その先生に、自分自身のぎっくり腰を治してもらったのです。その治療法の威力を身をもって知るとともに、「これだ!!　この治療をもっと研究して役立てていこう」と決心したのです。

治療現場にいるとわかるのですが、いざ治療となると「手術」あるいは「湿布」という、旧態依然とした方法しか提示できないのです。私は、こうした状況に葛藤を感じていて、「痛みに悩む人の期待に応えられるような〝新しい治療法〟を見つけたい」と思っていました。

その後、その先生のもとで仙腸関節のズレを正す手技を学び、さまざまな整骨院や病院を訪ね歩き、解剖実習をへて見識を深めました。そうやって試行錯誤を重ねつつ、私独自に完成させた施術法が「関節包内矯正」です。

ただし、この施術法は、私どもプロフェッショナルでないとできないかというと、必ずしもそうではありません。軽い症状であれば、みなさんがご自身で「簡易版・関節包内矯正」を行えば、ある程度は効果を上げることが可能です。

本書によって、歩行に直結する股関節とひざ関節のメカニズムと一般的な治療法、そして私独自の「関節包内矯正」の施術法を知っていただき、みなさんご自身で行う「簡易版・関節包内矯正」とともに「正しい姿勢・歩き方・運動」などを取り入れて、〝セルフケア〟を心がけていただきたいと思います。

長年、股関節《こかんせつ》やひざ関節のトラブルを抱えて苦しんでいる方々に、少しでもお役に立てれば幸いです。


さかいクリニックグループ代表・酒井慎太郎

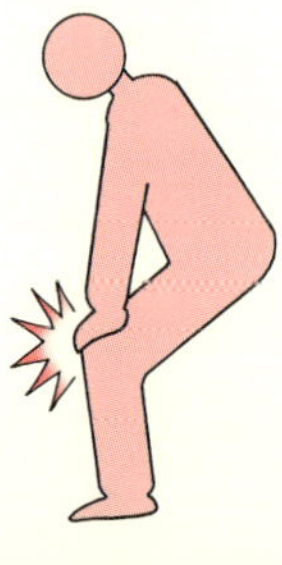

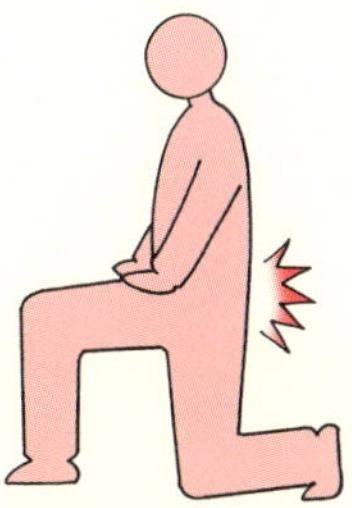

第3章 知っておきたい！ひざ関節のしくみと主な病気・治療法 79

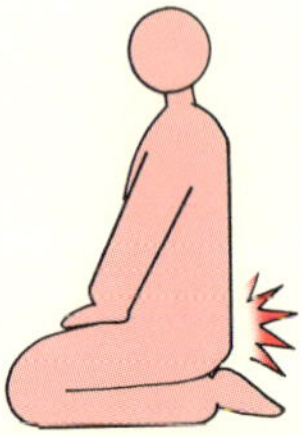

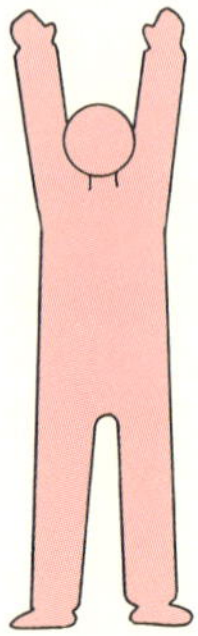

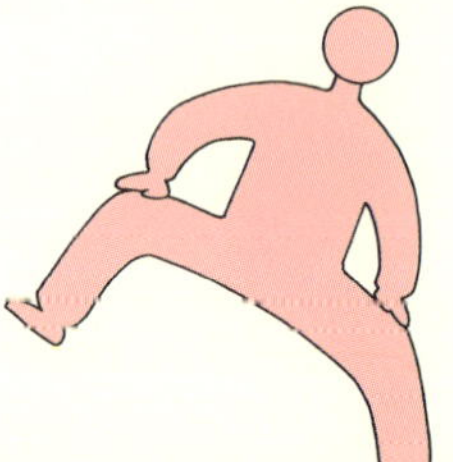

第6章　ひざ関節の痛みを自分で治す体操&生活習慣

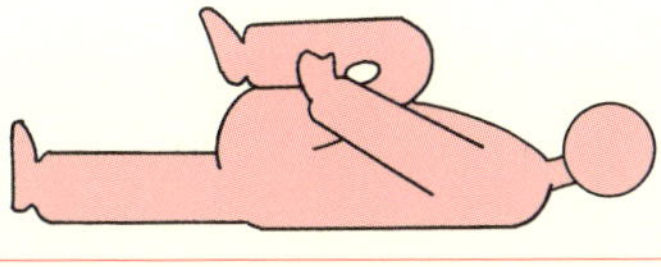

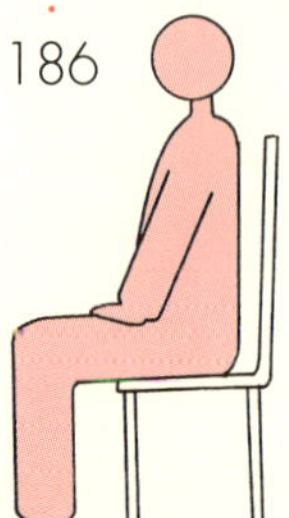

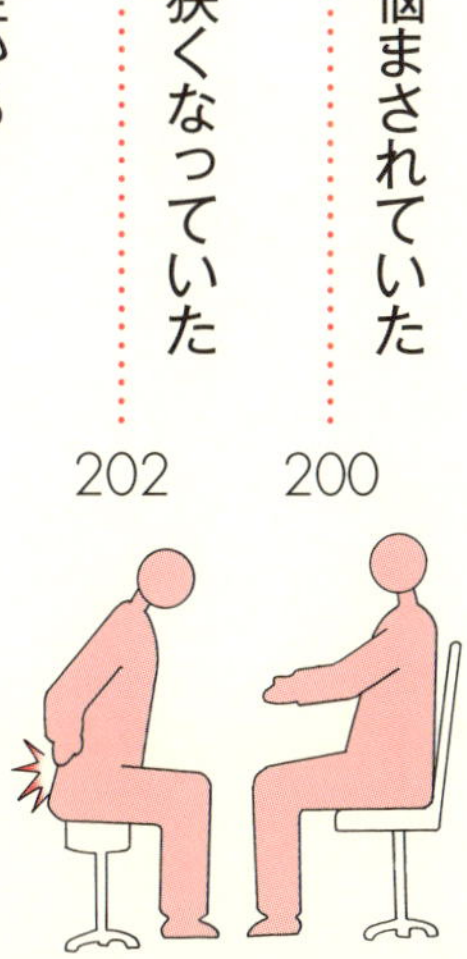

● column

チャート式自己診断

あなたの「股関節《こかんせつ》」は大丈夫？

あなたの“体の痛み”は、どこからきているのでしょうか。股関節が気になる人は、この「チャート診断」を試してみてください。気になる症状がある場合は、ただちに、医療機関を受診することをおすすめします。

YES ⇐　NO ⇐

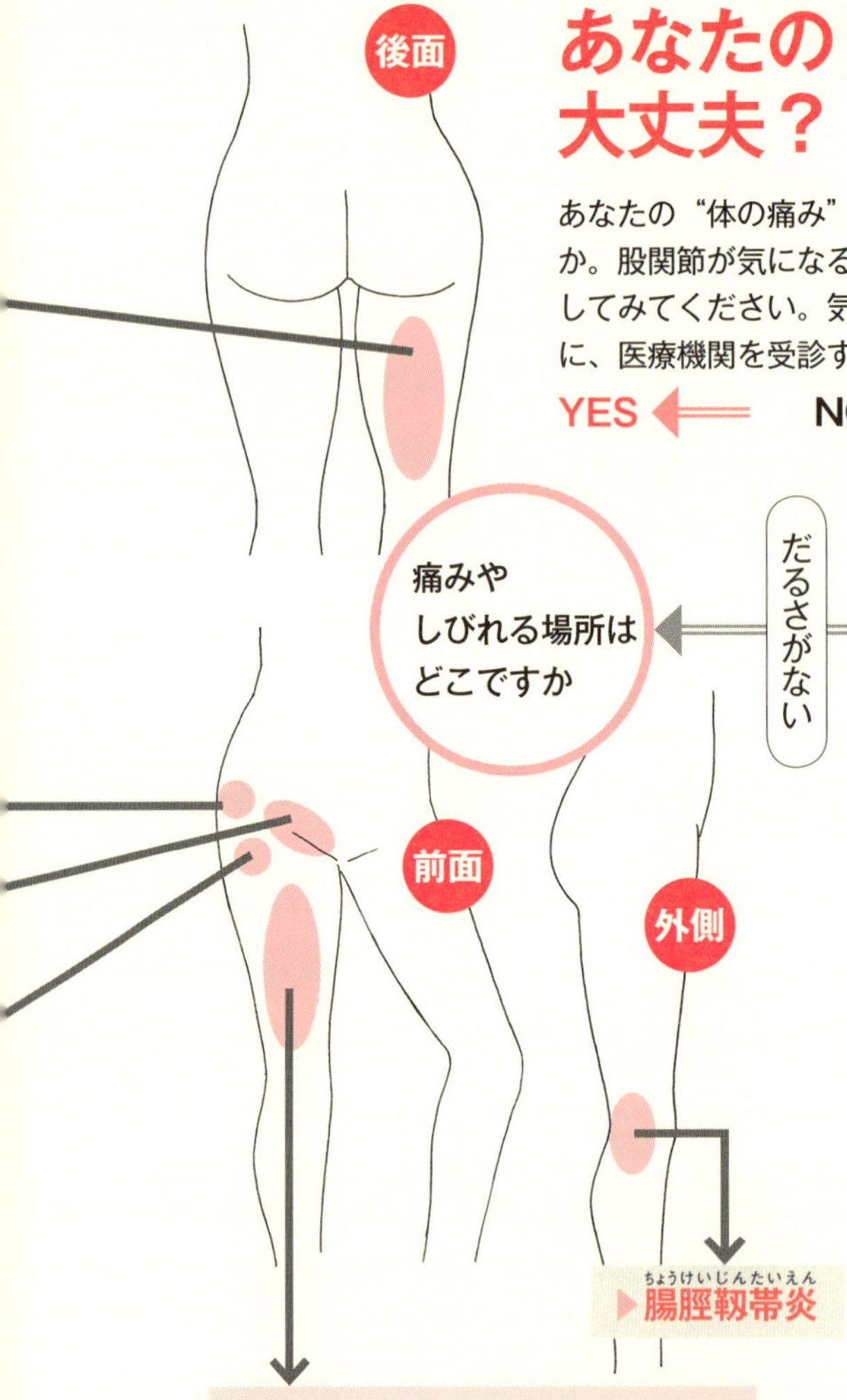

スタート
関節痛や筋肉痛以外に発熱や体のだるさはありますか

- NO（だるさがない）→ 痛みやしびれる場所はどこですか
  - 後面・前面 → 次の中で1つ以上当てはまる場合、Yesに進んでください
    - □ 激しい運動途中に痛くなったか
    - □ 1カ所だけ鋭く痛むか
    - YES → ▶大腿二頭筋《だいたいにとうきん》肉離《にくばな》れ
    - NO → ▶大腿四頭筋炎症《だいたいしとうきんえんしょう》
  - 外側 → ▶腸脛靭帯炎《ちょうけいじんたいえん》
- YES → 38度以上の高熱と、せき、のどの痛みはありますか
  - YES → ▶インフルエンザ
  - NO → 左右の股関節にこわばりと腫れ、痛みがありますか
    - YES → ▶リウマチ　▶膠原病《こうげんびょう》

▶変形性腰椎症《へんけいせいようついしょう》

▶腰椎椎間板《ようついついかんばん》ヘルニア
（坐骨神経痛《ざこつしんけいつう》）

60歳以上ですか

＊SLRテスト
足を上げるとひざが痛くなったりしびれたりしますか

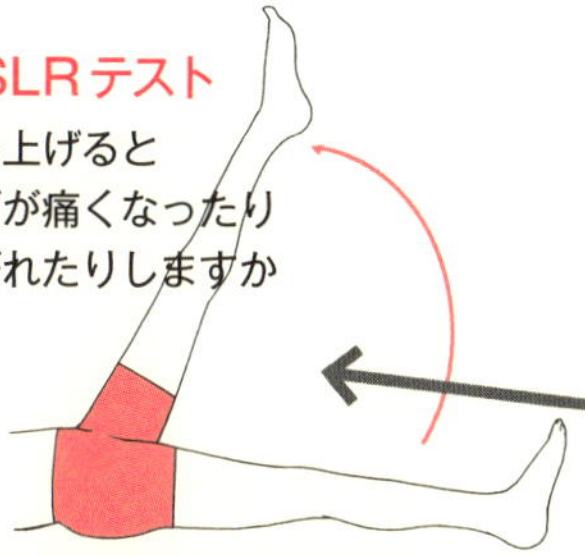

▶ハムストリングス
▶大腿二頭筋肉離《だいたいにとうきんにくばな》れ

▶ハムストリングス
▶大腿二頭筋の炎症

次の中で1つ以上当てはまる場合、Yesに進んでください
□ 激しい運動途中に痛くなったか
□ 1カ所だけ鋭く痛むか

▶大腿《だいたい》四頭筋炎症《しとうきんえんしょう》

最近、ずっと立っていたり、ずっと歩いていたりしましたか

骨の出っ張りのすぐ下が痛い

▶大腿ヘルニア
▶鼠径部《そけいぶ》ヘルニア

Vラインにしこりのようなものがありますか

Vラインが痛い

▶大腿骨頸部骨折《だいたいこつけいぶこっせつ》の可能性あり

38度以上の熱がありますか

最近、高い場所から飛び降りましたか

▶股関節捻挫《こかんせつねんざ》

▶先天性股関節脱臼の手術後の痛み（変形性股関節症）

先天性股関節脱臼の手術の経験はありますか

▶変形性股関節症

▶ペルテス病

5～6歳の男子ですか

痛い側のひざを逆側の胸に近づけることはできますか？

▶検査をしてください

チャート式自己診断

あなたの「ひざ関節」は大丈夫？

あなたの“体の痛み”は、どこからきているのでしょうか。ひざ関節が気になる人は、この「チャート診断」を試してみてください。気になる症状がある場合は、ただちに、医療機関を受診することをおすすめします。

スタート

関節痛や筋肉痛以外に発熱や体のだるさはありますか

- YES → 38度以上の高熱と、せき、のどの痛みはありますか
  - YES → ▶インフルエンザ
  - NO → 左右の股関節にこわばりと腫れ、痛みがありますか
    - YES → ▶リウマチ ▶膠原病《こうげんびょう》
- NO → YES／NO

どこか痛んだりしびれたりしますか
ひざの裏→18ページAへ
ひざの外側→18ページBへ
その他→このページ

ひざを伸ばすと、お皿が外側にズレますか

- YES → ▶膝蓋骨脱臼《しつがいこつだっきゅう》
- NO → ▶検査をしてください

ケガをしていないのに痛む

12～20歳ですか

- YES → ▶滑膜《かつまく》ヒダ障害
- NO → 次の中で1つ以上当てはまる場合、Yesに進んでください
  - □ ひざが腫れている
  - □ 階段を下りるときつらい
  - □ 歩きはじめがつらい
  - □ 50歳以上
  - □ O脚である
  - YES → ▶変形性《へんけいせい》股《こ》関節症《かんせつしょう》
  - NO → ▶検査をしてください

▶分裂膝蓋骨《ぶんれつしつがいこつ》

▶検査をしてください

次の中で1つ以上当てはまる場合、Yesに進んでください

□ 12～16歳以上ですか
□ 男子ですか

＊前方引き出しテスト
ひざを90度に曲げて、前に引っ張ってもらいます。そのときガクンとずれたり、痛みがある場合はYesに進んでください

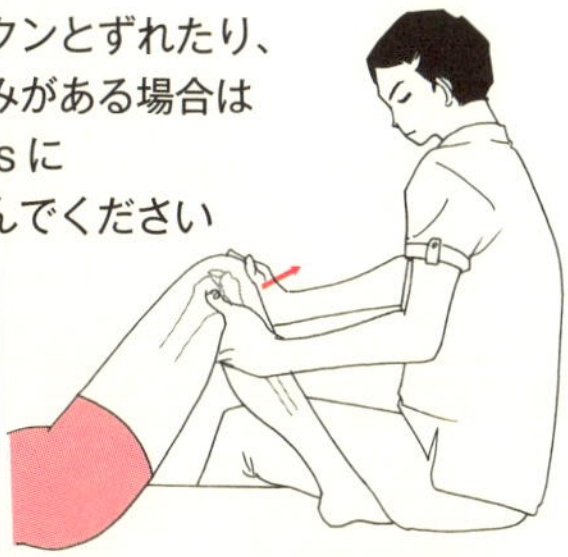

▶前十字靱帯損傷《ぜんじゅうじじんたいそんしょう》

最近あきらかにケガをした痛み

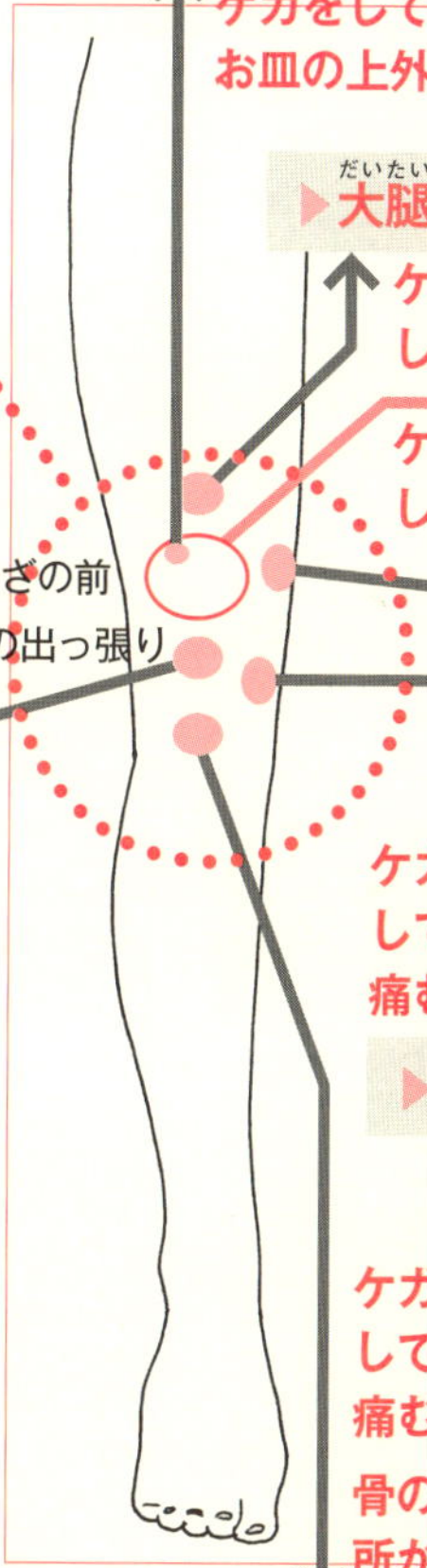

ケガをしていないのに痛む
お皿の上外側が痛む

▶大腿四頭筋の炎症《だいたいしとうきん》

ケガをしていないのに痛む

ケガをしていないのに痛む

ケガをしていないのに痛む

▶鵞足炎《がそくえん》

ケガをしていないのに痛む
骨の出っ張っている所とひざのお皿の骨の間が痛い

2つとも当てはまる場合、Yesに進んでください

□ おとなですか
□ ひざを曲げた状態で、お皿の下を押さえながらひざを伸ばしたとき痛む

ケガをしていないのに痛む
骨の出っ張っている所が痛い

18歳以下ですか

▶ホッファ病

▶膝蓋靱帯炎《しつがいじんたいえん》

▶オスグッド病

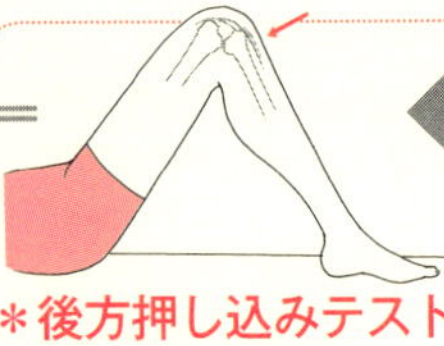

＊後方押し込みテスト

ひざを90度に曲げて、
押し込んでもらいます。
そのときガクンとずれたり、
痛みがある場合は
Yes に進んでください

▶後十《こうじゅう》字《じ》靱帯《じんたい》損傷《そんしょう》

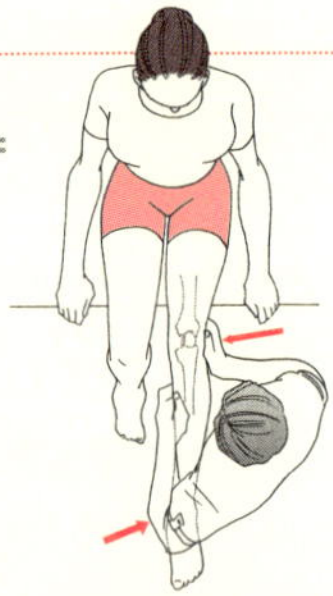

＊内側側副靱帯テスト

ひざを伸ばし、
ひざの外側から内側へ、
ひざの下の内側から外側へ
同時に押し込んで痛む場合、
Yes に進んでください

▶内側側副靱帯《ないそくそくふくじんたい》
損傷《そんしょう》

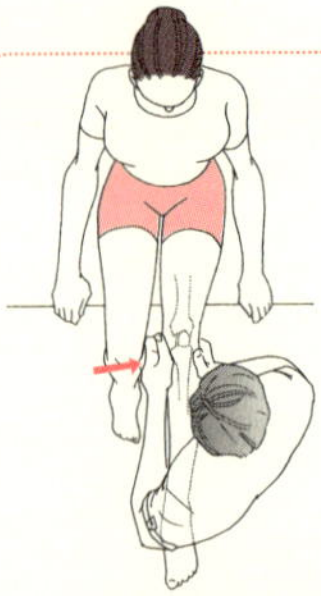

＊外側側副靱帯テスト

ひざを伸ばし、
ひざの内側から外側へ、
ひざの下の外側から内側へ
同時に押し込んで痛む場合、
Yes に進んでください

▶外側側副靱帯《がいそくそくふくじんたい》
損傷《そんしょう》

＊マックマレーテスト

ひざを90度に曲げて、
足首をしっかりとつかみ
内側にひねると、ひざの外側に
痛みや音がする場合は
Yes に進んでください

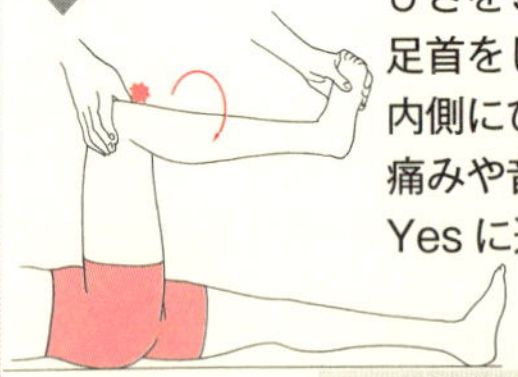

▶外側半月板損傷《がいそくはんげつばんそんしょう》

＊マックマレーテスト

ひざを90度に曲げて、
足首をしっかりとつかみ
外側にひねると、
ひざの内側に
痛みや音がする場合は
Yes に進んでください

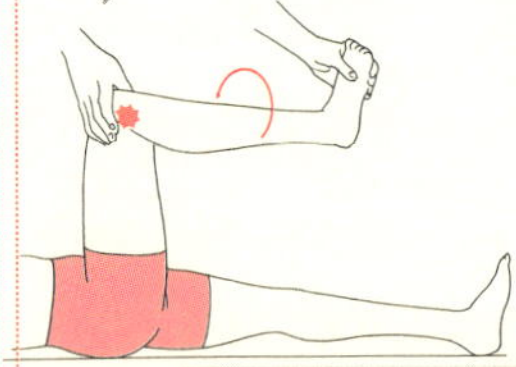

▶内側半月板損傷《ないそくはんげつばんそんしょう》

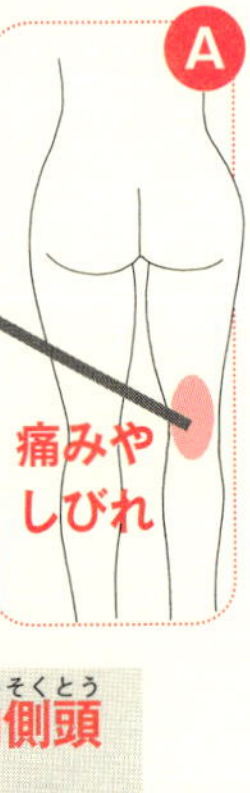

＊SLR テスト

足を上げるとひざが
痛くなったり
しびれたりしますか

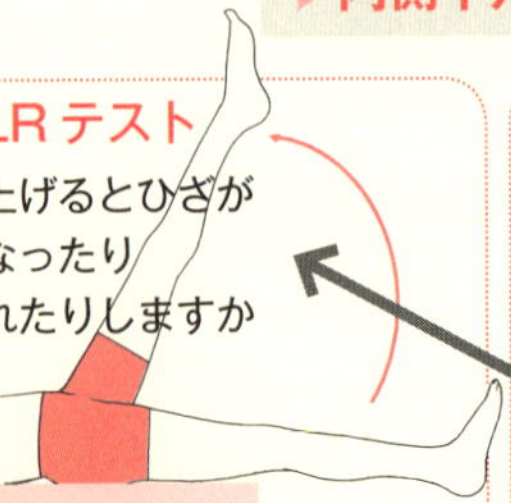

60歳以上
ですか

▶変形性《へんけいせい》
腰椎症《ようついしょう》

▶腰椎椎間板《ようついついかんばん》
ヘルニア

ひざの裏がかなり
腫れていますか

▶ベーカー
嚢腫《のうしゅ》

▶腓腹筋内側頭《ひふくきんないそくとう》
炎症《えんしょう》

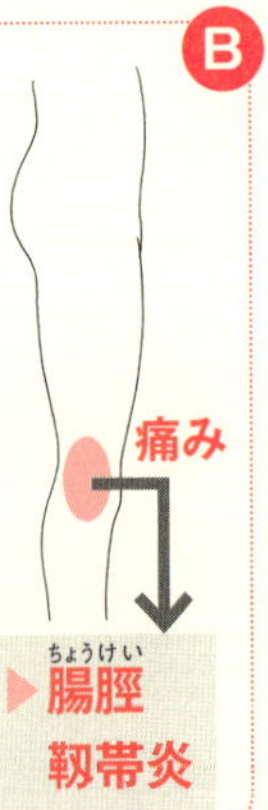

▶腸脛《ちょうけい》
靱帯炎

第1章

ロコモティブシンドロームは“新国民病”

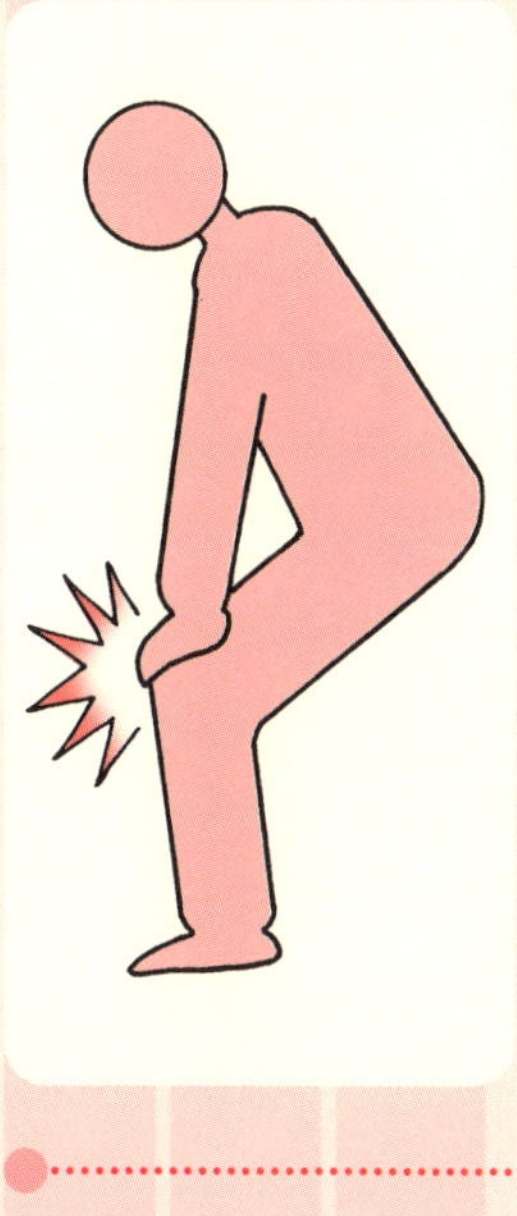

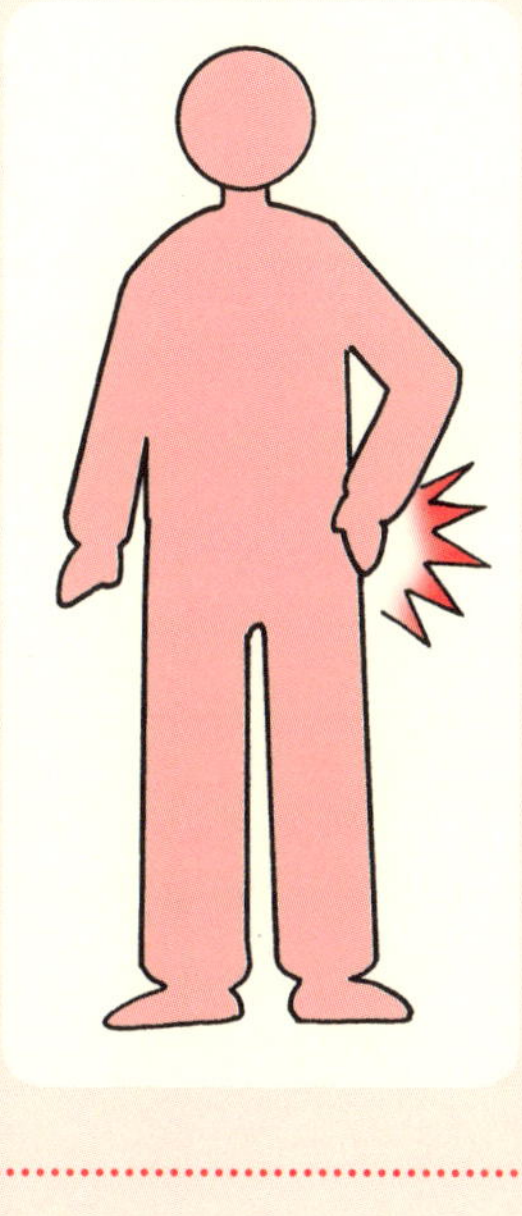

1

日本人の平均寿命は83歳！しかし多くは不調を抱えている

今、私たち日本人の体に何が起こっているのか、そんな話からはじめていきたいと思います。

ご存じのとおり、日本は世界に冠たる長寿国です。2011年には、女性は85・90歳、男性は79・44歳、平均寿命は83歳にまで伸びています。誰もが70代、80代まで生きるのが当たり前の時代を迎え、未曾有の長寿状態にあるわけです。その一方で、多くのお年寄りが、なんらかの病気や不調を抱えているという現実もあるのです。

脳卒中や認知症より骨折や関節疾患が怖い!!

2000年に介護保険制度が施行されて以来、要介護認定者数（要支援を含む）は年々増えています。いったい、要介護となる原因はなんでしょう。

左の円グラフの「国民生活基礎調査」を見てください。介護が必要となった主な原因に、「脳卒中」や「認知症」といった病気が上位になっていますが、ほかに「転倒・骨折」や「関節疾患」が大きな割合を占めていることがわかります。これは、骨や関節、筋肉などの〝体を動かす運動器〟の障害です。実に多くの人が、運動器障害が要介護の原因なのですね。

実際、私どもの院でも「腰が痛い、ひざが痛い」などと、運動器の不調を訴えていらっしゃるのは、50歳を過ぎた方が多いのです。これが何を意味するかといえば、〝急速な日本の長寿化に足腰の健康が追いついていない〟というわけですね。

介護や支援が必要となった原因

介護や支援が必要となる原因として注目したいのが、
「関節疾患」と「転倒・骨折」の割合。
要介護は１６．７％ですが、要支援になると３２．１％も占め、
３人に１人が足腰の健康ということになります。

要介護の場合

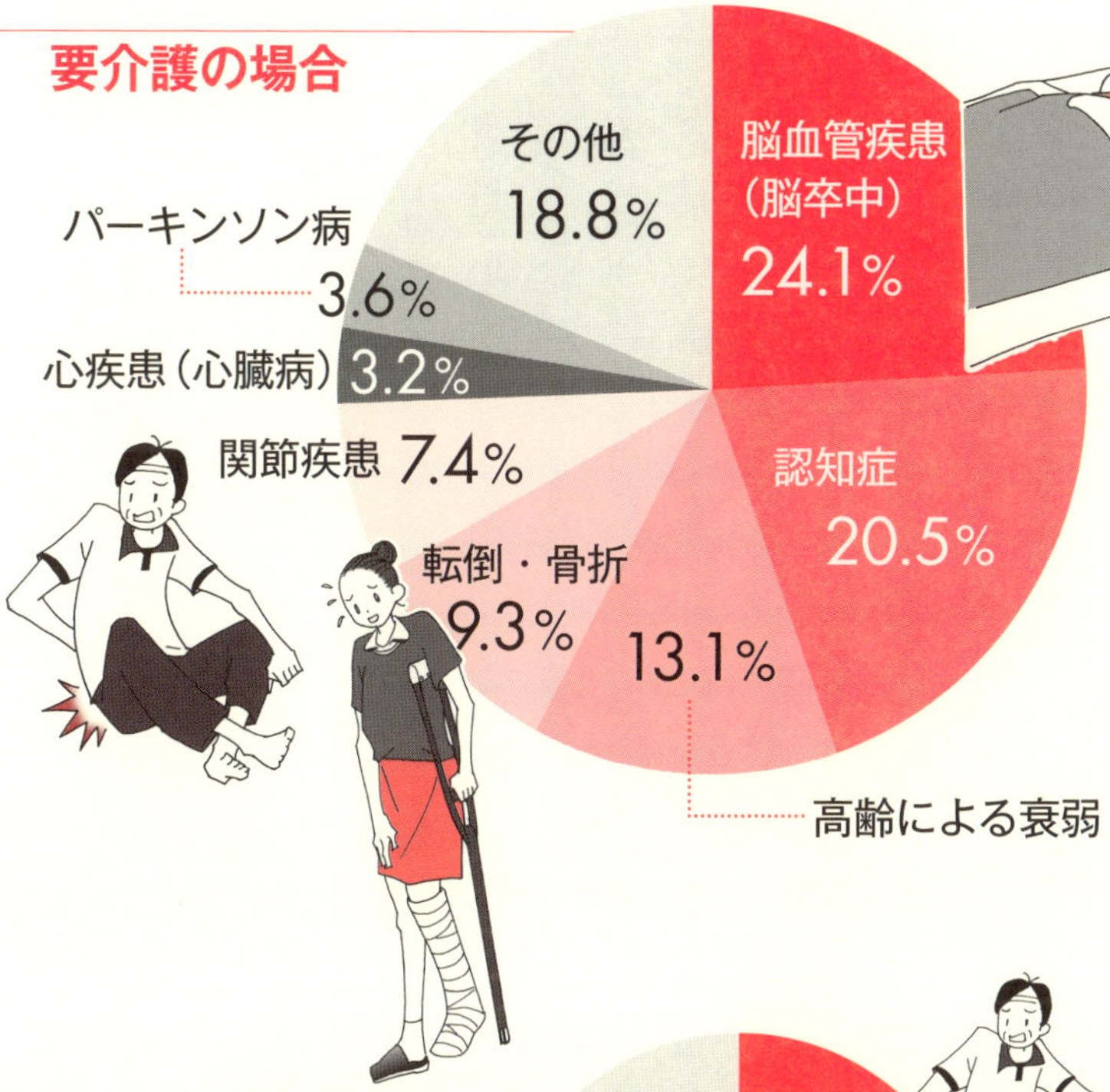
脳血管疾患（脳卒中）24.1%
認知症 20.5%
高齢による衰弱 13.1%
転倒・骨折 9.3%
関節疾患 7.4%
心疾患（心臓病）3.2%
パーキンソン病 3.6%
その他 18.8%

要支援の場合

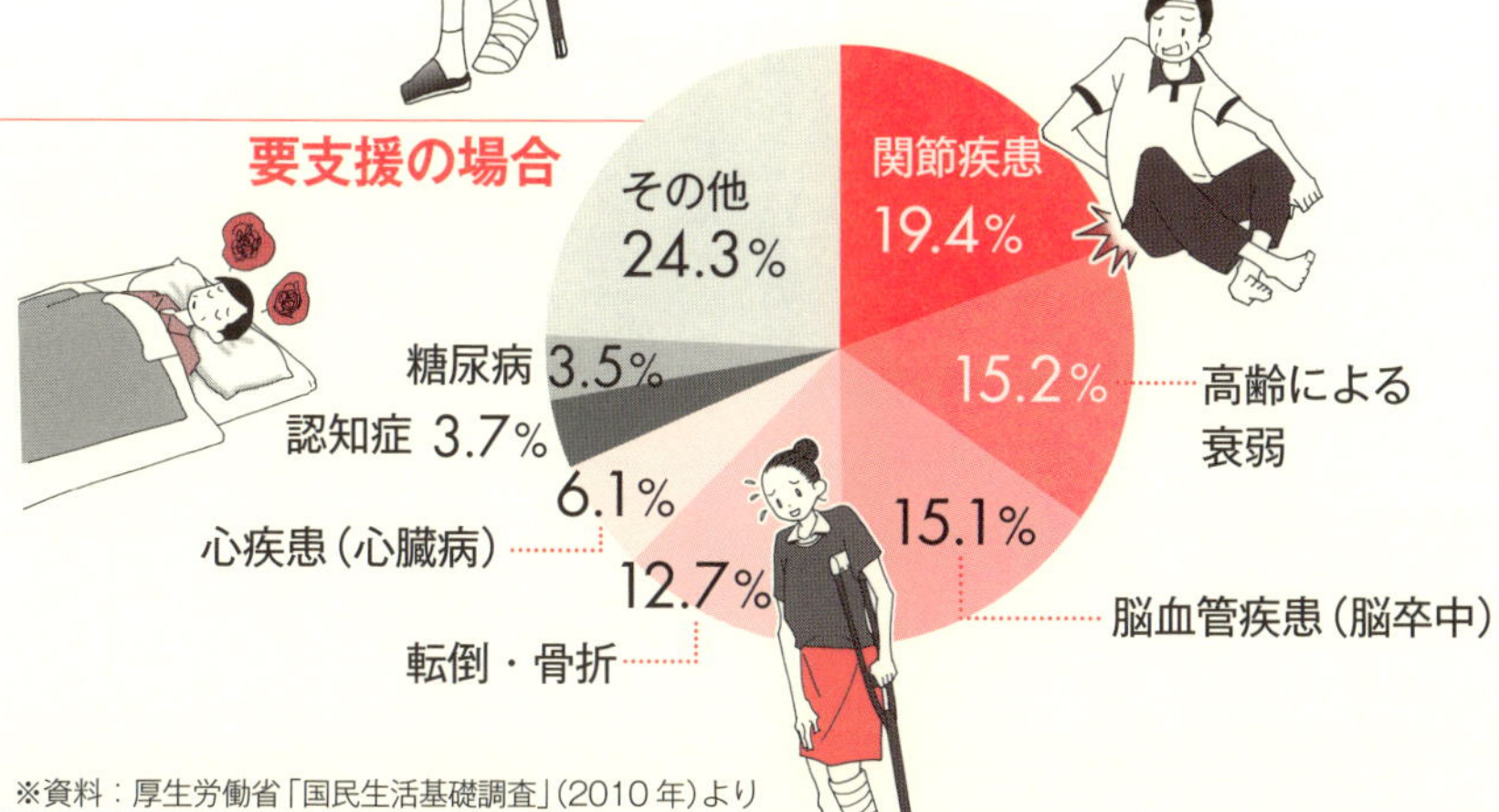
関節疾患 19.4%
高齢による衰弱 15.2%
脳血管疾患（脳卒中）15.1%
転倒・骨折 12.7%
心疾患（心臓病）6.1%
認知症 3.7%
糖尿病 3.5%
その他 24.3%

※資料：厚生労働省「国民生活基礎調査」（2010年）より

2

みなさんは、ロコモティブシンドロームを知っていますか？

みなさんは、「ロコモティブシンドローム」（通称：ロコモ）という言葉をご存じでしょうか？

ロコモティブは、英語で「運動の、機関車」という意味で、ロコモティブシンドロームでは「運動器症候群」と訳されています。

運動器とは、前述のとおり体を動かすための組織・器官のことです。具体的には、骨、軟骨、関節、筋肉、靱帯《じんたい》、神経などが含まれます。この運動器があるからこそ、私たちは自分の意思で歩いたり移動したりできるのです。

このままでは、あなたも〝寝たきり予備軍〟

さて、ロコモとはなんでしょう。

これは「運動器の障害によって、寝たきりや要介護の状態になるリスクの高い状態」を示します。ひと言でいえば、〝寝たきり予備軍〟です。

寝たきりになれば、本人の不自由さだけでなく、家族や介護サービスなどを含めた地域社会を巻き込んだ問題になってきます。そこで、2007年に日本整形外科学会が、ロコモという新たな概念を提唱し、その怖さと予防対策を啓蒙《けいもう》しているのです。

2011年から団塊世代のみなさんは65歳を迎えています。定年を迎えても元気に就労や社会参加活動を行い、現役として活躍している人がたくさんいらっしゃいます。将来、自分自身が寝たきりや要介護になるかもしれない危険な状態であることを自覚していない人がたくさんいるというのです。

ロコモティブシンドロームの概念

日本は、国際的にも類を見ない“超高齢社会”を迎えています。
ロコモは、長寿社会に生きていれば、誰もが直面する問題です。

筋量 神経活動	関節軟骨 椎間板	骨量
加齢性 筋肉減少症	変形性 ひざ関節症	骨粗しょう症
神経障害	変形性腰椎《ようつい》症	

▼

歩行機能の低下
運動器不安定症など

▼

立ち上がれない、歩けない
（要支援・要介護）

3

ロコモは、メタボと並ぶ現代人にとっての“新国民病”

２００９年６月、東京大学の医療研究チームは、「ロコモティブシンドロームは、日本全国の40歳以上の４７００万人」と発表しました。これは、40歳以上の男性の63％、女性の69％に該当します。年代別では、40代は約40％、50代は約50％。70〜80代になると１００％の人がロコモという結果です。

警鐘を鳴らしている日本整形外科学会では、ロコモをメタボ*と並ぶ〝新国民病〟と位置づけています。

この調査結果は、腰、股関節《こかんせつ》、ひざなどの関節に痛みや不安を抱えているみなさんにとっては、ショッキングなものかと思います。

ロコモの症状は、痛み、変形、関節の動きの制限、筋力の低下、バランス能力の低下です。ロコモの３大原因となるのが、①骨がスカスカになる「骨粗しょう症」、②ひざの関節軟骨がすり減る「変形性ひざ関節症」、③腰の神経が圧迫される「脊柱管狭窄症《せきちゅうかんきょうさくしょう》」です。

男性はメタボ!! 女性はロコモ!! を予防しよう

前述の国民生活基礎調査の「要介護者の状況」（厚生労働省）を男女別に見てみると、男性の場合は脳卒中が４割を超えて圧倒的に多いのですが、これに対して、女性の場合は３割近くが運動器の障害によるものです。

脳卒中を予防するには、高血圧や糖尿病といったメタボに気をつけることになります。つまり、介護予防のためには「男性はメタボに、女性はロコモに気をつけよう!!」というわけですね。

＊メタボ：メタボリックシンドローム
内臓脂肪症候群。内臓脂肪（腹部の肥満）に高血圧、高血糖、高脂血症を伴い、代謝異常が起きている状態。２００８年度から「メタボ健診」と「保険指導」が義務づけられた。

やってみよう「ロコモ・チェック」

あなたの運動器機能は、大丈夫ですか？
次の７つの「ロコモ・チェック」のうち、１つでも該当すれば
骨や関節、筋肉が衰えているサイン。ロコモの心配があります。

無理に試して
転んだり
しないように
注意しましょう！

チェック①
□ 家の中でつまずいたり
すべったりする

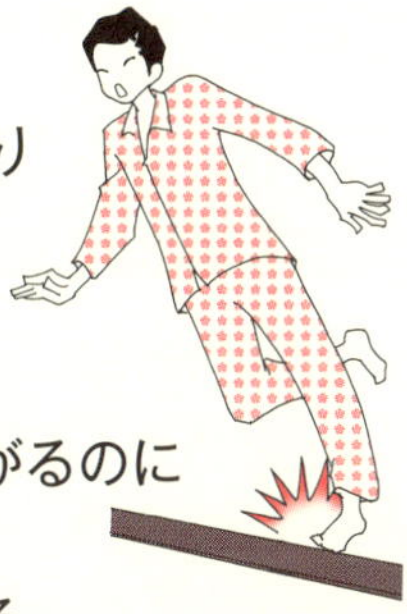

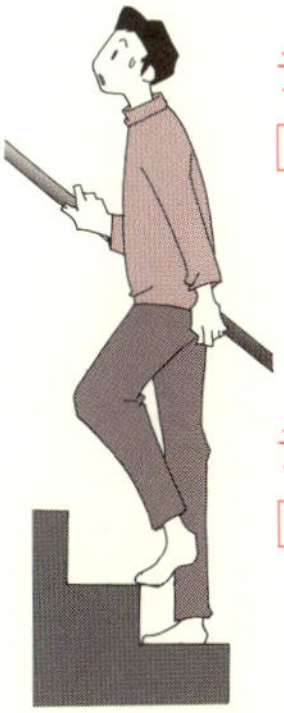

チェック②
□ 階段を上がるのに
手すりが
必要である

チェック⑤
□ 片足立ちで靴下が
はけなくなった

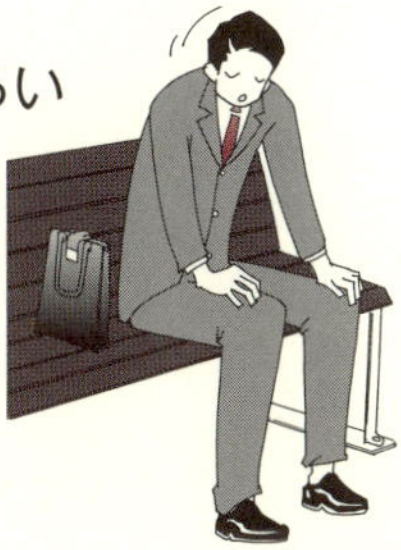

チェック③
□ 15 分ぐらい
続けて
歩けない

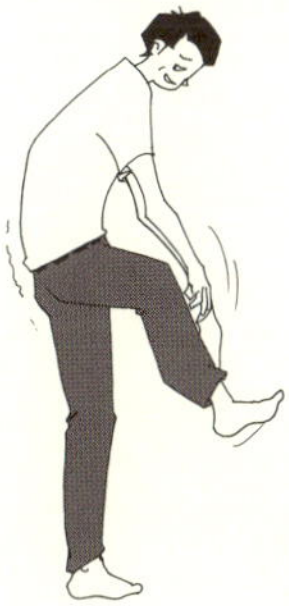

チェック④
□ 横断歩道を
青信号で
渡りきれない

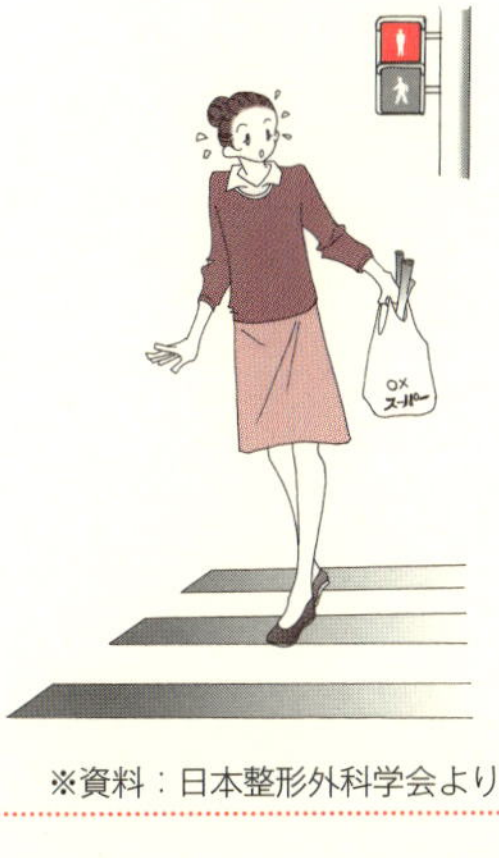

チェック⑥
□ ２kg 程度の
買い物をして
持ち帰るのが困難である
（１ℓの牛乳パック２個程度）

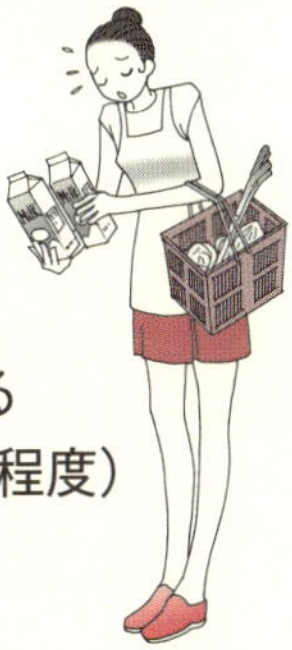

チェック⑦
□ 家のやや重い仕事が
困難である
（掃除機の使用、
布団の上げ下ろしなど）

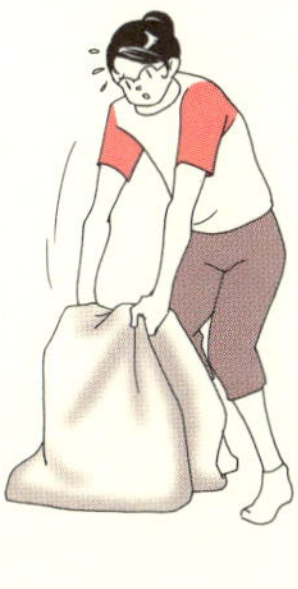

※資料：日本整形外科学会より

4

関節の病気も老化も、ある程度は回復・予防ができる

ロコモティブシンドロームの視点からいえるのは、①50歳を過ぎると運動器障害が急速に増えること、②腰やひざ、骨粗しょう症と複数の疾患を抱える人が多くなること、③転倒・骨折によって要介護に至るケースが多いこと、などです。ただし、要介護にならなくても「寝たきりにならない」ことが重要で、そのためには自分の足で歩けるということがなにより大切なのです。

女優の森光子さんはスクワットで鍛《きた》えていた!?

では、どの運動器が悪くなると歩けなくなるのでしょうか。

運動器は、①体を支える骨、②骨と骨のつなぎ目となる関節や椎間板《ついかんばん》、③骨組みを動かす筋肉や神経、という3つの機能で成り立っています。このうち、どれが機能しなくてもうまく歩くことはできません。

しかも、運動器は加齢とともに老化します。老化自体は避けることはできませんが、同じ年齢でも体をよく動かしている人のほうが、病気にもかかりにくいものです。

女優の森光子さん（享年92）が、80歳を過ぎても舞台『放浪記』で、でんぐり返しができたのも、「スクワット」を毎日続けていたからでしょう。

本来、人は関節をきちんと動かし、血流をよくし、臓器を動かすことで、健康維持が保てるようにできているのです。つまり、努力次第で運動器の老化も病気もある程度は回復・予防できるわけです。

歩く能力を高める「ロコトレ・スクワット」

スクワットは、足腰の筋肉を強くするための
基本的なロコモーショントレーニング（略してロコトレ）のひとつです。
ここでは腰やひざに負担の少ない方法を紹介します。

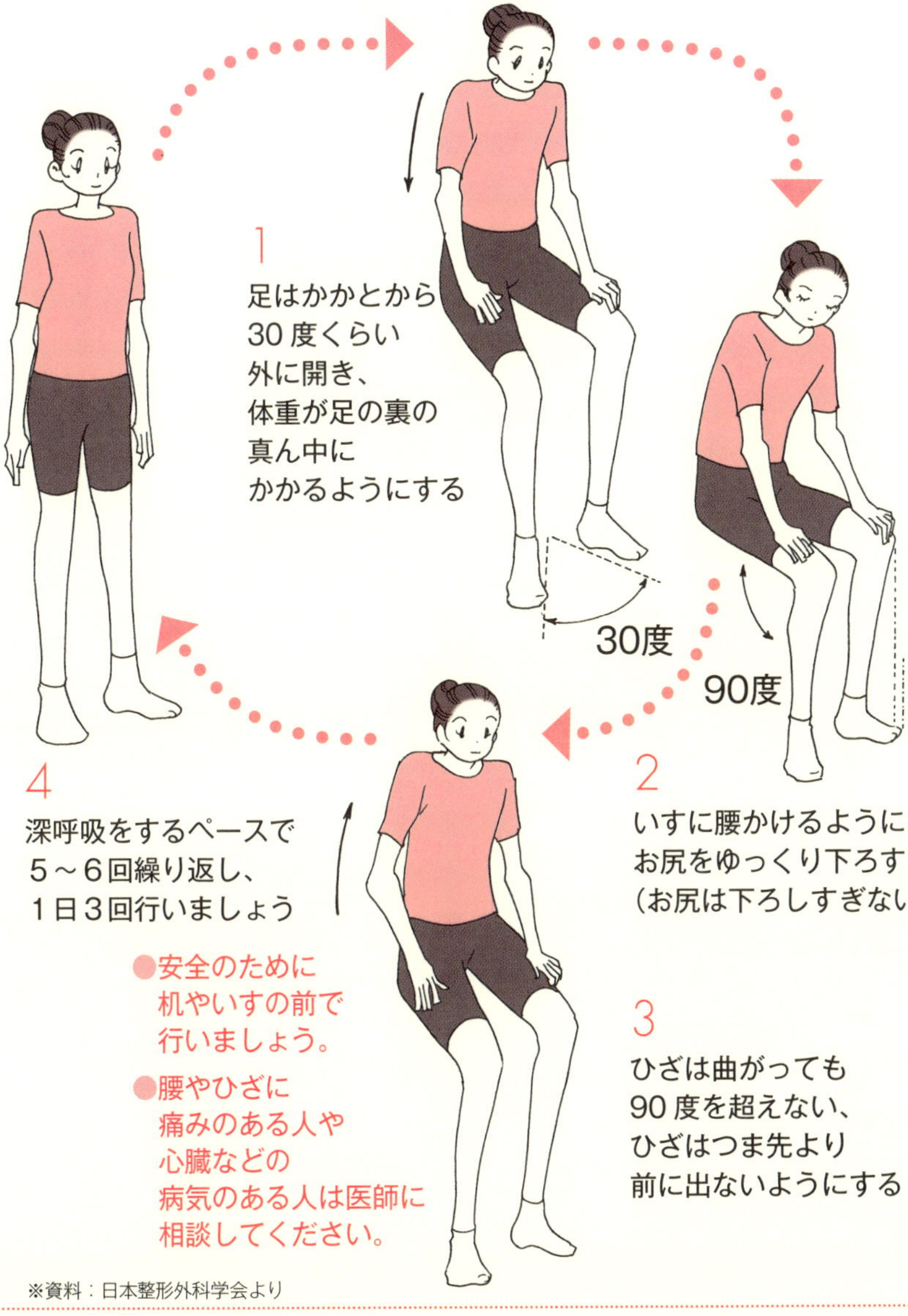

1
足はかかとから
30 度くらい
外に開き、
体重が足の裏の
真ん中に
かかるようにする

2
いすに腰かけるように、
お尻をゆっくり下ろす
（お尻は下ろしすぎない）

3
ひざは曲がっても
90 度を超えない、
ひざはつま先より
前に出ないようにする

4
深呼吸をするペースで
5～6回繰り返し、
1日3回行いましょう

●安全のために
机やいすの前で
行いましょう。

●腰やひざに
痛みのある人や
心臓などの
病気のある人は医師に
相談してください。

※資料：日本整形外科学会より

5

関節の衰えが表面化するのは、40代の“アラフォー世代”

なぜ、50歳を過ぎると運動器障害が急速に増えてくるのでしょうか。

実際には、30代、40代のころから少しずつ首や腰、ひざに痛みが出始めて、関節軟骨や椎間板《ついかんばん》（骨の間にある円形の軟骨）などに変性がはじまっているのです。私の臨床経験からいえば、関節の衰えの兆しは、すでに20歳前後からはじまっているのです。

背骨の椎間板は20代、腰は30代から衰えはじめる

たとえば、体を支えている脊椎《せきつい》（背骨）の椎間板は、20代から徐々に弾力性や柔軟性を失っていきます。すると、そのしわよせがあちこちの関節へと向かいます。また、関節の衰えが表面化してくるのは、40代初めから半ばくらいの、いわゆる〝アラフォー世代〟です。腰の場合では、30代から衰えはじめる人も少なくありません。

たいていの人は、軽い痛みや違和感などを感じていても、日常生活に支障のない程度であれば、わざわざ病院へは行かないものです。

しかし、今の日本人の体形と生活様式では、50歳を過ぎると骨格を支えている筋肉が衰えはじめ、水面下で進行していた関節の摩耗や変形と合わさって、急速に運動器障害として現れてくるのです。

すると、日常生活に不便を感じるようになり、あわてて病院へ駆け込むようになるというわけです。

生物学的に見て、50歳というのは、ひとつの区切りと考えられます。

あなたもロコモ予備軍です!!

首、肩、腰、股関節《こかんせつ》、ひざなど、運動器の障害は、
お年寄りにかぎらず誰にも起こるトラブルです。

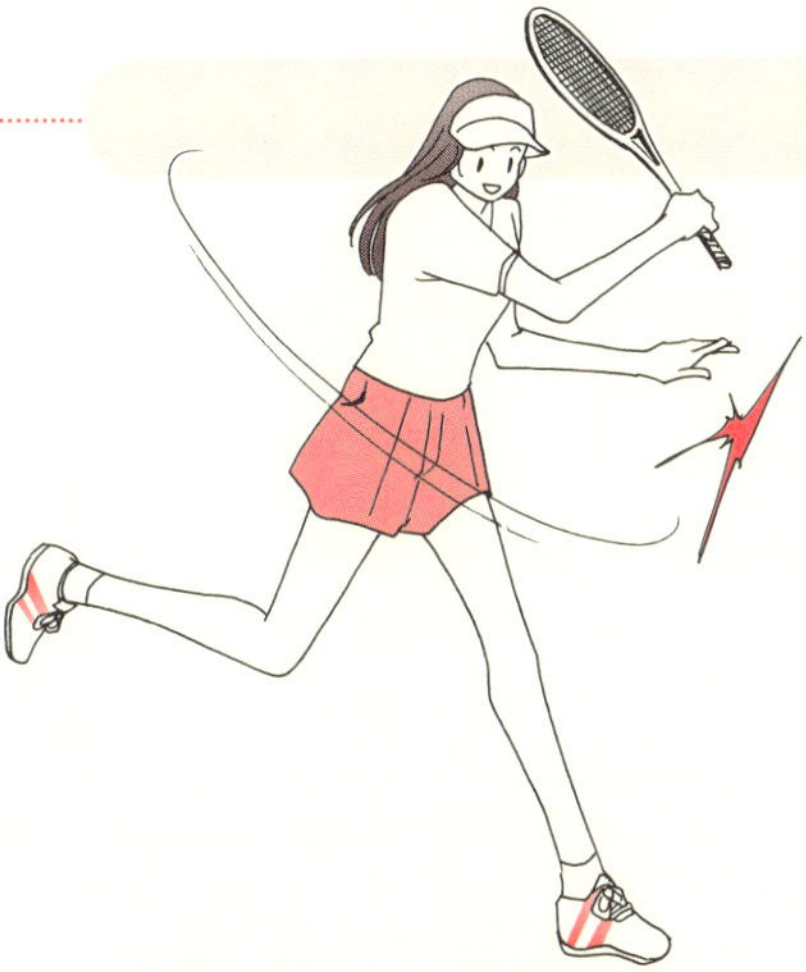

20代

10代から激しいスポーツをしている人は、関節や筋肉、靱帯《じんたい》を痛めているケースが多いです。プロのスポーツ選手ともなると、ひざにトラブルを抱えたことがない人を探すほうが難しいでしょう。

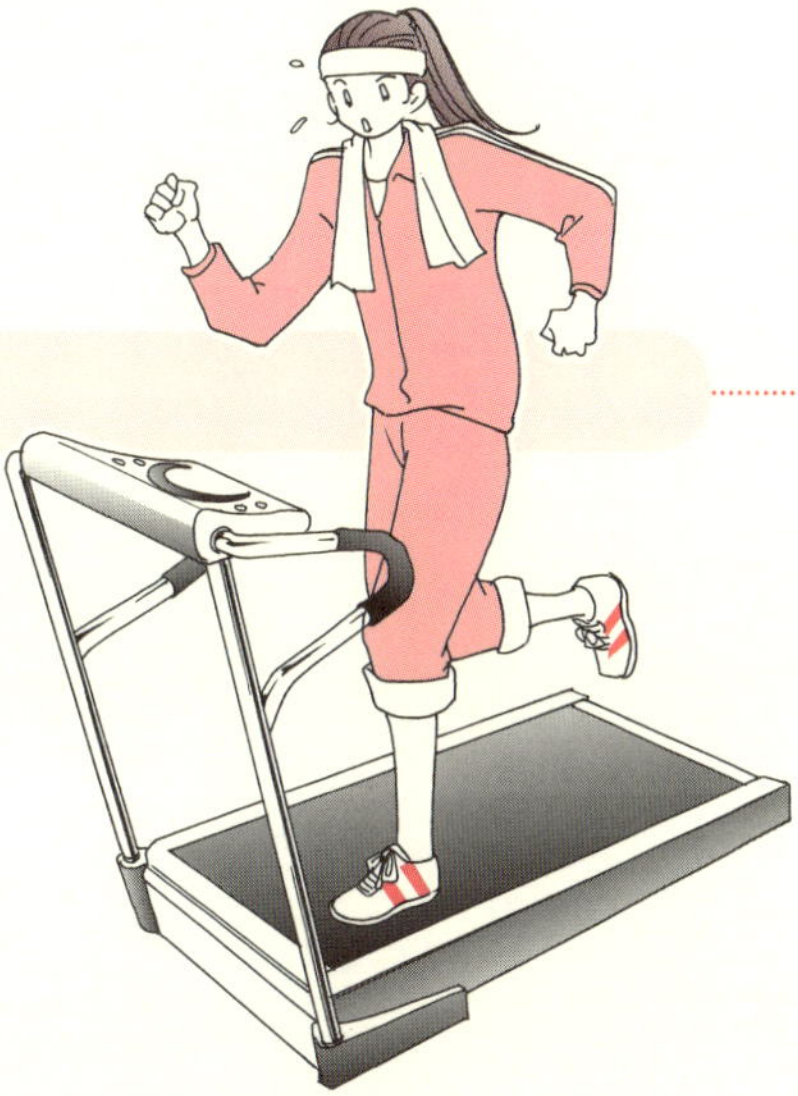

アラフォー世代

健康意識が高まるなか、女性用フィットネスの市場は拡大傾向。ただし、過度なトレーニングによって、腰やひざを痛めてしまうケースが少なくありません。適切な指導を受けてから行いましょう。

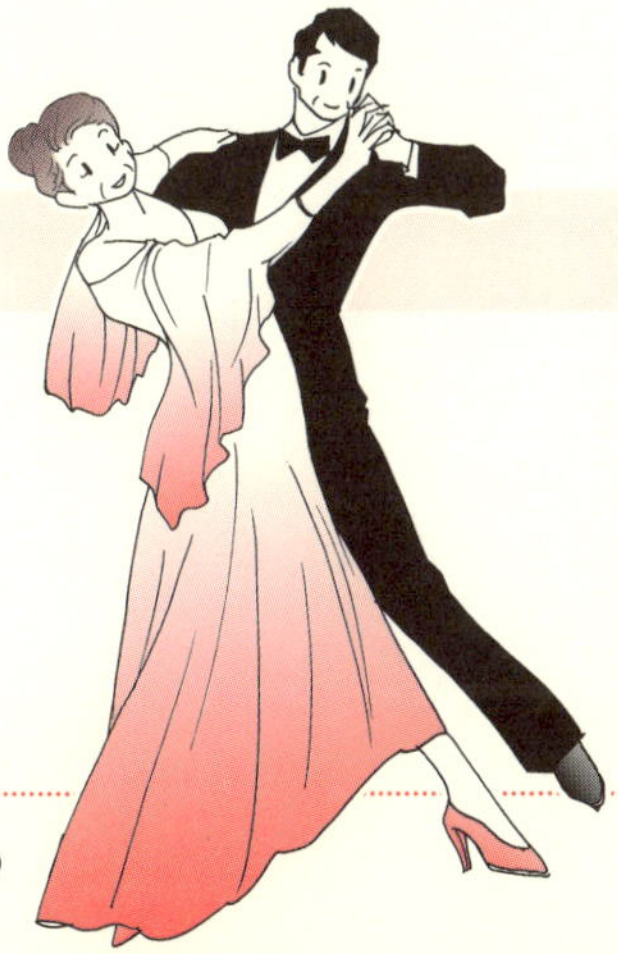

50代

中高年・シニア世代の趣味として注目を集めているのが社交ダンス。ですが、無理な姿勢には注意が必要。運動をはじめる前のウオーミングアップ、運動後のクールダウンを忘れずに行いましょう。

6

ロコモティブシンドロームを解決するカギは「関節」にある

ここまで、「ロコモティブシンドローム」という新たな概念を通じて、骨、関節、筋肉、靱帯《じんたい》、神経といった運動器の重要性を述べてきましたが、おわかりいただけたでしょうか。

足腰が弱まるのはお年寄りの専売特許ではない

ロコモというと、〝お年寄りの病気〟というイメージがあるようですが、足腰が弱くなるのは、お年寄りの専売特許ではありません。

特に40～50代の働き盛りの女性は、危機感を持っていただきたいですし、関節の衰えの兆しは、20歳前後からはじまっているわけですから、若い世代も無関心ではいられないのです。

アスリートは別として、運動器が注目されるようなことはありませんでした。関節にしても、毎日当たり前のように動いていてくれるので、私たちはその存在すら気にもとめていなかったのです。ところが、いざ関節に痛みや違和感などのトラブルが発生して、いつものように関節が動けなくなってみて、そのありがたみを痛感するものなのです。

肩こりや腰痛などを抱えているみなさんには、そのつらさはわかっていただけるでしょう。実は、私自身も関節の痛みに苦しめられた過去があるのです。それも、首痛、腰痛、ひざ痛のすべてを経験していますので、よくわかります。

つまり、ロコモを解決するカギは、関節にあるのです。

痛みが出やすい荷重関節

関節には、体重がかかる荷重関節と、
体重がかからない非荷重関節（あご、肩、ひじ、指など）があります。
荷重関節は、関節面に負担がかかりやすく、
痛みなどのトラブルが出やすい環境にあります。

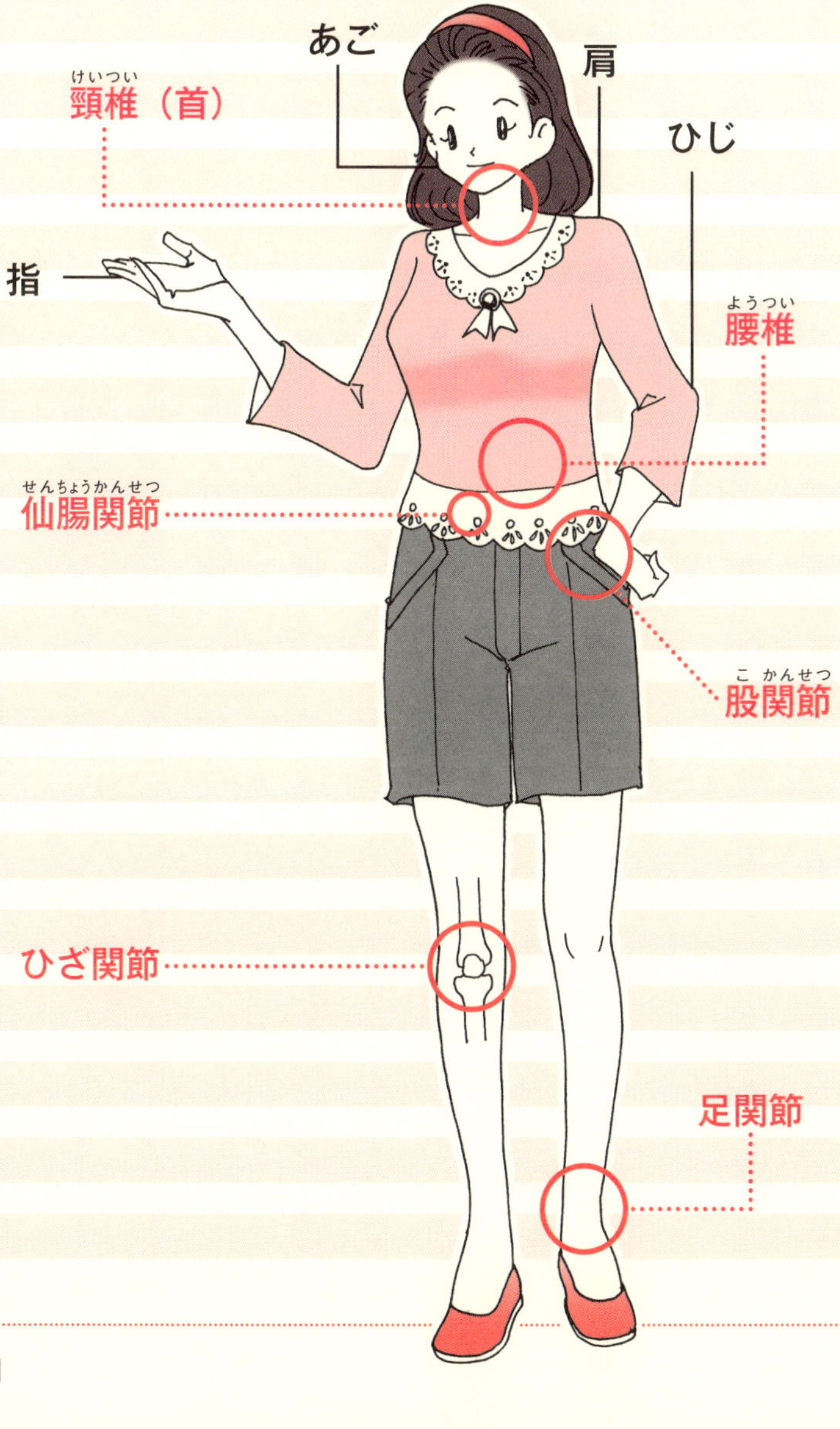
あご
肩
頸椎《けいつい》（首）
ひじ
指
腰椎《ようつい》
仙腸関節《せんちょうかんせつ》
股関節《こかんせつ》
ひざ関節
足関節

7

人間は200個以上の「骨」と、400個の「関節」でつながれている

ここで、あらためて「関節のしくみ」を説明しておきましょう。

私たちの体は、２００個以上の「骨」が組み合わさって、頭蓋骨《とうがいこつ》、脊柱《せきちゅう》、胸郭《きょうかく》、骨盤《こつばん》、上肢骨《じょうしこつ》、下肢骨《かしこつ》の骨格を形成しています。そして、その骨と骨のすき間部分をつないでいるのが、約４００個あるとされる「関節」です。

関節の働きは〝歯車〟に似ている

関節のしくみは、機械の〝歯車〟に似ています。大小さまざまな歯車が噛《か》み合い、連携しながら動いています。

どんなに精巧な機械でも、ひとつの小さな歯車が〝サビ〟ついてしまったり、噛み合わなくなったりしたら、その小さな歯車は動かなくなってしまうのです。

そればかりか、連携しているほかの大きな歯車にまで影響します。それを放置していれば、いずれ音を立てて壊れていくでしょう。

人間も、これと同じなのです。

関節という歯車が噛み合い、連携しているからこそ、私たちの日常生活の動作がスムーズにできるのです。ひとつの関節がサビついてしまうと、周囲にある筋肉や靭帯《じんたい》にもストレスがかかりますし、連携しているほかの関節にも影響が及びます。そうなれば、当然、体が動きづらくなり、健康にも美容にも支障が生じます。

しかし、心配することはありません。歯車のサビを取りさり、動きを滑らかにする方法はちゃんとあるのです。

関節の代表的な４種類

一言に関節といっても、いろいろな種類があります。
まず、動く「可動関節」と、動かない「不動関節」に大別されます。
さらに、可動関節は、形状や動き方によって細かく分類されます。
ここでは、代表的な４種類を紹介しましょう。

球関節《きゅうかんせつ》

球状とお椀状の骨が
ぴったり組み合わさって、
回転していろいろな方向に動く。
例：肩関節、股関節《こかんせつ》

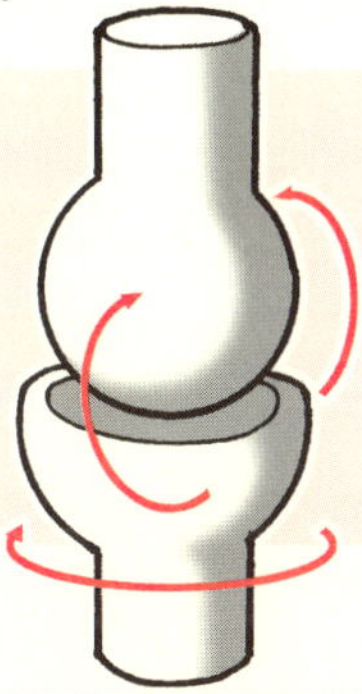

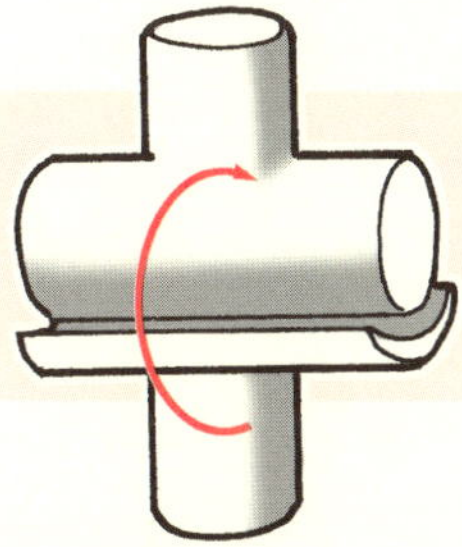

蝶番関節《ちょうつがいかんせつ》

ドアの蝶番のような動きをする。
例：ひじ関節、手の指関節

楕円関節《だえんかんせつ》

片方の骨の頭部分が楕円状になっていて、
その長軸と短軸に沿って動く。
例：顎《がく》関節

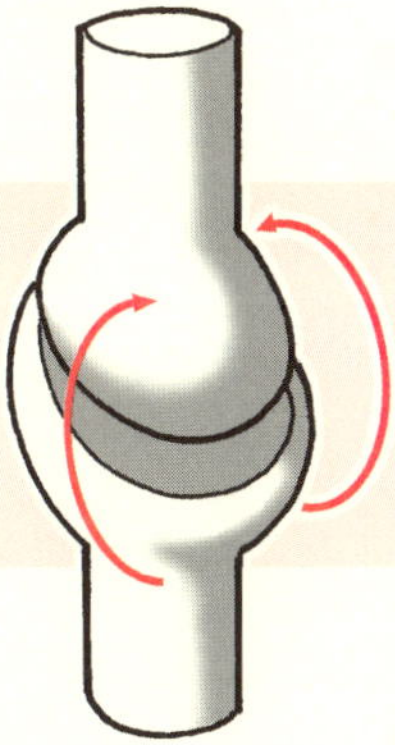

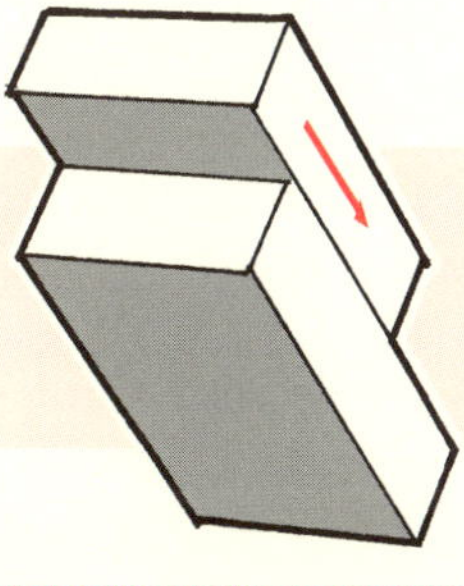

平面関節

関節面が平面になって動く。
例：脊椎《せきつい》の椎間関節《ついかんかんせつ》

8

人間は関節から老化していく

私は、人間は関節から年を取っていく生き物だと考えています。そして、関節は人間の健康維持に、ものすごく大きな影響を与えている存在なのだと思います。ですから、関節という〝歯車〟と、どのように付き合うかによって、その人の老化の進み方は大きく変わっていくと思います。

治してもらうのではなく、〝セルフケア〟をする時代!!

若いうちから歯車を正しく動かし、こまめに〝ケア〟を行ってきた人は、サビつきも少なく、いつまでも若くいられるでしょう。反対に、若いうちから歯車に負担をかけて放置してきた人は、サビつきも早ければ、体が動かなくなるのも早まるでしょう。

しかし、かなり歯車が傷んできた人も、けして悲観したりあきらめたりすることはありません。私独自の「関節《かんせつ》包内矯正《ほうないきょうせい》」という治療法を用いれば、首痛、腰痛、股《こ》関節《かんせつ》痛、ひざ痛を解消させることができるのです。

では、私どもの院に足を運ばないと治せないのかというと、必ずしもそうではありません。

軽度の症状であれば、これから紹介させていただく「簡易版・関節包内矯正」や「関節矯正ウオーキング」などを取り入れて続けていただければ、関節の病気を改善したり、関節の老化を遅らせたりすることができます。

私は、これからは治してもらうのではなく、自分自身で〝セルフケア〟をしていく時代だと思います。

関節の老化シグナルに気づいていますか？

次の図は、人間の一生における関節の老化パターンです。
あなたは、どの段階のどの位置にいるのでしょうか？
今、自分の関節の老化がどういう位置にいるのかを理解しておきましょう。

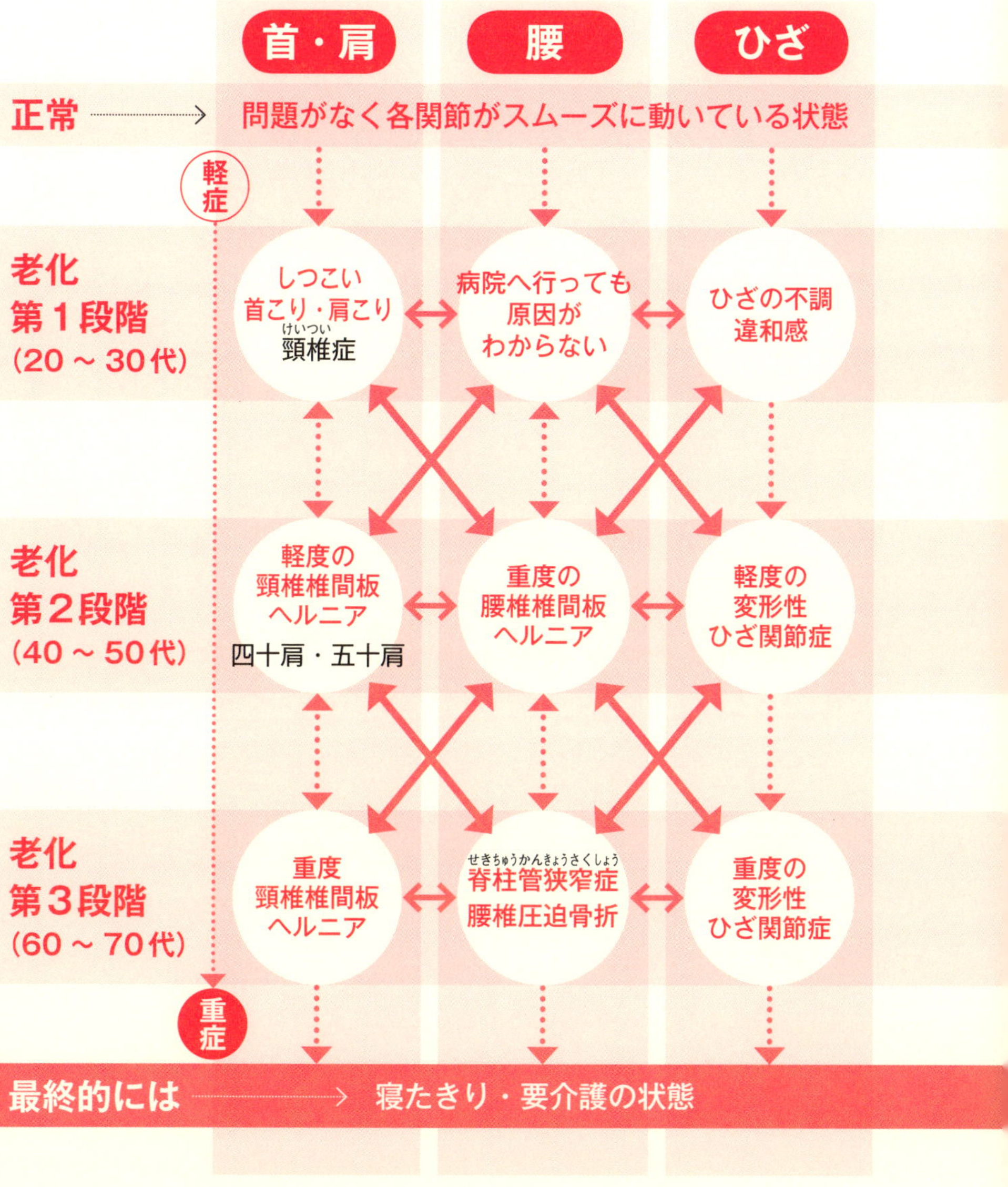

首・肩
腰
ひざ
正常
問題がなく各関節がスムーズに動いている状態
軽症
老化
第１段階
（20～30代）
しつこい
首こり・肩こり
頸椎《けいつい》症
病院へ行っても
原因が
わからない
ひざの不調
違和感
老化
第２段階
（40～50代）
軽度の
頸椎椎間板
ヘルニア
四十肩・五十肩
重度の
腰椎椎間板
ヘルニア
軽度の
変形性
ひざ関節症
老化
第３段階
（60～70代）
重度
頸椎椎間板
ヘルニア
脊柱管狭窄症《せきちゅうかんきょうさくしょう》
腰椎圧迫骨折
重度の
変形性
ひざ関節症
重症
最終的には
寝たきり・要介護の状態

column 1

姿勢の悪さで、子どもの関節が危ない！

最近、悪い姿勢や運動不足などが原因で、首や肩のこり、腰痛を訴えるティーンエイジャーが増えてきています。

今の子どもは、学校から帰ってきても、塾や習い事で忙しく、家にいても、外では遊ばずゲームに夢中です。

たとえば、ゲームや勉強などで、背中を丸めてうつむき姿勢をとっていると、ストレートネック（78ページ）で「首のトラブル」を発症させることが多いのです。首こりなどが原因で、「緊張型頭痛」になることもあります。首筋が張る、肩がこるとともに、徐々に頭痛がはじまり、後頭部の鈍痛が見られます。

また、悪い姿勢で長時間座ってばかりいると、骨盤の仙腸《せんちょう》関節がちゃんと機能せず、腰痛を訴えることもあります。

さらに、子どもの小さい靴が原因で、足関節捻挫《ねんざ》や変形といった「足の異常」も増えています。小さい靴を履いていると、足の筋肉の緊張が起こり、足首の動きが悪くなるのです。親が、子どもが成長していることに気づかず、足に合っていないサイズの靴を履かせているわけですね。親の姿勢や食生活も、決してほめられたものではないので、子どもに注意することもできないでしょう。

関節トラブルを抱えた子どもが増えていったら、日本の未来はどうなるのでしょう。私は、「姿勢の大切さ」を教科書に載せて、早くから姿勢教育を徹底してほしいと思います。

第2章

知っておきたい！
股関節《こかんせつ》のしくみと主な病気・治療法

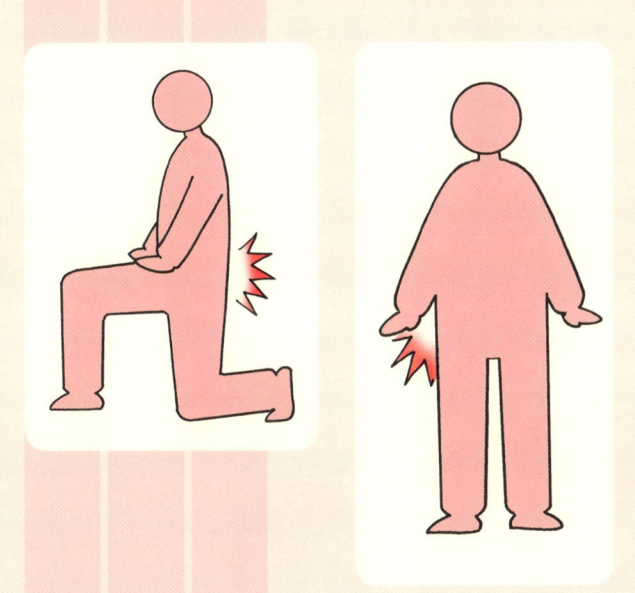

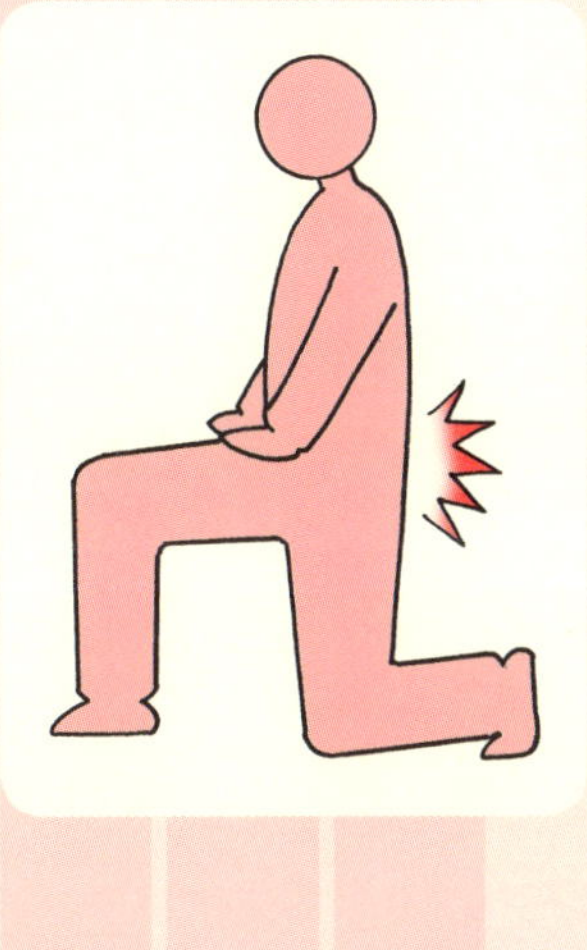

自己チェックテスト

その痛みは、「変形性股関節症《こかんせつ》」ではありませんか

あなたは、股関節の痛みに悩まされていませんか。
次の12項目の中から、自分に当てはまるものにチェックをつけてみましょう。

1 □ 歩きはじめの第1歩が痛い

2 □ 階段を上がるとき、腰から太ももにかけて痛む

3 □ 正座をしていて、立ち上がるとき痛くてひと苦労する

4 □ ひざや太もものあたりが重だるい感じがする

5 □ スポーツをしたり長時間歩いたりした翌日、足の付け根が痛いが、休めば大丈夫

6 □ あおむけに寝たとき、左右の足の長さが違っている

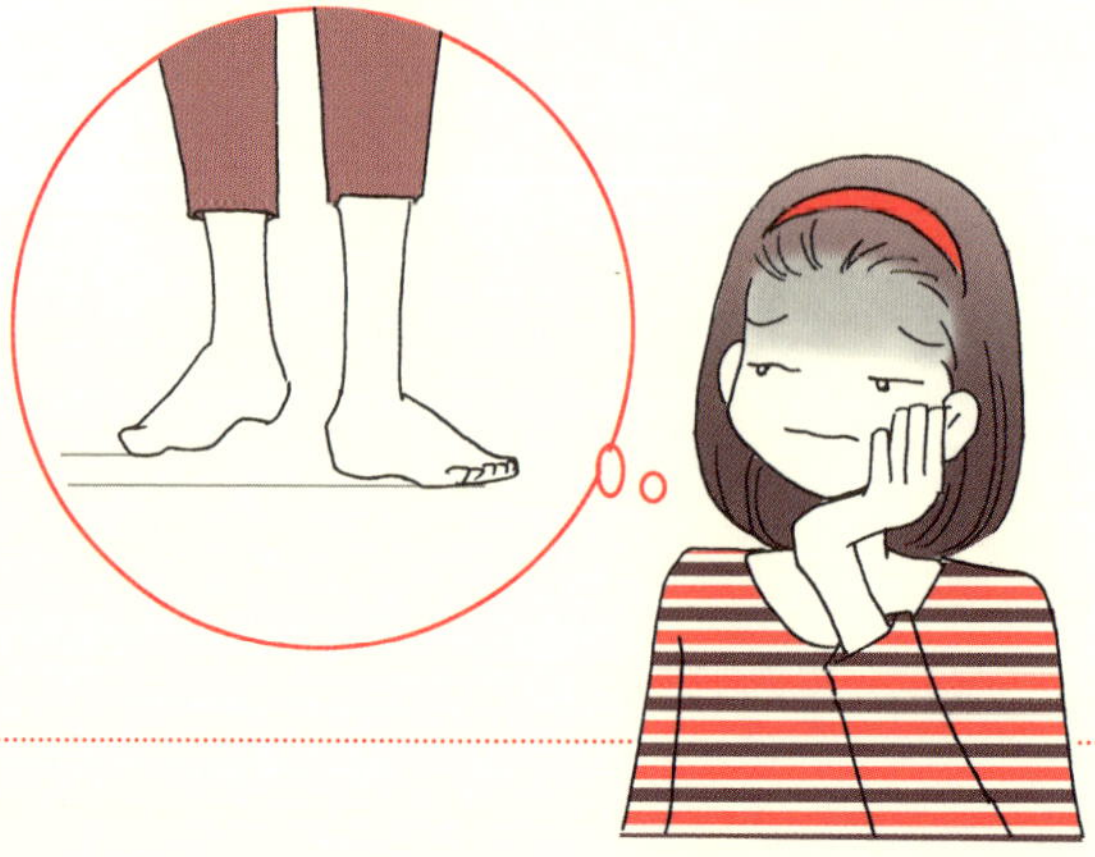

7 □ 赤ちゃんのとき、足を脱臼《だっきゅう》した経験がある

8 □ あぐら座りをすると、足の付け根が痛い

9 □ 足の付け根が痛むので、長い時間歩けなくなった

10 □ 周囲の人から
「足を引きずっている」と
言われたことがある

11 □ 足を内側に
回そうとすると、
足の付け根が痛い

12 □ 夜中に寝返りをうつと
痛みで目が覚めることがある

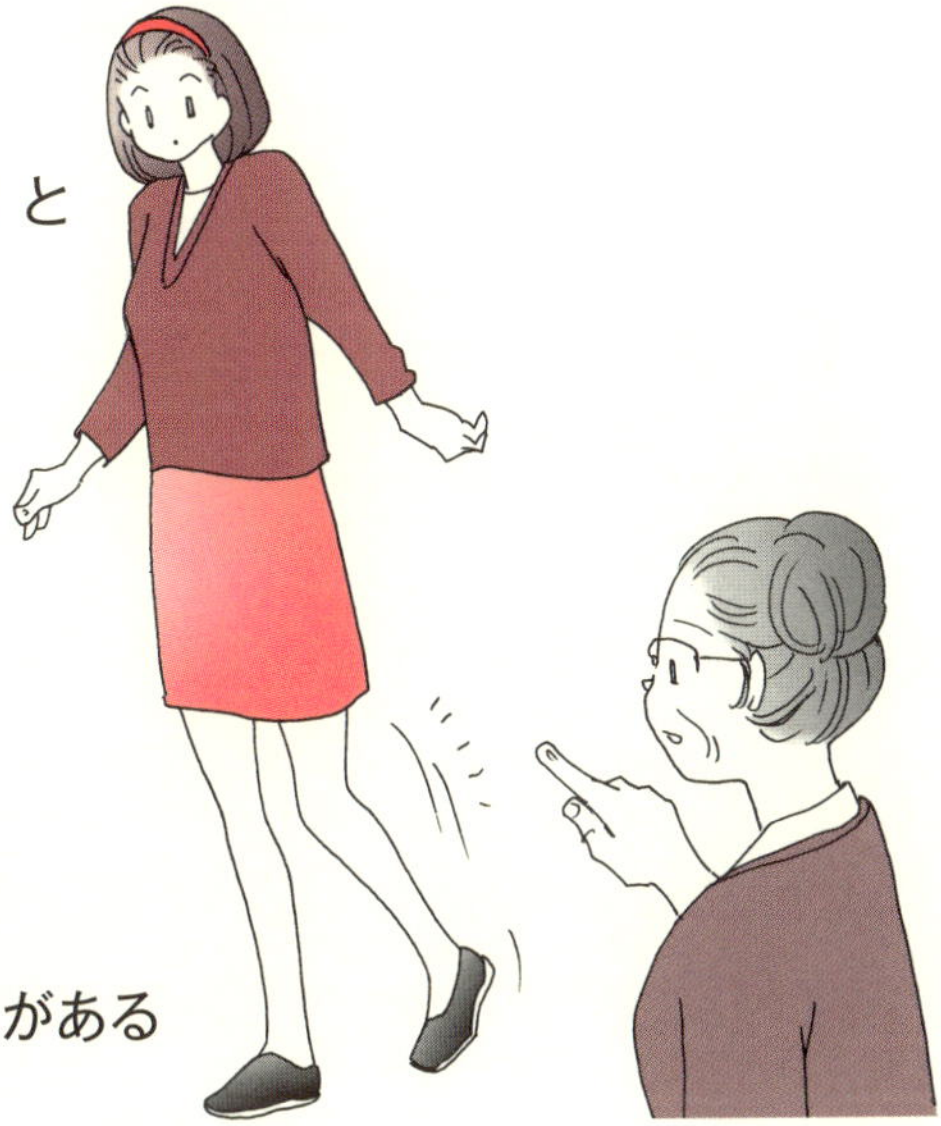

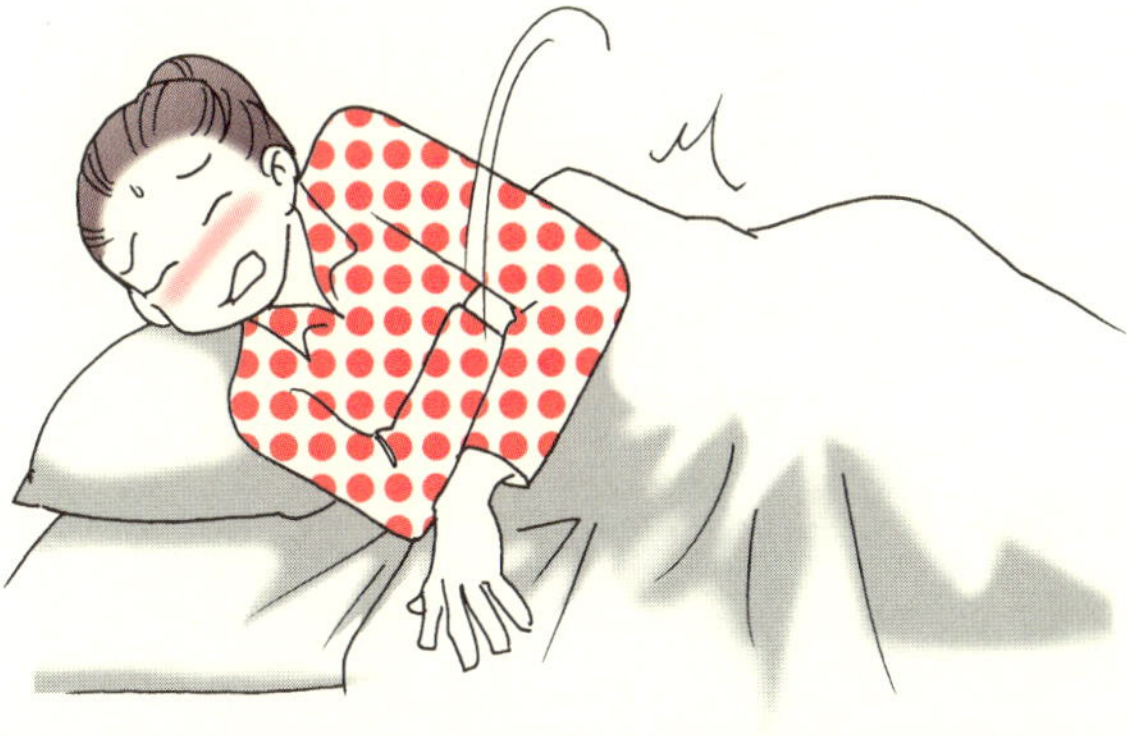

症状①

太ももやお尻が痛む……etc.
痛み方が重要な手がかりになる

股関節《こかんせつ》になんらかの異常があると、①痛みや違和感、②足の長さが左右違う、③肩が揺れて足を引きずるような歩き方、④動きの制限、という特徴的な症状が現れます。

ただし、②③④の症状は進行期に現れることが多いので、初期段階の痛みや違和感に気づくことが重要です。きわめて初期の症状は「股内障《こないしょう》」と呼ばれます。

首、腰、ひざに不調が起きて最後に股関節が痛くなる

長時間歩いた後、太ももの大腿骨《だいたいこつ》の後ろ側やお尻のあたりに、痛みや重だるさ、違和感などを覚えます。初期段階では、股関節には直接痛みがないので、股関節に起きている異常に気づかないのです。

また、運動した翌日に、腰やひざ、足の付け根に痛みを感じることもあります。しばらく休むと痛みがなくなるために、単なる疲労感だと勘違いしてしまいます。あきらかに足の付け根に痛みを感じたときは、変形性股関節症を疑っていいでしょう。

40～60歳の女性に多いのは、原因がないことや、歩きすぎなどの使いすぎで生じたりします。股関節の前・横・後ろの筋肉部分に痛みが生じます。また、骨盤に筋肉が付着する部位や筋肉そのものに圧痛があります。

また、女性の多くは、首痛、腰痛、ひざ痛の順番に痛みや違和感が現れ、最後に股関節痛になるというケースが多いのです。

痛みは体の“ＳＯＳ”

体の痛みは、いわば“ＳＯＳ”です。
わずかな痛みであっても、それを感じとって早期に対処しましょう。
放置してしまうと、いずれ変形性股関節症へと移行します。

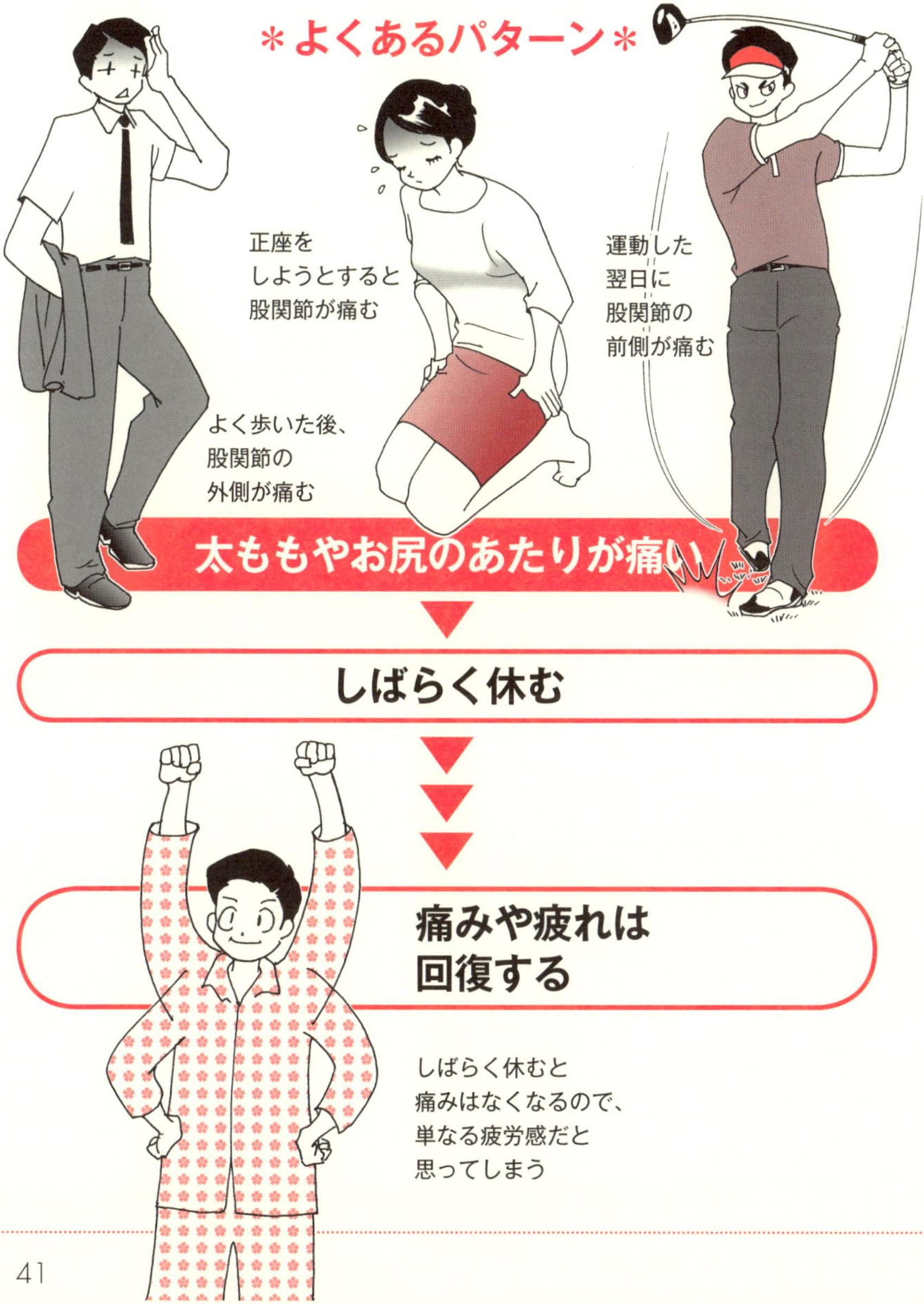
＊よくあるパターン＊
正座をしようとすると股関節が痛む
運動した翌日に股関節の前側が痛む
よく歩いた後、股関節の外側が痛む
太ももやお尻のあたりが痛い
しばらく休む
痛みや疲れは回復する
しばらく休むと痛みはなくなるので、単なる疲労感だと思ってしまう

症状②

肩が上下・左右に揺れて、足を引きずるような歩き方になる

股関節《こかんせつ》になんらかの機能異常があって、腰やひざ、足の付け根が痛むという状態が繰り返されたあと、股関節を動かしたときに、足を引きずるような歩き方をするようになります。

ときには、ほとんど痛みを伴わないで、周囲の人から「歩き方が変よ」などと指摘されて、本人がはじめて気づくということも少なくありません。

私のクリニックにも股関節痛を悪化させてしまい、足を引きずるように歩く方が大勢いらっしゃいます。

歩くときだけではなく、立っても座っても激痛が走るという方は、どうしても安静にしてしまいがちですね。実は、安静にすることで、ますます股関節を悪化させてしまうケースが多いのです。

筋肉が弱まって骨盤が支えられない

足を引きずるような歩き方になる原因は、「痛み」と「筋力低下」です。

股関節が痛むと、無意識に痛むほうの足をかばって、足を引きずるようになります。そして、股関節を動かさないでいるうちに、周囲の筋肉の筋力低下が起こるわけです。

なかでも、お尻の外側にある「中臀筋《ちゅうでんきん》」という筋肉が弱くなります。すると、歩くときに骨盤をしっかり支えることができず、骨盤が左右・上下に揺れるようになって、足を引きずるような歩き方になるわけですね。足の長さが2〜3㎝ほどの違いであれば、足を引きずることはありません。

股関節の異変に気づくまで

股関節の変形が進行してくると、
足を引きずるような歩き方になります。
そうなる前に、股関節の異変に気づき、対処しましょう。

＊よくあるパターン＊

痛みがないので気がつかない、もしくは痛みがないので気にしない

▼

放置しておく

▼

歩き方がおかしいと、周囲の人から指摘される

▼

痛みが強くなってはじめて自覚する

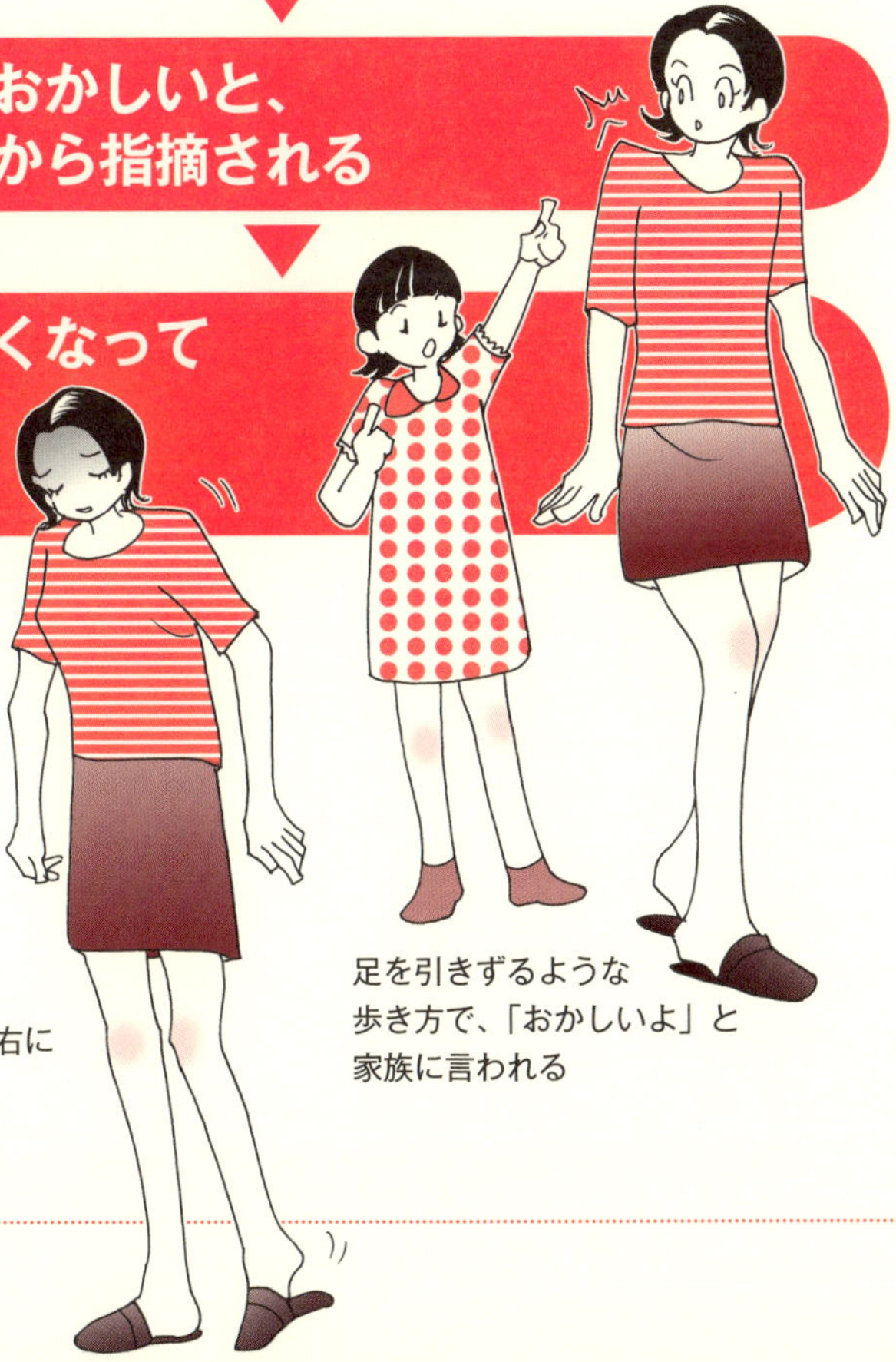

歩くたびに、
肩が上下・左右に
揺れる

足を引きずるような
歩き方で、「おかしいよ」と
家族に言われる

症状③

股関節《こかんせつ》の可動域が制限され、日常生活の動作が不自由になる

股関節痛が悪化してくると、股関節が滑らかに動かなくなってきて、日常生活の「動きの制限」が起こります。これを関節可動域制限といいます。

ちなみに、「関節可動域」とは、関節がどこまで動かせ、どんなふうに動かせるかという範囲のことです。関節に異常があるときは、その範囲が狭くなってきます。股関節の可動域を調べるには、屈曲《くっきょく》（曲げる）、伸展《しんてん》（伸ばす）、内《ない》・外転（股を開く・閉じる）、内・外旋《がいせん》（内股・外股にする）などの状態を見て判断します。

股関節に加えて、ひざや腰までも痛くなる

では、具体的な「動きの制限」を紹介していきましょう。

たとえば、足の爪が切りにくい、靴下がうまくはけない、あぐら座りができなくなった、股を開くことができない、などが当てはまります。

股関節を動かせる範囲が狭くなってくるため、当然ながら股関節がかかわる動作がうまくできなくなるわけですね。もちろん、長距離を歩くことは困難になってきます。

また、痛むほうの股関節を無意識のうちにかばうようになるため、ひざや腰も痛めてしまい、変形性ひざ関節症や腰椎椎間板《ようついついかんばん》ヘルニア、腰椎分離症・すべり症などを招きやすくなります。

股関節に加えて、ひざや腰を痛めてしまえば、もはや杖《つえ》なしでは歩けなくなり、寝たきりや要介護のリスクも高まってしまうわけです。

何気ない動きができなくなる!!

股関節の可動域が制限されると、
普段の何気ない動きができなくなり、
ＱＯＬ（クオリティー・オブ・ライフ＝生活の質）を著しく低下させます。

＊よくあるパターン＊

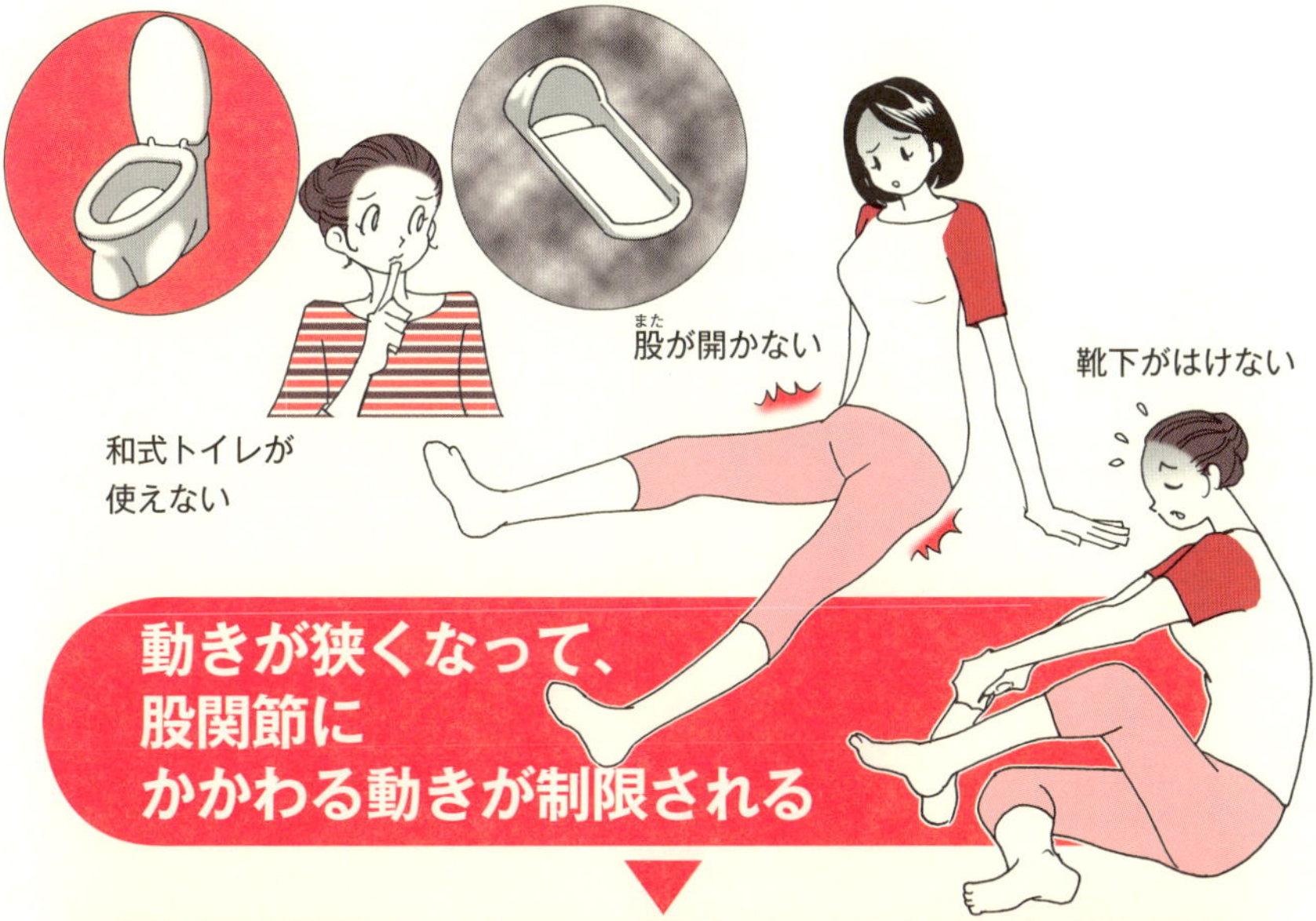
和式トイレが
使えない
股《また》が開かない
靴下がはけない

**動きが狭くなって、
股関節に
かかわる動きが制限される**

▼

**動作が制限されると、
それをかばうようになる**

▼▼▼

「ひざの痛み」　**「股関節の痛み」**　**「腰痛」**

原因

多くは遺伝などの素因と、日常生活の動作に問題がある

変形性股関節《こかんせつ》症は、突然に発症する病気ではありません。しかし、確実に年月を経て進行する病気です。

その原因として、次の3つに大きく分けることができます。①加齢による股関節の「老化」、②先天性股関節脱臼や先天性臼蓋《きゅうがい》形成不全といった股関節の「先天性の病気」、③事故やスポーツのケガなどによる「外傷」です。

この3つの原因のどれであっても、股関節を悪化させる背景には、日常生活の動作が深く関係しています。

股関節の痛みは軟骨の摩耗や変形……

なぜ、股関節が痛むのでしょう。

一般に、股関節痛を引き起こしている原因としては、関節軟骨がすり減ったり、骨が変形したりすることで、関節内が炎症を起こして痛みが生じるとされています。しかし、痛みがあっても、軟骨がすり減ってほとんどないという人もいます。

では、この場合にはどのようなことが起きているのでしょう。なんらかの異常によって股関節が滑らかに動かなくなると、股関節はぎくしゃくした動きをするようになり、周囲にある靱帯《じんたい》や腱《けん》が傷ついたり引っ張られたりして、痛みが生じているということも考えられるのです。

関節の摩耗や変形などは、性別、加齢、肥満および遺伝などの素因に、労働や運動、日常動作、持続的な姿勢、外傷などの力学的負荷が加わることで、引き起こっています。

変形性股関節症が起こる流れ

変形性股関節症には、原因が明らかでない「一次性股関節症」と、先天性の病気や成長期における外傷などが原因となる「二次性股関節症」の２つのタイプに分かれます。
欧米ではほとんどが前者ですが、日本では後者の二次性股関節症がほとんどで、その大部分が女性です。

加齢に伴う老化

先天性の病気
- 先天性股関節脱臼
- 先天性臼蓋《きゅうがい》形成不全

外傷
- 脱臼、骨折などの外傷性
- そのほか、感染症、炎症性疾患など

▼

歩き不足・悪い姿勢などの生活習慣が加わる

▼

股関節の血流・代謝が悪化する

▼

- 股関節の軟骨の摩耗・変形
- 靱帯や腱の損傷が起こる

▼

変形性股関節症

▲

血流アップが不可欠

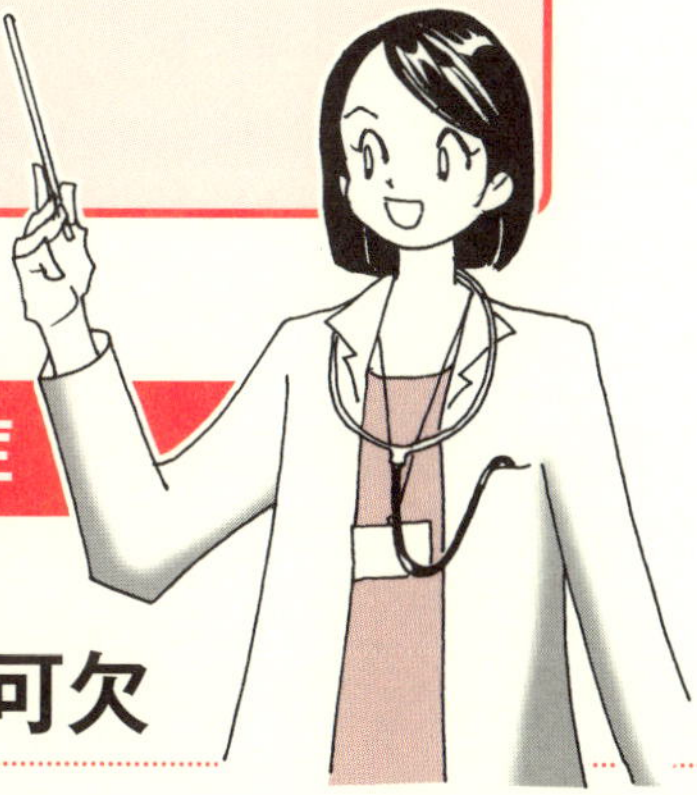

診断にはレントゲン撮影が不可欠 検査を受けて病態を明らかにする

痛みに対する不安が強いときや、少しでも変形性股関節症《こかんせつ》が疑われる場合は、なるべく早く整形外科医に行くことをおすすめします。

一般に、整形外科では「問診」「視診」「触診」「検査」が行われ、その結果、総合的な診断が下されます。

問診では、どこが痛いのか、どの程度の痛みなのか、症状や病歴などを詳しく聞きます。次に、視診・触診によって、股関節の可動域制限、歩き方、体の傾きなどをチェックします。そして、画像検査などを行います。

重大な疾患が潜んでいないか検査でわかる

変形性股関節症の診断には、レントゲン検査が欠かせません。これは、関節の形状、変形、骨の状態、関節のすき間、進行の程度などを知るための画像検査です。また、必要に応じて、MRI検査（磁気共鳴画像撮影）やCT検査（コンピュータ断層撮影）、血液検査などを行うこともあります。

病院では、疾患の病期や、手術を選択するか否かといった治療法を判断するには、画像検査が不可欠なのです。

しかし、初期段階では痛みの原因がわからないことも多く、また、必ずしも画像検査に写ったものが痛みの原因とは言い切れない面もあります。

ただ、なかには痛みの原因に〝重大な疾患〟が潜んでいる場合があるかもしれません。検査結果でそれが見つからないことがわかるだけでも、医療機関での検査は意味のあることです。

原因を特定する検査

変形性股関節症では、レントゲンやＭＲＩの画像検査が不可欠です。
これらの結果を見て、
治療法が判断されます。

●レントゲン検査

骨の輪郭、構造、
関節の形、
骨と骨のすき間、
骨の質などが
わかります。
なお、妊娠中や
妊娠の可能性のある
女性には原則として
行いません。

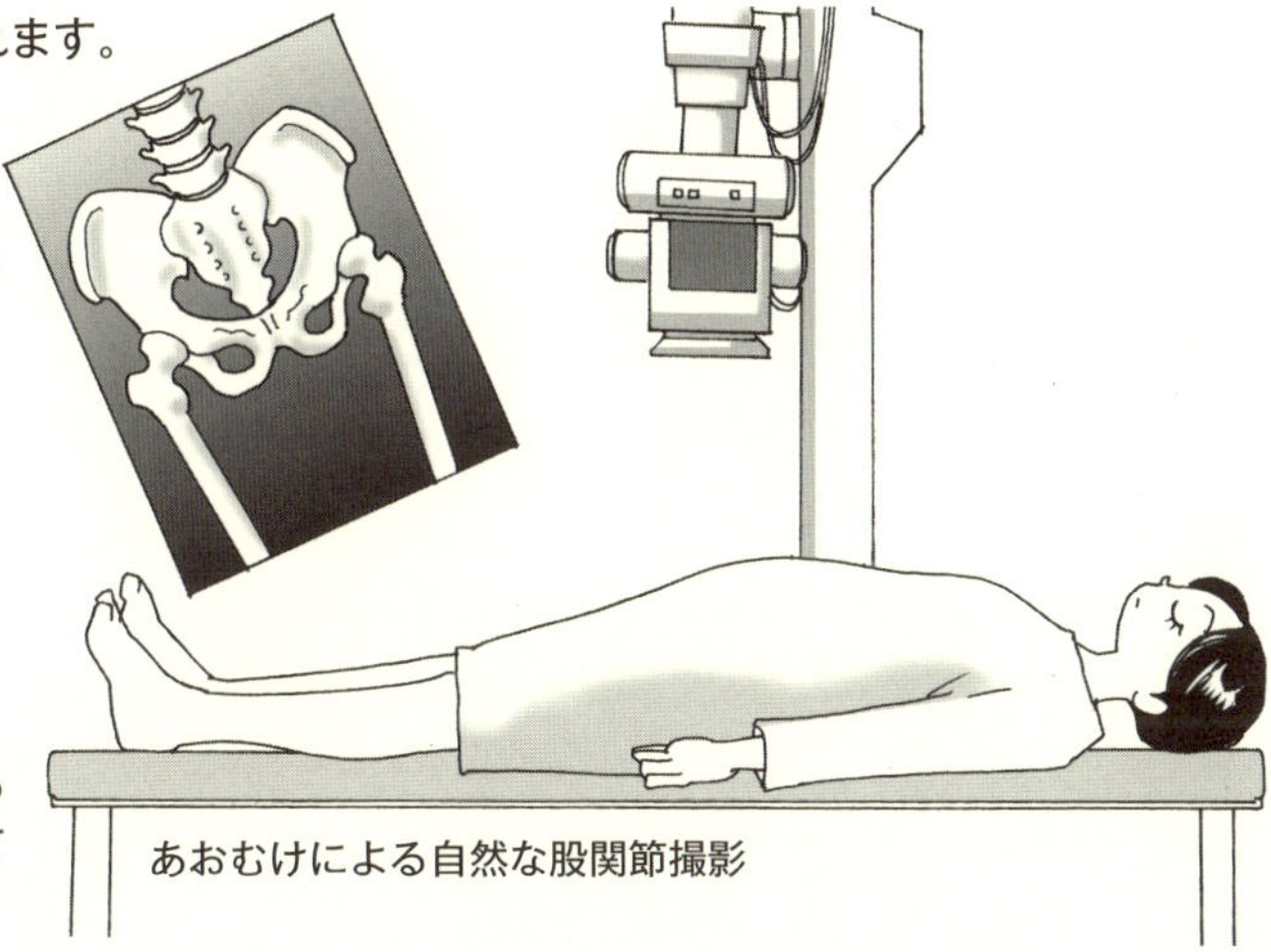

あおむけによる自然な股関節撮影

●ＭＲＩ検査

軟骨や半月板、滑膜《かつまく》、靭帯《じんたい》などの
軟部組織も写るため、
関節の状態が詳細に把握できます。
なお、ＣＴ検査では、
骨の状態がより詳細に
わかります。

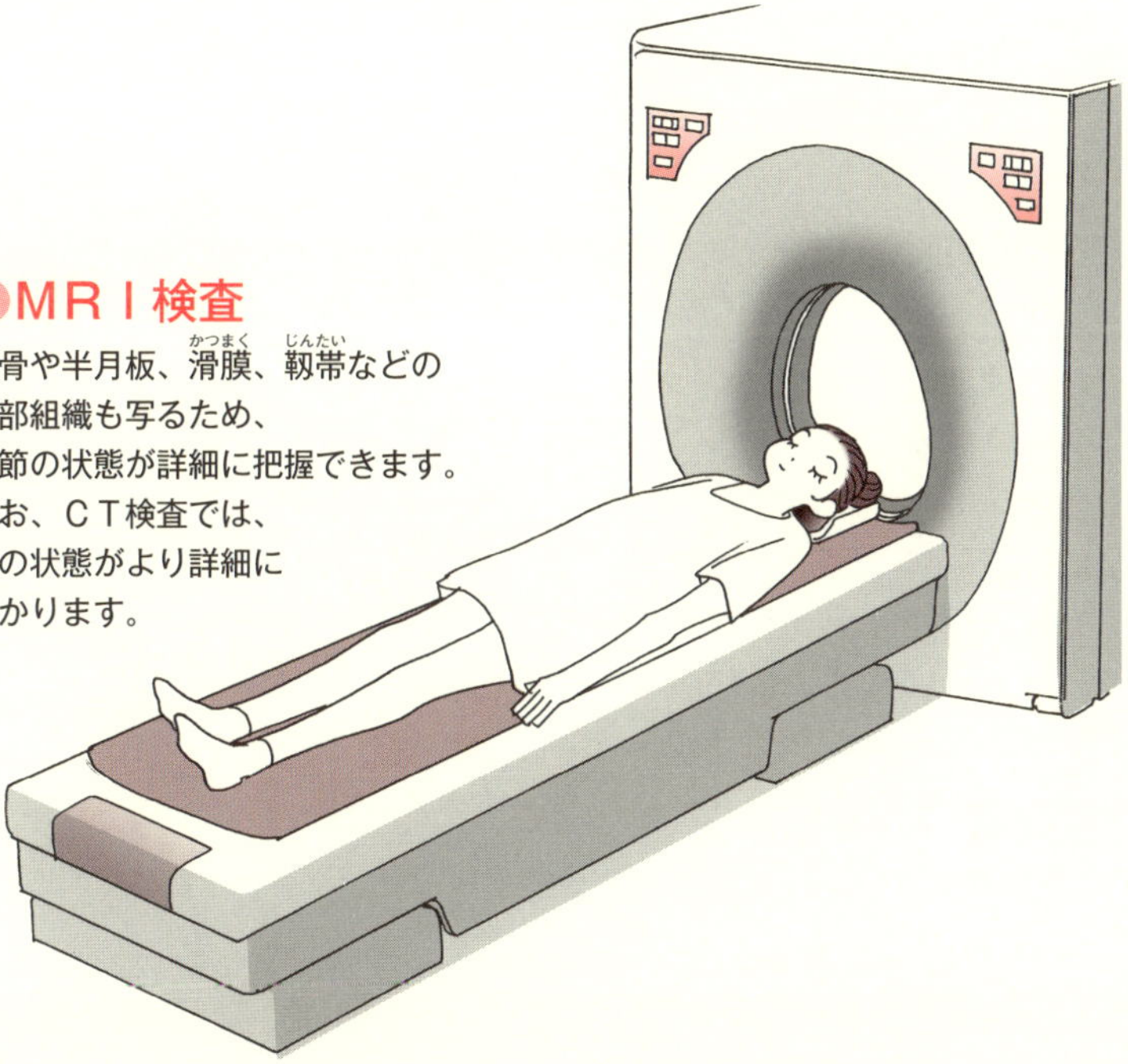

経過

定期的な検査を受けて自分の病態を把握しておく

変形性股関節症《こかんせつ》は、急激には悪化しませんが、年月を経て少しずつ、そして確実に進行する病気です。一般に、その病期は、①前股関節症（前期）、②初期、③進行期、④末期の4つに分類されます。

誰もが同じように進行するわけではない

レントゲン写真で判断できる状態を簡単に紹介します。

前股関節症は、臼蓋《きゅうがい》の形成不全はありますが、軟骨は十分残っている状態です。初期は、股関節の間の軟骨が少し摩耗して、股関節のすき間（関節腔《かんせつくう》）も狭くなります。進行期では、関節腔もよいほうの股関節に比べ、半分ぐらいまで狭くなっています。末期になると、軟骨はまったくなくなり、骨の変形もひどくなります。

しかし、誰もが同じように進行するとは限りません。特徴的な足を引きずる症状がなくても、股関節の変形が進んでいることもあります。逆に、股関節の変形が強いのに痛みが軽いこともあります。先天性臼蓋形成不全の人でも、長い間、変形性股関節症が進行しないこともあります。

なぜなら、股関節の状態はそれぞれ異なり、関節の摩耗や変形は、年齢や性別だけでなく、体重、姿勢、動作、職業、運動などによって左右されるからです。ただし、変形性股関節症と診断された場合、年に1～2回は検査を受け、自分自身の病態を把握しておく必要があるでしょう。

股関節症の４つのステージ

変形性股関節症は、下記のように４段階の経過をたどって進行します。
この病期によって、治療法の選択肢も異なってきます。

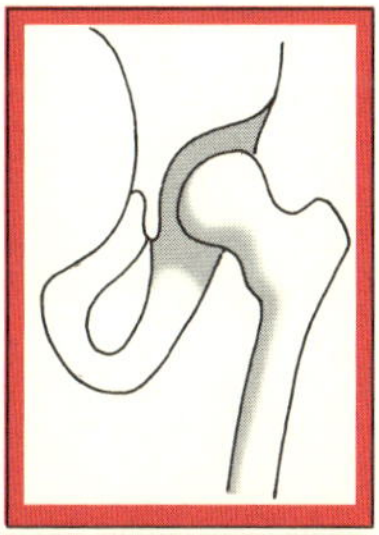

前股関節症（前期）

画像▶骨の形に異常はあるが、関節のすき間は保たれている。

症状▶痛みはほとんどない。痛みがあっても休めば治る程度なので気がつかない。

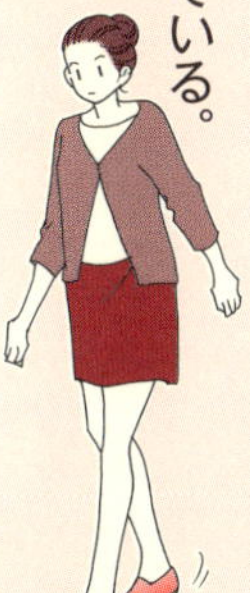

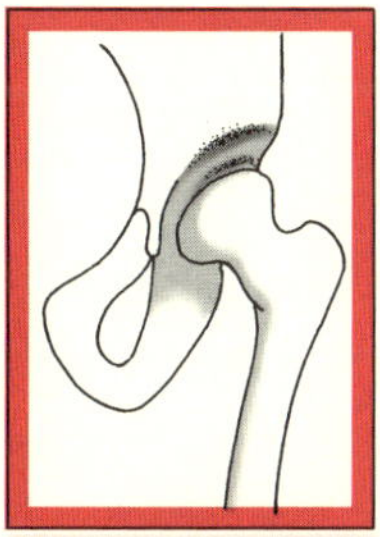

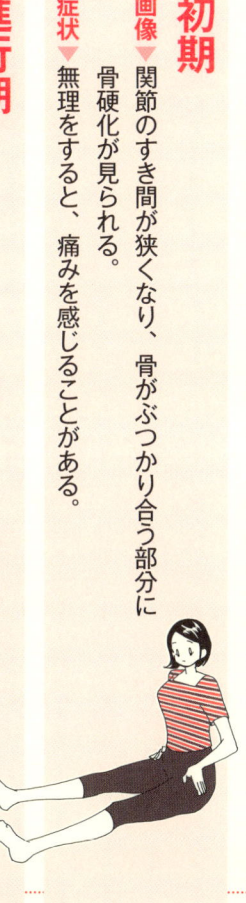

初期

画像▶関節のすき間が狭くなり、骨がぶつかり合う部分に骨硬化が見られる。

症状▶無理をすると、痛みを感じることがある。

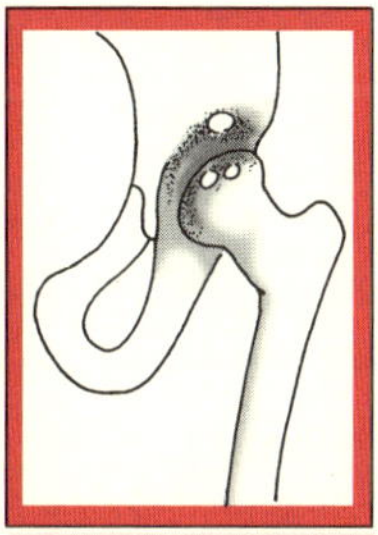

進行期

画像▶骨硬化した部分に穴（骨嚢胞《こつのうほう》）が開きはじめ、壊れた骨を補うために骨棘《こっきょく》（トゲ状の骨）もできる。

症状▶徐々に痛みが強くなる。足を引きずるようになる。

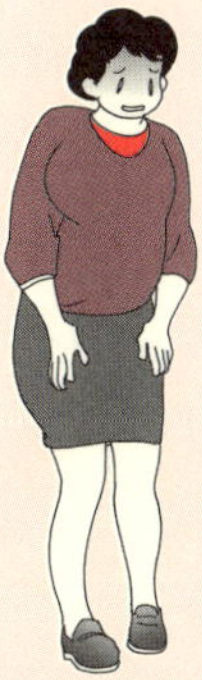

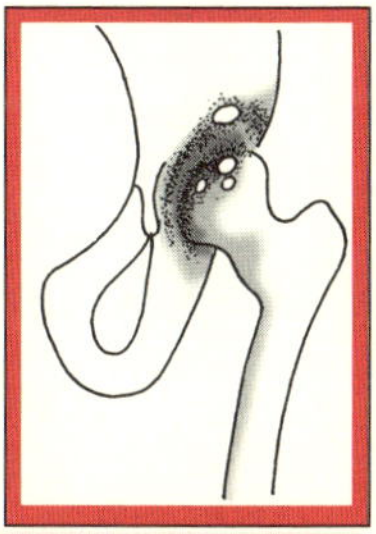

末期

画像▶関節のすき間がほぼ消失し、骨の穴や骨棘《こっきょく》が大きくなり、変形が著しくなる。

症状▶強い痛みがあり、動きが制限される。杖《つえ》の使用をすすめられる。

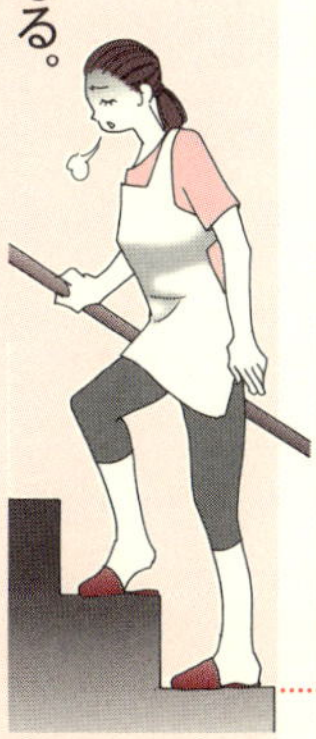

しくみ①

股関節《こかんせつ》の複雑な構造がダイナミックな動きを可能にする

股関節は、胴体と下肢《かし》をつないでいる大きな関節で、歩く、走る、飛び跳ねるといったダイナミックな運動を可能にしています。

大腿骨頭《だいたいこっとう》と寛骨臼《かんこつきゅう》は、ぴったり噛み合っている

股関節は、球関節として知られており、大腿骨頭（ボール状）と寛骨臼（お椀状）はぴったり噛《か》み合ってできています。肩関節も球関節ですが、股関節のほうがくぼみ部分が深いために、より安定性の高い関節になっています。

そのおかげで、股関節をグルグルと動かすことができ、体を曲げたり伸ばしたり（屈曲《くっきょく》・伸展《しんてん》）、股を開いたり閉じたり（内転・外転）、内股や外股にしたり（内旋《ないせん》・外旋《がいせん》）するといった複雑な動作が行えるのです。

人間は四足歩行のときは、背骨が地面と平行になっていて、大腿骨頭の上に寛骨臼が乗って安定していたのです。二足歩行になれば、骨盤も起き上がり、寛骨臼も直立します。この状態では、うまく噛み合わず、寛骨臼が傾くように進化したというわけです。

骨盤は、体幹《たいかん》と下肢とを連結する重要な部位であるため、股関節に障害をきたすと、体幹や下肢の機能低下を引き起こすことになります。

なお、変形性股関節症の初期段階では、大半の人が股関節に起こっている異常に気づかないのは、股関節が体の深い部分に位置しているため、神経によって痛みが認識されにくいことが原因と考えられます。

股関節がぐるぐると動くしくみ

股関節は、滑らかに動くには、大腿骨頭と臼蓋《きゅうがい》の２つの骨が、ぴったり組み合わさっていることが不可欠です。

＊ 前から見た股関節の骨格 ＊

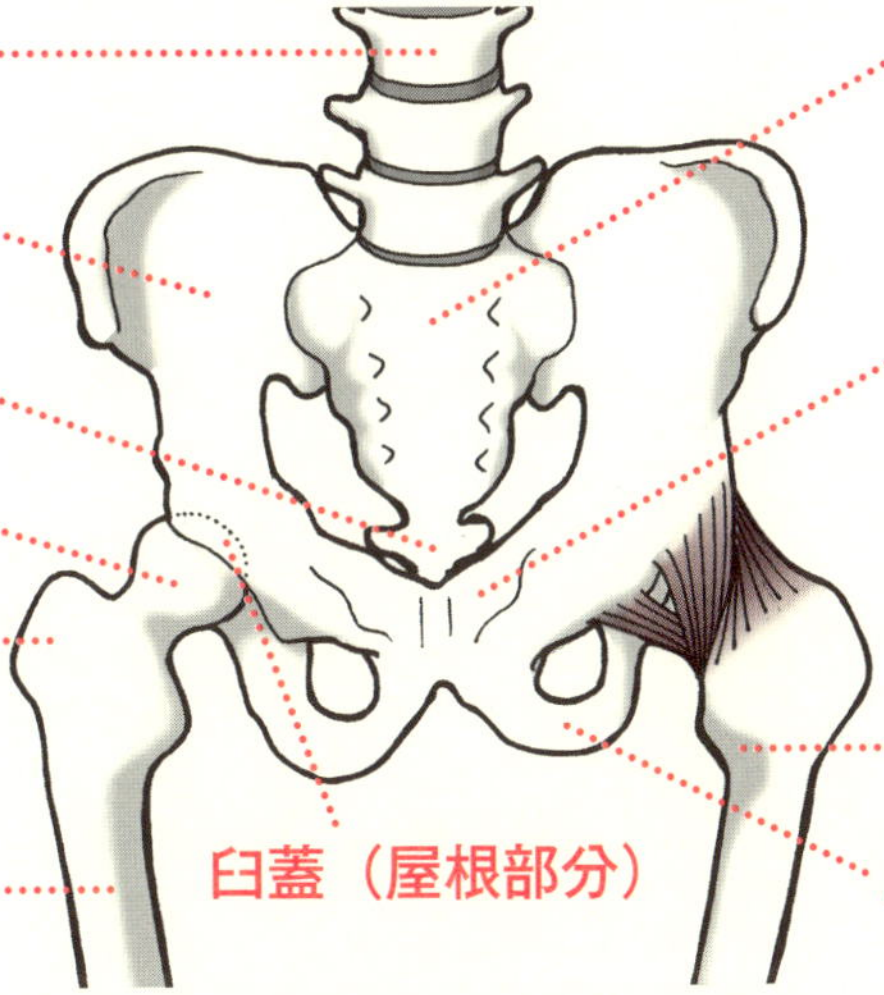
腰椎《ようつい》
腸骨《ちょうこつ》
尾骨
大腿骨頭《だいたいこっとう》
大転子《だいてんし》
大腿骨
仙骨《せんこつ》
恥骨
小転子《しょうてんし》
臼蓋（屋根部分）
座骨

＊ 右股関節の断面図 ＊

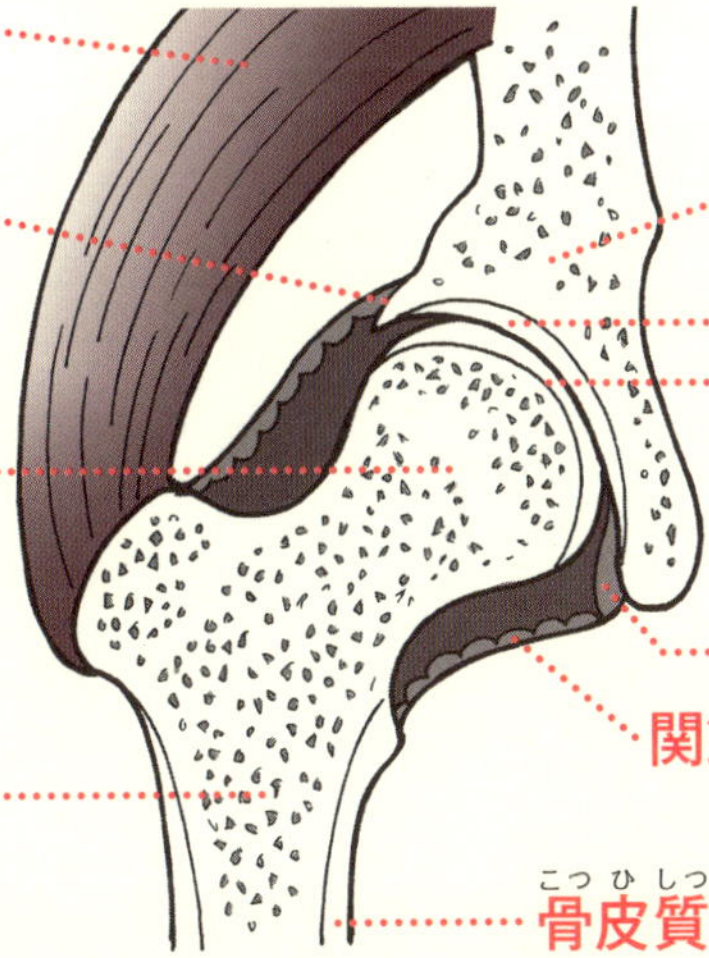
筋肉
関節唇《かんせつしん》
大腿骨頭
海面状の骨
寛骨臼《かんこつきゅう》
関節軟骨
靭帯《じんたい》
関節包
骨皮質《こつひしつ》（硬い骨）

しくみ②

関節を滑らかに動かすには、関節軟骨

ダイナミックな動きを可能にしている股関節《こかんせつ》が、滑らかに動くために、荷重負担や外部からの衝撃をやわらげるための優れたクッション機能が、二重三重に備わっています。そのひとつが、「関節軟骨」です。

滑らかのもとは、コラーゲンやヒアルロン酸

軟骨組織は、「コラーゲン」（硬タンパク質）が網目のように張りめぐらされていて、そのすき間を保水力のある「プロテオグリカン」（ムコ多糖類）という成分などが埋めています。このおかげで、軟骨は水分を蓄えることができ、弾力性も維持できるのです。

さらに、股関節は「関節包《かんせつほう》」と呼ばれる袋の中に収まっていて、内側には滑膜《かつまく》という組織があり、ここから「関節液」が絶えず分泌されています。

関節液とは、保水性のある「ヒアルロン酸」を主成分とする半透明のゼリー状の液体で、軟骨のすべりをよくする働きと、軟骨に酸素と栄養分を運ぶ働きの2つを担っています。

ちなみに、関節液が軟骨に栄養分を運ぶ役割を担っている理由は、軟骨には栄養分を運んでくれる血管が通っていないからなのです。つまり、関節液が血液に代わって、股関節に酸素と栄養分を供給しているわけです。関節が衰えないためには、これらの成分を保持していくことがカギになるのです。

なお、関節液は、第3章の変形性ひざ関節症でも、たびたび登場してきますので覚えておいてくださいね。

軟骨のしくみ

軟骨は、股関節の動きに応じて、関節液を押し出したり吸収したりしながら、滑らかな表面を保ちます。したがって、股関節を動かさなければ、新陳代謝が低下して軟骨は衰えます。

軟骨成分

- コラーゲン
- プロテオグリカン（コンドロイチン硫酸、ヒアルロン酸、タンパク質）
- グルコサミン
- 水分（軟骨の６５～８０％）

股関節を積極的に動かす（歩く・運動する）

▼▼▼

運動で股関節に圧力がかかると、
スポンジから水が押し出されるように、
軟骨から関節液が出ていく。
圧力がゆるむと、
関節液が軟骨に吸収される

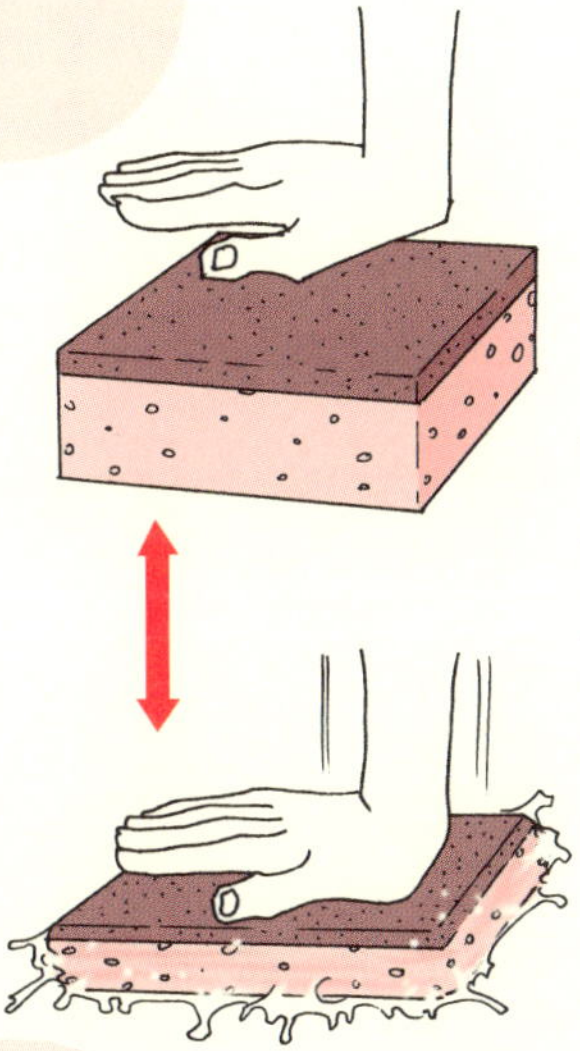

▼▼▼

軟骨は関節液によって酸素や栄養を吸収し、強化もされる

しくみ③

股関節《こかんせつ》が動くためには、骨盤を支えるお尻の筋肉が重要！

私たちの体を形づくっているのは、骨や関節ですが、それだけでは体を動かすことはできません。股関節の周囲には、多くの筋肉や靱帯《じんたい》などがあり、股関節をしっかり支えるとともに、股関節の動きをサポートしています。

股関節を守る筋肉には、太ももの筋肉である「大腿四頭筋《だいたいしとうきん》」、腰の横に付いた「中・小臀筋《でんきん》」、お尻の筋肉である「大臀筋」があります。これらは、股関節を前・横・後ろから包み込む筋肉です。鍛えれば、太ももの骨がねじれても関節が安定して、股関節のダメージが減少します。

股関節を治すには、筋力＆血流アップが不可欠

また、筋肉には多くの血管が通っています。これを介して、股関節に酸素や栄養が供給されているのです。

加齢や運動不足で、股関節の周囲の筋肉が衰えれば、血流が滞ります。その結果、軟骨の新陳代謝も滞って、軟骨の摩耗を急激に進めます。

実際、運動不足で変形性股関節症を悪化させてしまう人は大勢います。

関節を動かすことで軟骨が摩耗すると思われがちですが、それは間違いです。実は、きちんと動かすことで、周囲の組織から栄養を含んだ関節液が分泌され、軟骨に吸収されるのです。

股関節を動かせば、そのまわりの筋肉が鍛えられるばかりか、血流がアップして軟骨の新陳代謝がよくなって、軟骨の摩耗が抑えられ、摩耗してもある程度は再生されるのです。

股関節のまわりの筋肉が重要

股関節の動きには、お尻のまわりにある中臀筋や大臀筋、
太ももの前面・側面・後面の筋肉、腹筋などが深く関係しています。
また、紹介している以外にもお尻と脚には
たくさんの筋肉があります。
ここでは「お尻と脚は、たくさんの筋肉が複雑に位置してできている」
ということだけを知ってください。

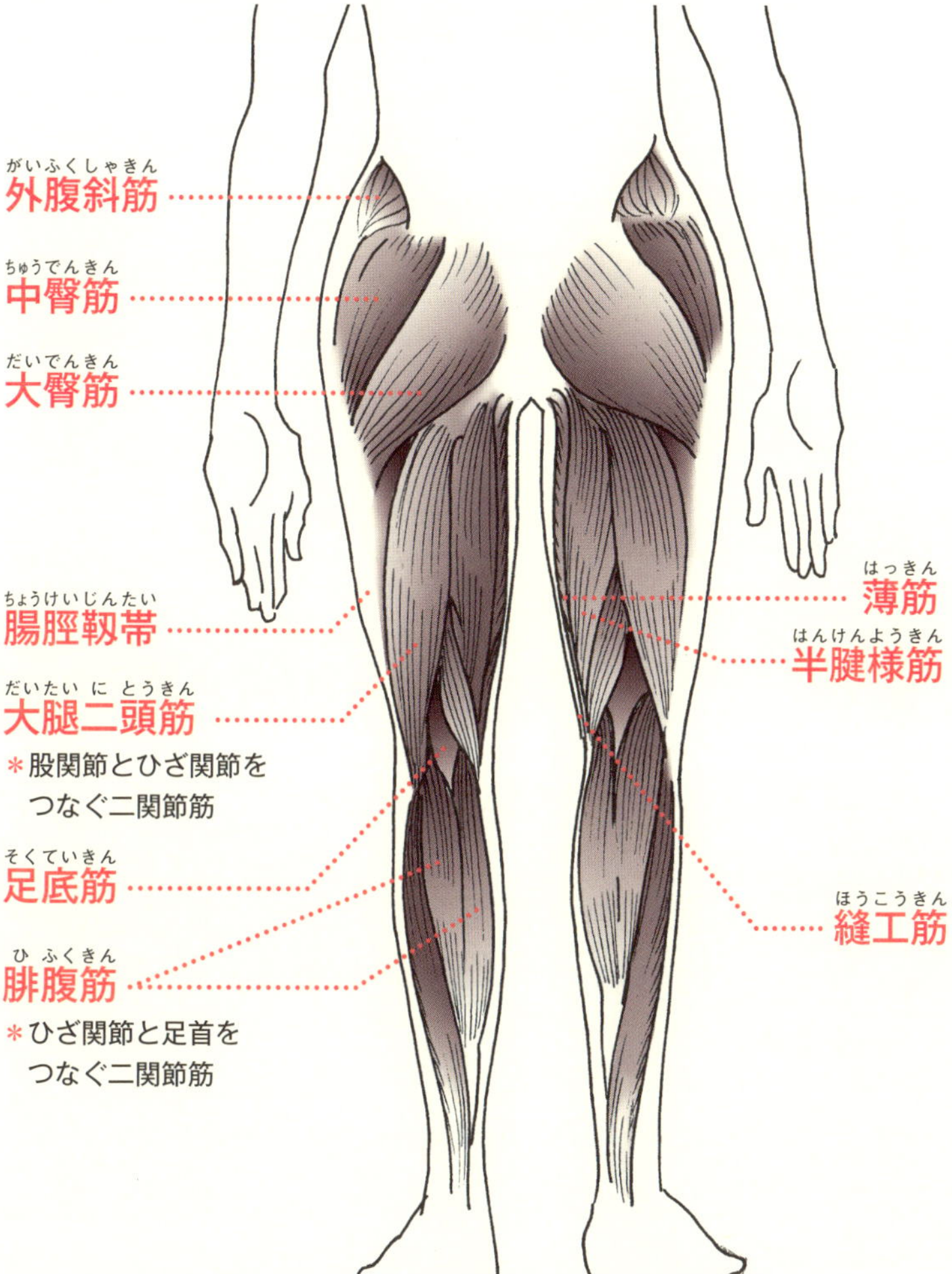
外腹斜筋《がいふくしゃきん》
中臀筋《ちゅうでんきん》
大臀筋《だいでんきん》
腸脛靱帯《ちょうけいじんたい》
大腿二頭筋《だいたいにとうきん》
＊股関節とひざ関節をつなぐ二関節筋
足底筋《そくていきん》
腓腹筋《ひふくきん》
＊ひざ関節と足首をつなぐ二関節筋
薄筋《はっきん》
半腱様筋《はんけんようきん》
縫工筋《ほうこうきん》

主な病気①

「変形性股関節症《こかんせつ》」は9割は女性。40代から急増する!!

股関節痛を招く代表的な病気が、変形性股関節症です。股関節の軟骨がすり減って変形してしまい、股関節に痛みを引き起こす疾患です。現在、変形性股関節症に悩んでいる人は、全国におよそ420万人いると推計されています。そのうち、約9割は女性で、40代から急激に発症しやすくなります。

赤ちゃんのときに股関節脱臼をした人に多い

引き金となっている「先天性股関節脱臼」や「先天性臼蓋《きゅうがい》形成不全」という疾患は、どちらの場合も股関節の形が不完全であるため、変形性股関節症を発症しやすくなります。

赤ちゃんのときに先天性股関節脱臼だった人は、中高年になると変形性股関節脱臼の症状が見られます。一方の先天性臼蓋形成不全の人は、比較的若いときから変形性股関節症を発症させる傾向にあります。どちらの病気も、乳児期に治療していても完治していない場合に発症しやすくなるのです。

変形性股関節症の初期段階では、太ももの後ろ側やお尻のあたりに痛みが現れるため、坐骨神経痛と間違われることがあります。

坐骨神経痛は、腰椎《ようつい》のズレにより、下肢《かし》に通じている神経系を圧迫して起こります。多くは、腰性椎間板《ついかんばん》ヘルニアや変形性脊椎《せきつい》症などによって引き起こされます。これらの経験がなく、しかも坐骨神経痛の治療をしても改善がないような場合は、股関節の異常を疑ってみる必要があります。

坐骨神経痛と間違えやすい

変形性股関節症の初期症状は、坐骨神経痛とよく似ています。
次のような症状は間違いやすいので注意しましょう。

お尻に痛みやしびれを感じる
お尻が痛くて座っていられない
太ももの外側や裏側、ふくらはぎ、かかとなどに痛みやしびれがある
体をかがめると靴下がはけない

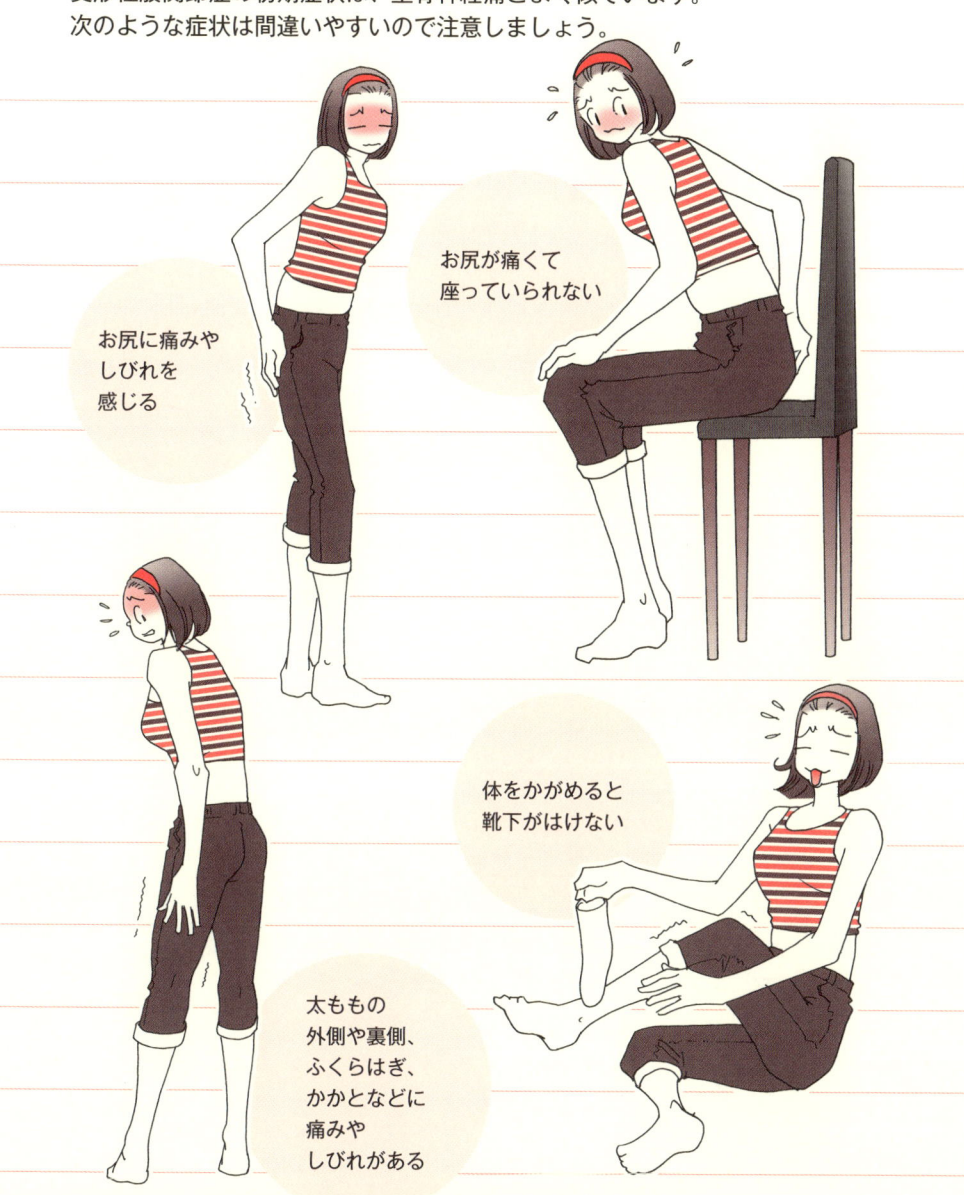

主な病気②

股関節《こかんせつ》がはずれている「先天性股関節脱臼」

「先天性股関節脱臼」とは、生まれつき股関節がはずれているものです。圧倒的に女性と赤ちゃんに見られます。

本来、股関節は、大腿骨頭《だいたいこっとう》と寛骨臼《かんこつきゅう》が、ぴったり噛《か》み合っている状態になっています。ところが、先天性股関節脱臼では、寛骨臼のくぼみ（臼蓋《きゅうがい》）が発育不全で、きちんとした形ができていません。また、大腿骨頭の形がいびつになっていることもあります。

そのために股関節が正しい状態で噛み合わず、大腿骨頭が外側にはずれているのです。大腿骨頭が外側にずれている「亜脱臼《あだっきゅう》」も見られます。

股関節脱臼を経験した人は定期的な検査が必要

先天性といっても、9割は後天的な要因です。原因としては、母胎内でひざを伸ばした姿勢、いわゆる逆子《さかご》であったり、生まれつき関節がゆるくて不安定な股関節を持っている赤ちゃんが、無理に股《また》やひざを伸ばしたりして脱臼することもあります。おむつのあて方や扱い方、おんぶや抱っこなどによって、股関節脱臼を助長してしまうことが指摘されています。

現在は、保健所での健診と育児指導が普及したことで、赤ちゃんの股関節脱臼は減少してきました。また、生後3～6カ月の間に装具療法を行えば、ほとんどのケースが整復されています。

股関節脱臼は、レントゲン検査で、正確に診断することができます。二次的変形を最小限に抑えるため、その後も定期的な診察・検査をおすすめします。

赤ちゃんの股関節脱臼を防ぐチェックポイント

赤ちゃんに、次の症状が見られるときは、股関節脱臼が疑われます。

- □ 股を大きく外側に開いたときに、コクッという音がする
- □ 太ももの内側のしわが左右対称でない。脱臼側のほうのしわが深く多い
- □ 両ひざを立てると、高さが違う。脱臼側のほうのひざが低い
- □ 両脚を伸ばしたとき、脱臼しているほうの脚の長さが短い
- □ 足を引きずって歩いたり、お尻を突き出して歩いたりする

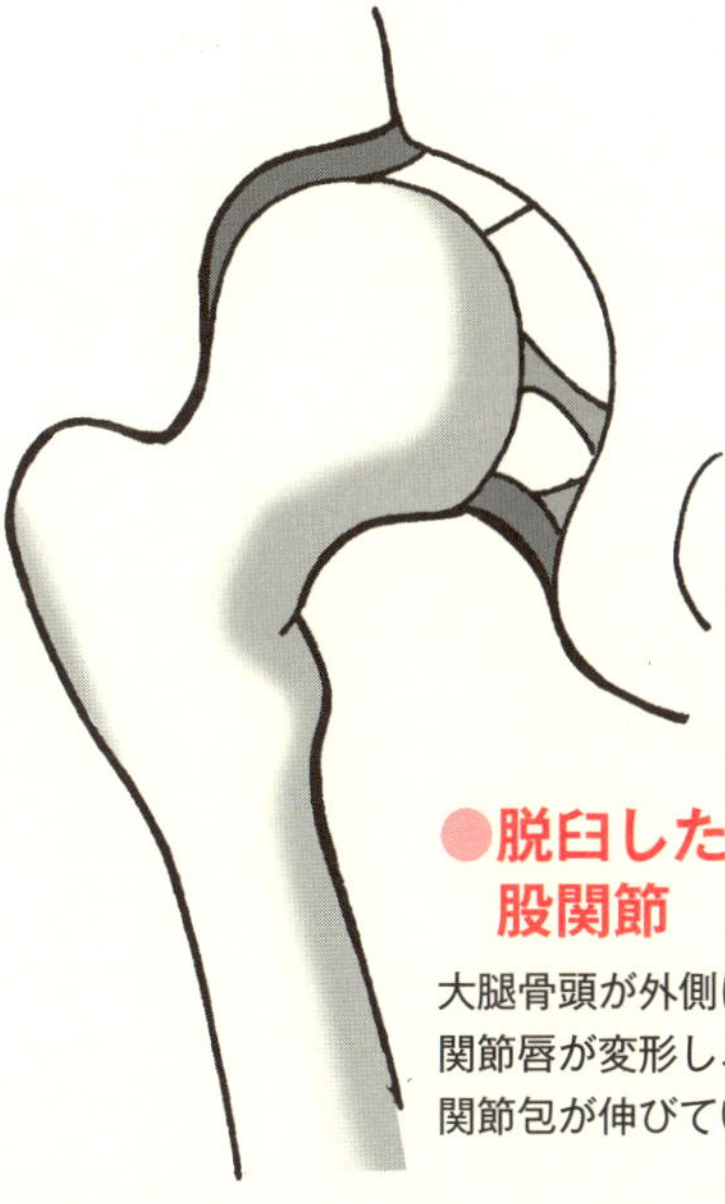

●脱臼した股関節

大腿骨頭が外側にずれて、関節唇が変形し、関節包が伸びている

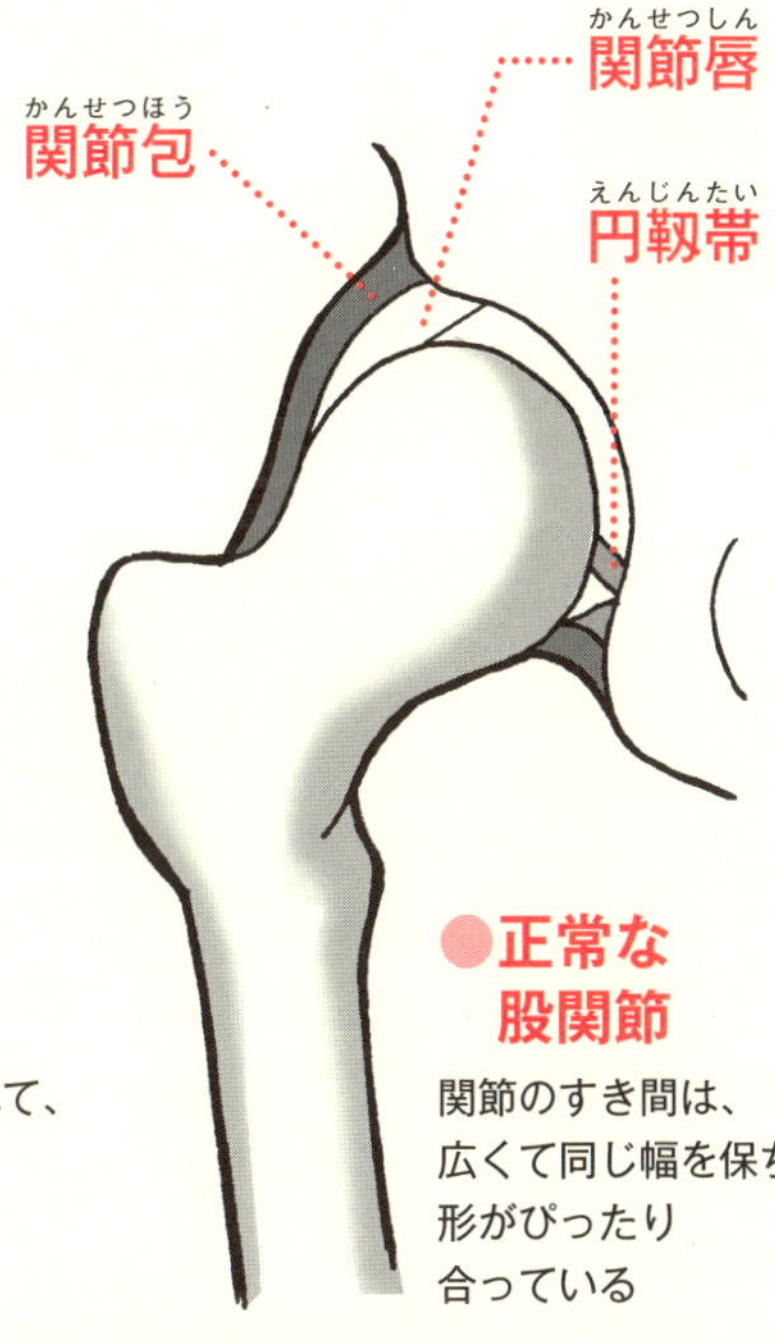

●正常な股関節

関節のすき間は、広くて同じ幅を保ち、形がぴったり合っている

主な病気③

股関節《こかんせつ》のくぼみが浅い「臼蓋形成不全《きゅうがいけいせいふぜん》」

先天性股関節脱臼の場合は、赤ちゃんのときに脱臼が起こっているため、乳児期に治療を受けています。ところが、それ以外にも、股関節に発育異常を見ることがあります。それが「臼蓋《きゅうがい》形成不全」です。

レントゲン検査で発見されることが多い

股関節が滑らかに動くためには、大《だい》腿骨頭《たいこっとう》と寛骨臼《かんこつきゅう》の2つの骨が、同じカーブを描いて、ぴったり組み合わさって安定しなければなりません。

しかし、臼蓋形成不全では、寛骨臼のくぼみ（臼蓋）のへり（関節唇《かんせつしん》）が浅かったりして、大腿骨頭を十分覆いきれずに、大腿骨頭が外側にはみだしたりします。こうなると股関節に負担がかかってしまい、のちに変形性股関節症による激痛に悩まされるようになるわけです。

主な原因には、成長過程で臼蓋の発育が正常に進まない「後天要因」と、先天性股関節脱臼に起因する「先天要因」の強いものとがあります。

乳児期の臼蓋形成不全の場合は、自然に改善されるというのが通説です。しかし、中高年になって股関節が痛んで、病院でレントゲン検査を受けて、初めて臼蓋形成不全であることを指摘されるのがほとんどなのです。

乳児期に股関節脱臼を経験していなくても、足の付け根の痛みや足を引きずるような歩き方の症状が出たら、レントゲン検査を受けて、股関節の状態を確認することが大切です。

臼蓋《きゅうがい》が不完全な形とは？

臼蓋形成不全は、股関節の寛骨臼《かんこつきゅう》のくぼみ（臼蓋）が
不完全な形であることから、
変形性ひざ関節症を引き起こす原因になっています。

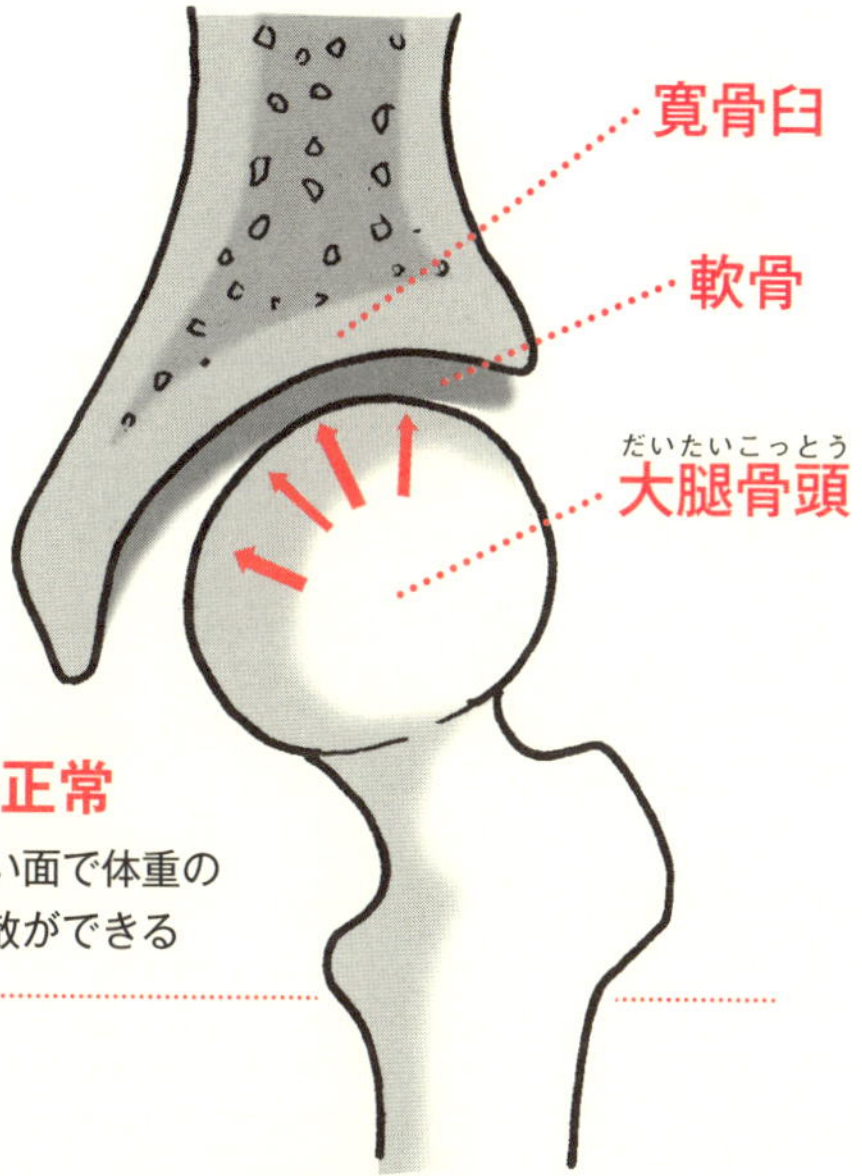

●正常
広い面で体重の
分散ができる

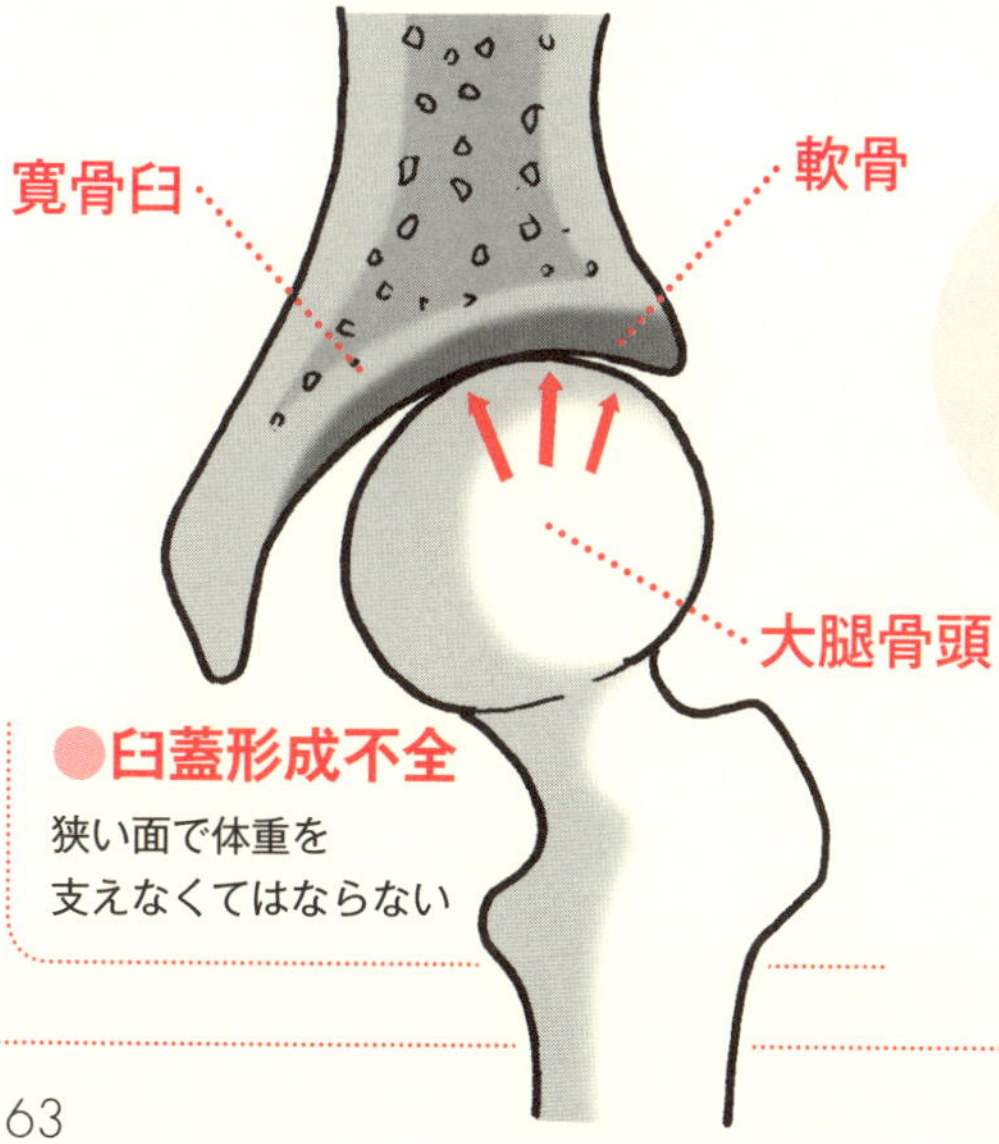

●臼蓋形成不全
狭い面で体重を
支えなくてはならない

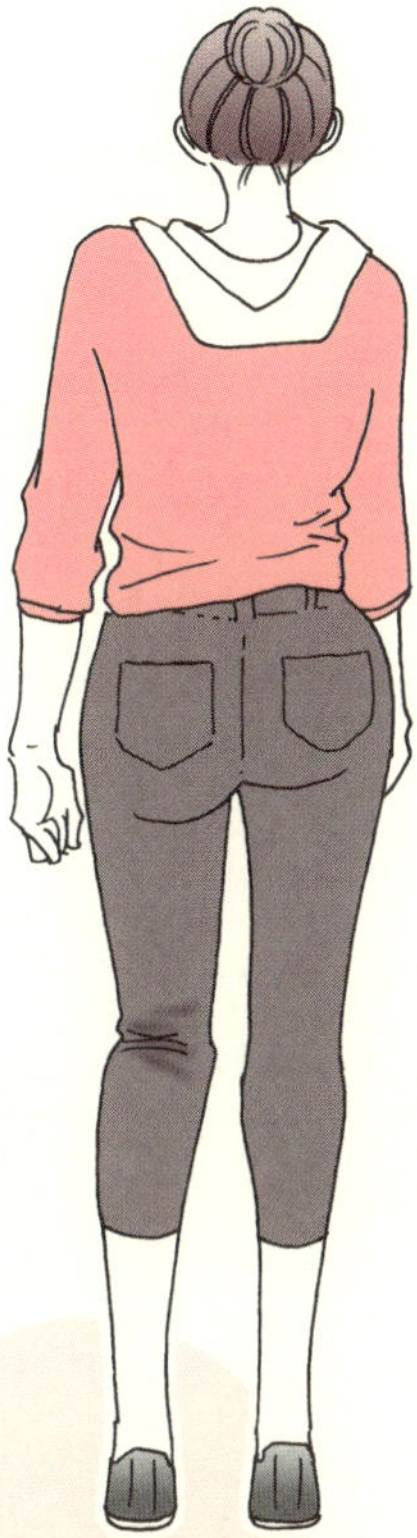

脚長差が出てきて、
足を引きずるような
歩き方になっても、
正しい歩き方や
インソール（靴の中敷き）を
導入することで、
症状は軽減される

併発する病気①

50歳以上の男性に多い腰痛「脊柱管狭窄症《せきちゅうかんきょうさくしょう》」

脊柱管狭窄症は、日本人に多い腰痛で、ロコモティブシンドロームの３大原因のひとつです。腰痛、脚のしびれや痛み、歩行障害を伴います。50代以上の比較的男性に現れる疾患です。

いつも姿勢を気にしている俳優やアナウンサーは要注意

私たちの体を支えている脊柱（背骨）の中には、「脊柱管」という空間があります。その中には、脳から伸びている「脊髄《せきずい》」という神経の束や、それにつながる「馬尾《ばび》」や「神経根」が通っています。脊柱管は、若いうちは広さがありますが、加齢とともに狭くなってきます。すると、馬尾や神経根が圧迫され、さまざまな症状を引き起こします。これが脊柱管狭窄症です。

特徴的なのが「間欠性跛行《かんけつせいはこう》」という症状です。歩きはじめに脚のしびれや痛みがひどくなりますが、腰をかがめたり座ったりして少し休むとおさまります。歩く姿勢が原因で、脊柱管がより狭くなり、神経が圧迫されるのです。

また、症状は時間帯や天候によって左右されるという特徴もあります。これは、気圧の変化などによって患部周辺の血管が収縮することが関係しています。これらの特徴は、診断するうえでのポイントになります。

この病気は発症しやすいタイプがあるのです。たとえば、俳優やアナウンサーなど、いつも背筋を伸ばしていて、体の重心を後ろ側に乗せている人です。つまり、腰にとっては、姿勢がよすぎるのも考えものなのですね。

脊柱管狭窄症を見分ける「ＳＬＲテスト」

下《か》肢《し》伸展挙上《しんてんきょじょう》（ＳＬＲ）テストは、
腰部神経根症状の有無を確認する検査です。
あおむけに寝て、ひざを伸ばした状態で
脚を30～60度の角度に持ち上げます。
痛みがある場合は椎間板ヘルニアです。
狭窄症によるものなら
痛みはありません。

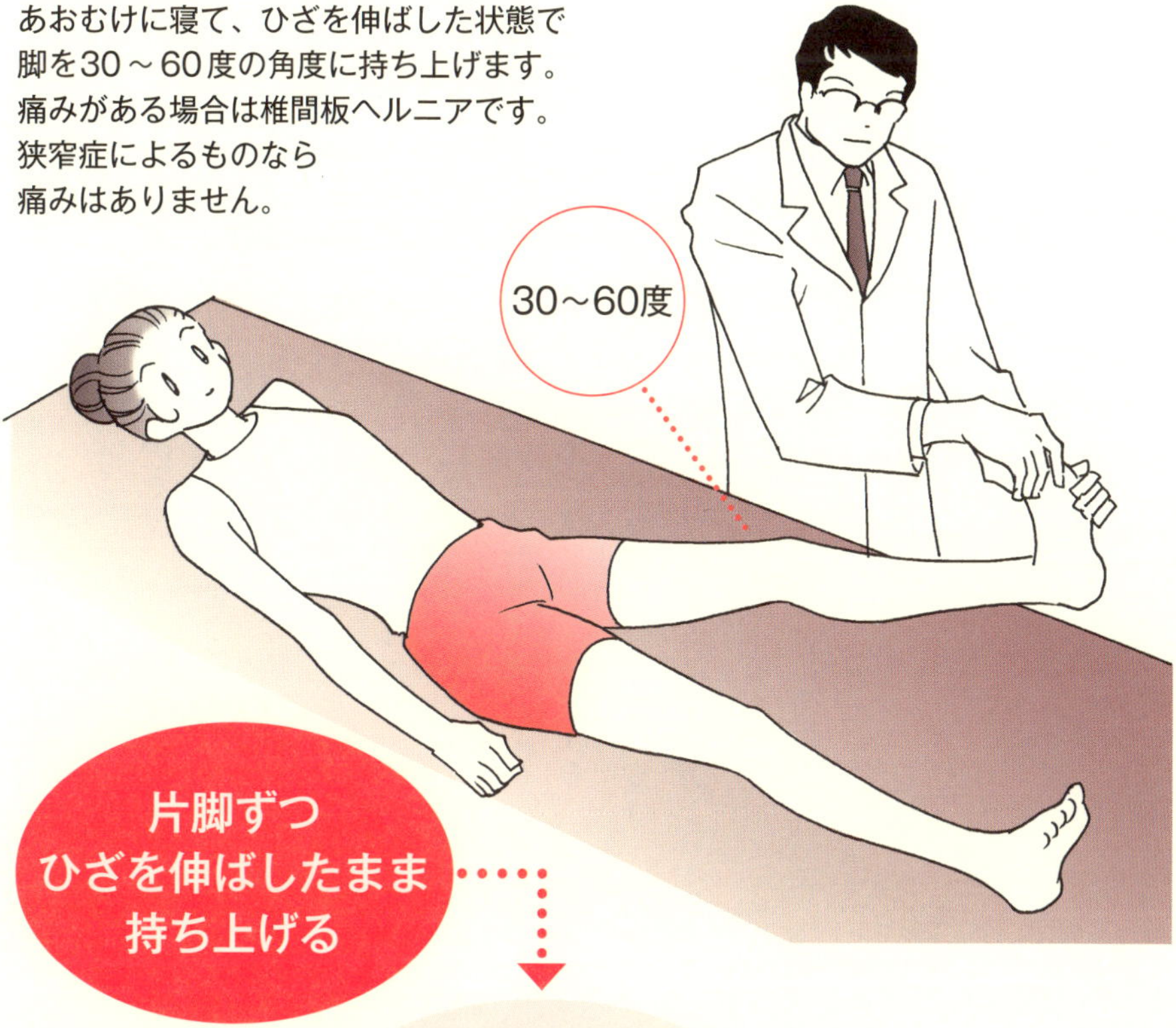

片脚ずつ
ひざを伸ばしたまま
持ち上げる

脚の裏側に
痛みが走る

YES
椎間板ヘルニアの
可能性あり

NO
もしかすると
脊柱管狭窄症？

骨や軟骨に原因がある腰痛「腰椎圧迫骨折《ようついあっぱくこっせつ》」

みなさん、「骨は硬くて丈夫なもの」というイメージを持っていませんか？そうではないのです。骨が古くなると、破骨《はこつ》細胞が骨を壊します。次にその部位に骨芽《こつが》細胞が集まって新しい骨をつくります。若い人は2～3年のサイクルで、新しい骨に入れ替わっています。これを骨代謝回転といいます。

ところが、加齢や女性ホルモンの減少などで、骨代謝のバランスが崩れると、骨が壊されても新しい骨が追いつかず、骨からカルシウムが抜けて鬆《す》が入ったようにスカスカになります。骨がもろくなるのが骨粗しょう症です。

骨粗しょう症になると転倒による骨折が急増する

骨粗しょう症では、転倒による骨折が最も注意したい合併症です。骨粗しょう症になると、わずかな衝撃でも骨折しやすく、尻もちをついただけで骨折することがよくあります。

また、転んだあとに腰や足の痛みが続く、あるいは腰痛が続いて腰が曲がってきた、という症状があるときは、「腰椎《ようつい》圧迫骨折」が知らないうちに起きていることがあります。腰椎圧迫骨折とは、腰椎の骨が圧迫されてつぶれるような形で折れることです。

また、骨粗しょう症と関連して、高齢者の骨折のなかで、頻度の高いのが「大腿骨頸部骨折《だいたいこつけいぶこっせつ》」です。股関節《こかんせつ》に近い部位の骨折です。お年寄りが転倒したあと、太ももの付け根を痛がって歩けないというような場合は、この大腿骨頸部骨折が疑われます。

骨粗しょう症による腰椎骨折

骨粗しょう症性の腰椎骨折には、椎体《ついたい》がつぶれるだけの「圧迫骨折」と、押しつぶされて骨片がはじかれて後方に飛び出す「破裂骨折」があります。

正常

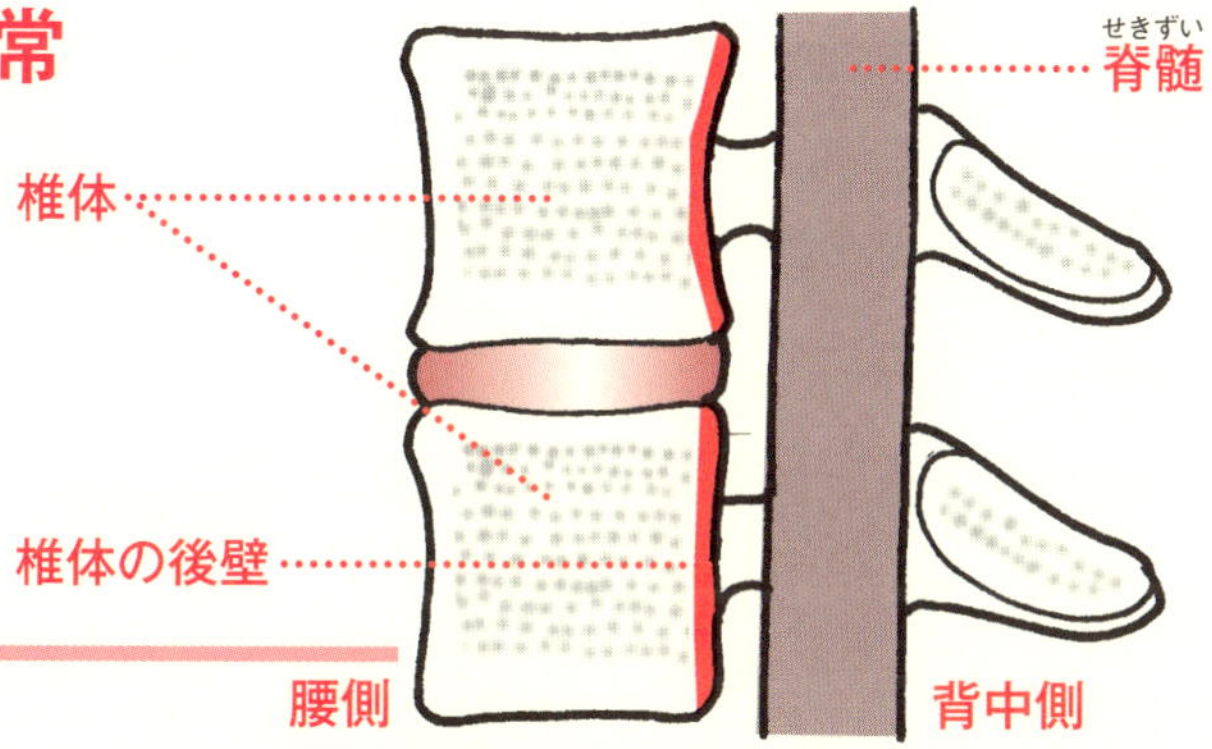
脊髄《せきずい》
椎体
椎体の後壁
腰側
背中側

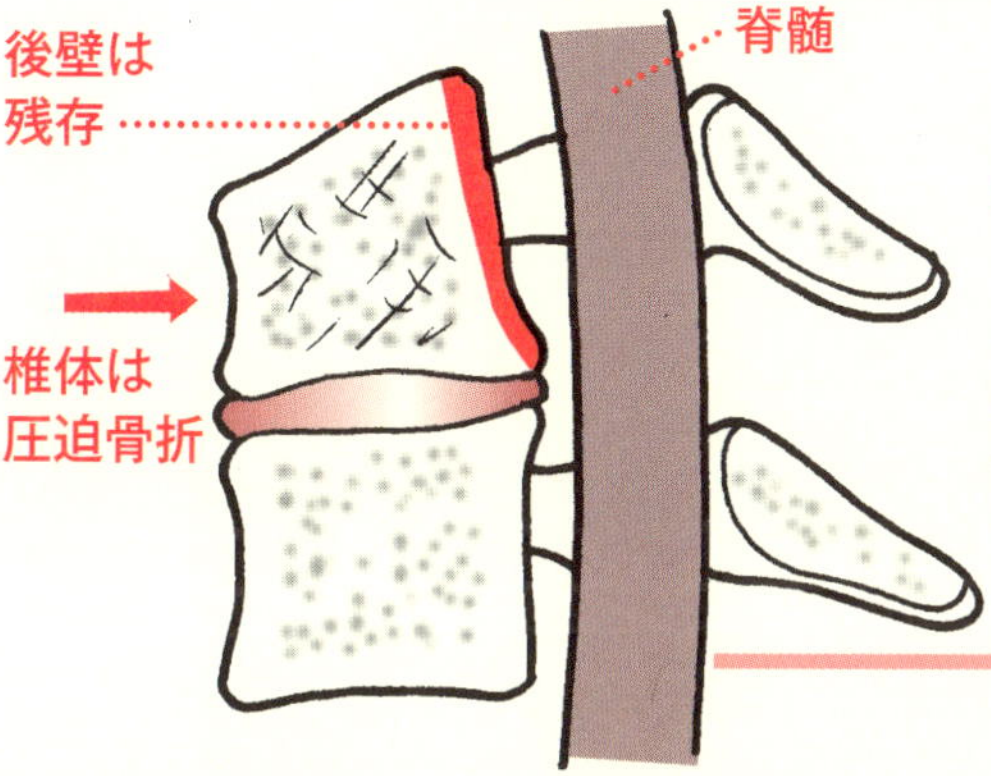
脊髄
後壁は
残存
椎体は
圧迫骨折

圧迫骨折

くしゃみや腰をひねっただけ、
尻もちなどの
軽度な外力で起こり、
何カ所も起こすと
背骨が曲がったり、
身長が低くなったりする

破裂骨折

腰の痛みだけでなく、
下肢《かし》へ走る痛みと麻痺が起こり、
足が動かない、
おしっこが出ないなどの
神経症状が現れる

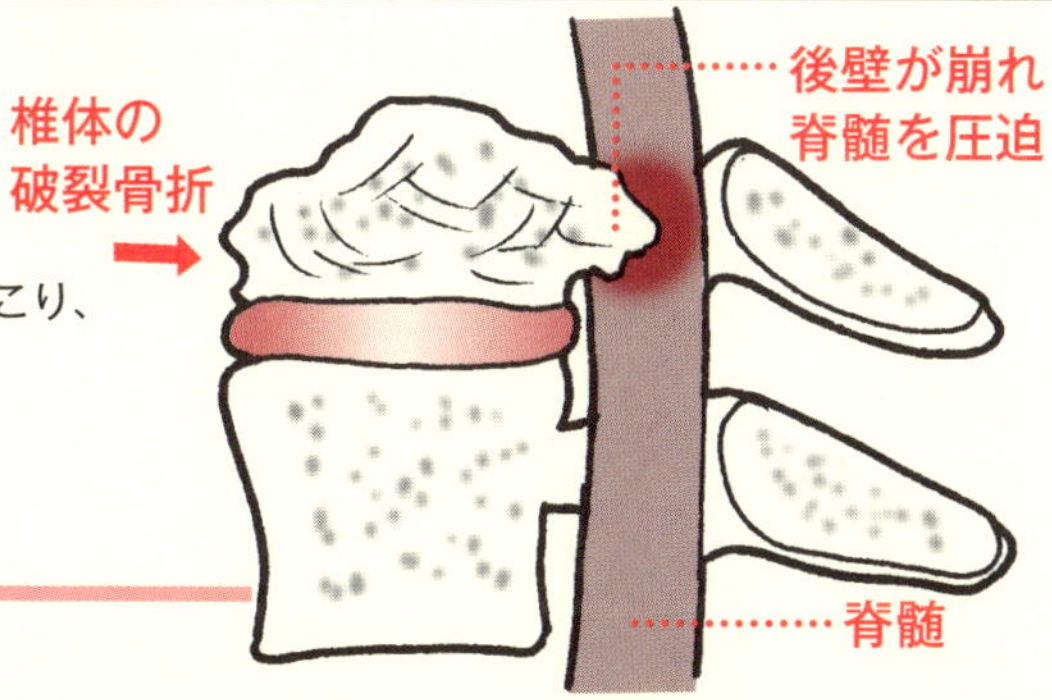
椎体の
破裂骨折
後壁が崩れ
脊髄を圧迫
脊髄

併発する病気③

青少年から高齢者まで生じる「腰椎《ようつい》分離症・腰椎すべり症」

実は、腰椎分離症や腰椎すべり症を抱える人は、意外と多いのです。腰の骨の下部を押すと痛く、お尻の筋肉も痛みます。若いころに激しいスポーツの経験がある人で、中年以降に発症するといわれています。

脊椎《せきつい》分離症や腰椎椎間板《ついかんばん》ヘルニアとも合併する

腰部は、「腰椎」という骨が仙骨《せんこつ》（骨盤の中央にある骨）の上に、積み木のように5つ積み重なっています。仙骨と連なった腰椎はゆるやかなカーブを描いています。そのカーブが保たれることによって、体を支える〝腰〟として機能を果たすのです。

「腰椎分離症」は、脊椎骨《せきついこつ》の後方の突起になんらかの力が加わって、左図Ⓐのように分離している状態です。

もうひとつの「腰椎すべり症」は、腰椎が後方の支えを失って、左図Ⓑのように前方にずれてしまっている状態をいいます。

積み木のように連なった腰椎は、前に傾いた仙骨の上に乗っているため、腰椎は前方へすべらないように、関節で支えられています。しかし、腰椎分離によって不安定になり、腰椎がすべってしまうこともあります。すると、腰部のゆるやかなカーブが失われ、バランスが悪くなり、すべった上下の関節部分も異常な動きになります。

多くは第5腰椎に起こり、脊椎分離症から移行したり、脊椎分離症と合併したりします。二次的に腰椎椎間板ヘルニアを引き起こすこともあります。

腰椎に起こる２つの異常

腰椎分離症・腰椎すべり症は、
次の図のように、腰椎が分離したりずれたりすることで、痛みが起こります。
ただし、どちらの場合も、必ずしも痛みが発症するとは限りません。

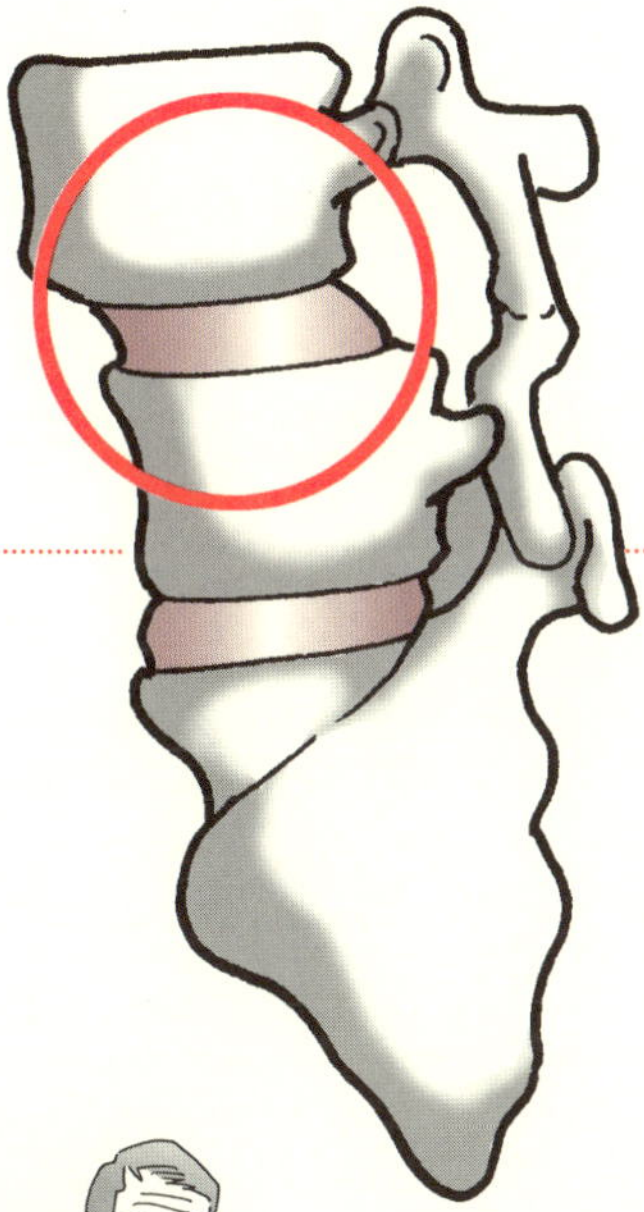

Ⓑ 腰椎すべり症

第５腰椎が、後方の支えを
失って前方にずれてしまう

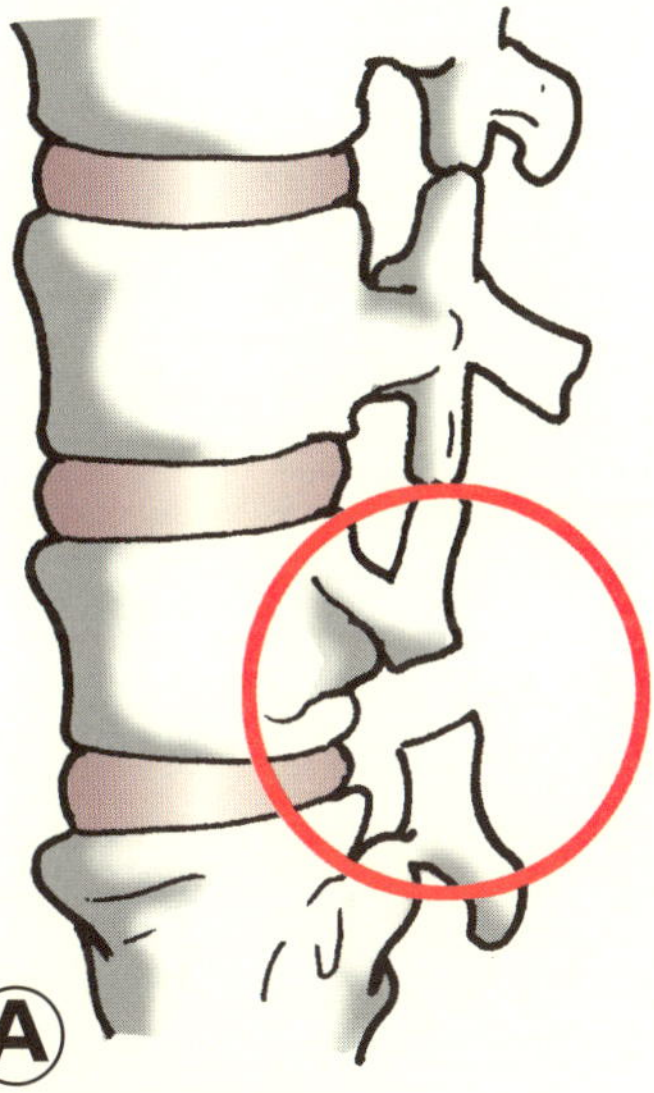

Ⓐ 腰椎分離症

椎間関節の上下関節突起が
分離している

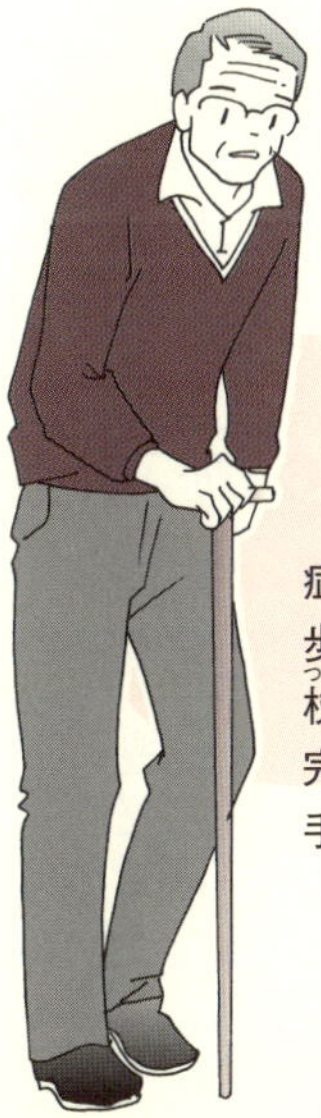

症状が進行すると、
歩くときに
杖《つえ》を使うようになる。
完全に治すには
手術が必要である

治療法①

進行を遅らせるための保存療法と手術療法の２本柱

変形性股関節症《こかんせつ》の治療には、保存療法と手術療法に大きく分けられます。

ただし、どちらかを選択するという意味ではありません。変形性股関節症では、定期的にレントゲン検査を受けながら股関節の状態を観察していきますが、その間は保存療法を続けます。

保存療法とは、薬物療法、理学療法、運動療法に加えて、股関節が痛むときの対処法、日常生活の注意点、自分自身で行う体操などのことです。

保存療法を続けても効果がなくなった場合に、手術療法を選択します。

治療の目的は、少しでも変形の進行をくい止め、変形した股関節をよい状態にして、長く維持させるためのものです。手術が必要な場合でも、保存療法によって、かなり改善されるケースが多いのです。さらに、手術を選択した場合も、その負担を軽くするために、保存療法は欠かすことができません。

治療方法を決める際は、自分の状態や治療方法の長所や短所などを理解したうえで、自主的・前向きに進めていくことが大切です。わからないことは医師にどんどん質問しましょう。

安静はほどほどに痛むときの対症法

痛みが強いときは、関節炎の症状がおさまるまで安静にすることが基本ですが、寝たきりのような状態が長く続くと、股関節の動きを助ける筋力が低下して、かえって悪化を促します。股関節に負担をかける運動は厳禁ですが、日常生活の作業は行いましょう。

痛むときは、どうすればいいの？

股関節の痛みが強いときは、無理をしないで安静にすれば、関節炎の症状がおさまり、痛みがやわらいできます。２～３日がひとつの目安です。

悪循環は断ち切る

痛い
安静（股関節に負担をかけない）
筋力がなくなる
股関節を支えられない
悪循環

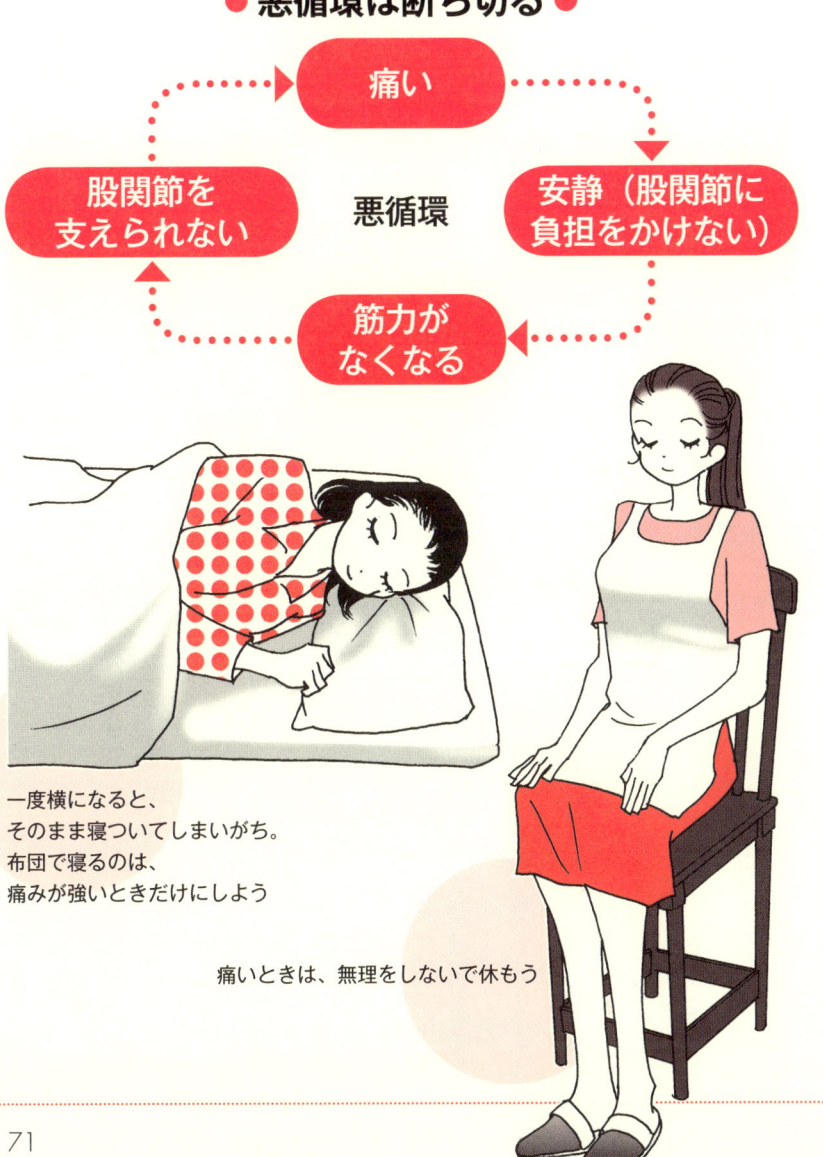

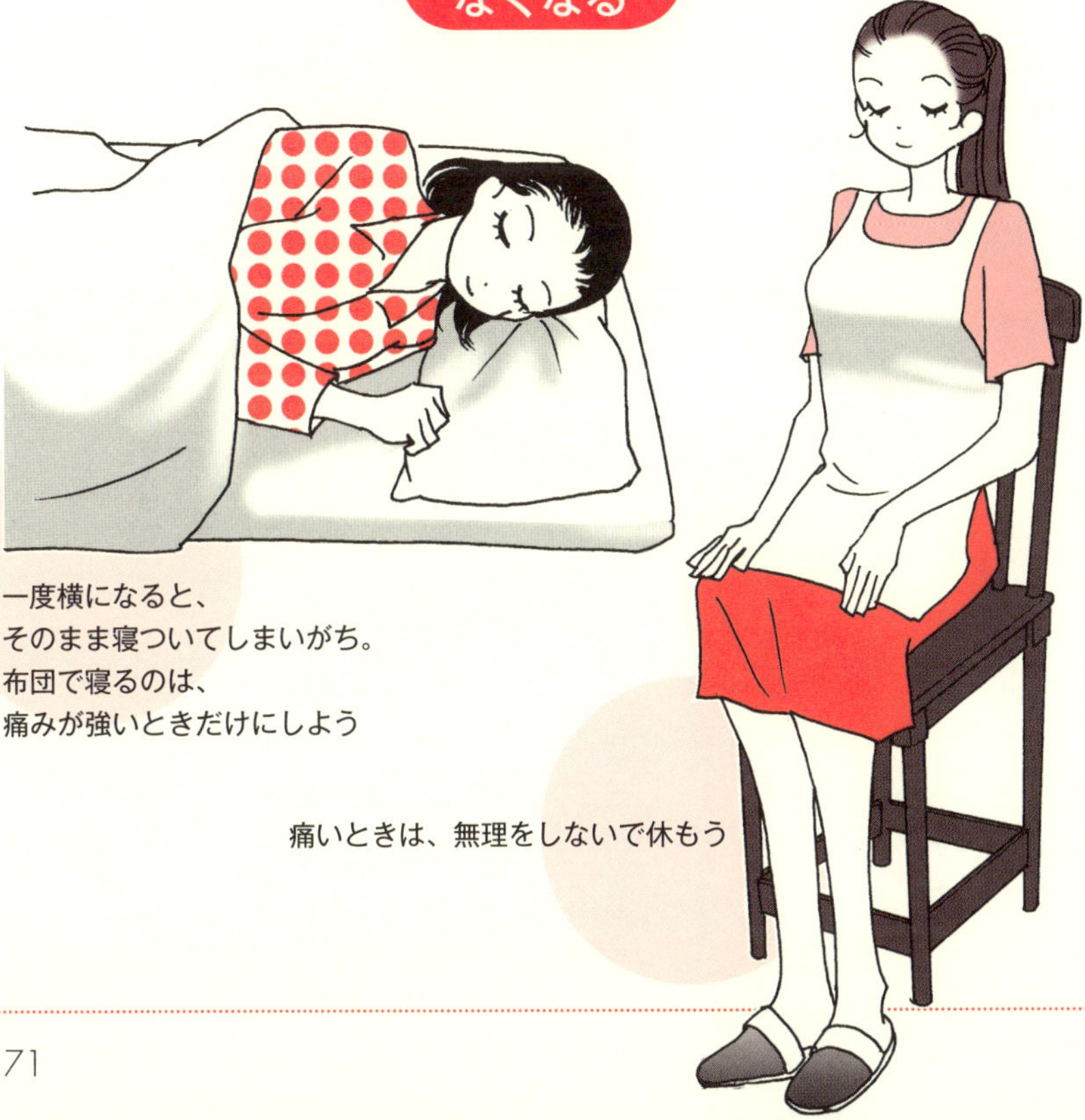

一度横になると、そのまま寝ついてしまいがち。布団で寝るのは、痛みが強いときだけにしよう

痛いときは、無理をしないで休もう

治療法②

がまんできない強い痛みは薬物療法で一時的に痛みを抑える

変形性股関節症《こかんせつしょう》の薬物療法は、あくまでも一時的に痛みを抑えるための薬だと理解してください。

強い痛みで夜も眠れないときや、どうしても外出しなくてはならないような用事があるときなど、薬で症状をやわらげることができます。

間違っても、痛みがやわらぐからと、毎日常用したり、薬を服用して激しいスポーツをしたりするようなことはやめましょう。

薬は自己判断ではなく、医師に処方してもらう

痛みを抑える鎮痛薬は、市販のものを含めて、数多くの種類があります。主に、非ステロイド系消炎鎮痛薬が用いられています。これらの薬は、痛みの程度や患者さんの体の状態などによって使い分けられます。

鎮痛剤を服用する場合は、自己判断ではなく、必ず病院の診察を受けて、医師に処方してもらいましょう。その際には、薬の扱い方や副作用などについて説明を受けるのがよいでしょう。

鎮痛薬は、炎症や痛みを鎮める効果はありますが、病気そのものを治療するものではありません。

鎮痛剤が欠かせないほど痛むときには、手術が必要な状態になっていると考えられます。薬物療法以外の治療法に切り替えるなど、医師に相談することをおすすめします。

いずれにしても、薬に頼りすぎないように、じょうずに付き合っていくことが大切です。

鎮痛薬のいろいろ

鎮痛薬には、外用薬、坐《ざ》薬《やく》、内服薬、注射薬の４種類があります。
医師と相談のうえ、正しく服用しましょう。

内服薬

非ステロイド系消炎鎮痛剤。
アスピリン系、インドメタシン系、
フェニル酢酸系など、
種類は豊富です。短時間で効果が
現れますが、長期間の服用には
胃腸障害などの副作用が伴います。

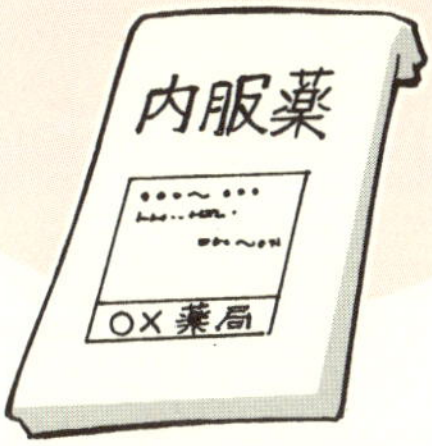

外用薬

非ステロイド系消炎鎮痛剤の
湿布薬などの貼り薬、軟膏《なんこう》、
クリーム、ローション、
ゲル剤など。湿布にかぶれる
場合は、軟膏やクリームが
おすすめです。

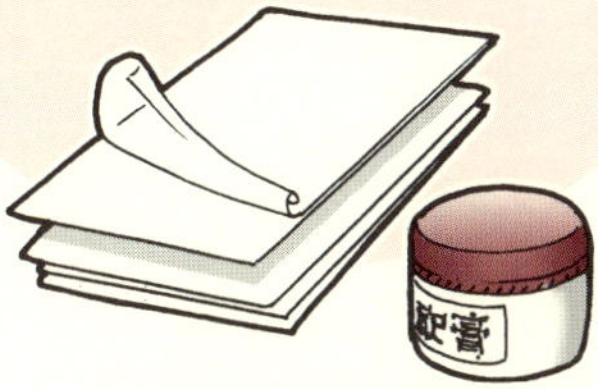

坐薬

非ステロイド系
消炎鎮痛剤。
肛門から挿入する固形薬で、
直腸の粘膜から吸収されるので
効き目が速く、
飲み薬と違い胃腸に
負担をかけません。

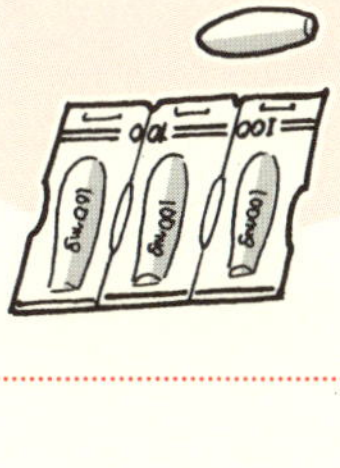

注射薬

手術が行えない場合などに、
股関節にヒアルロン酸を
注射することがあります。
痛みを抑えるとともに、
関節の動きがよくなる
薬とされています。

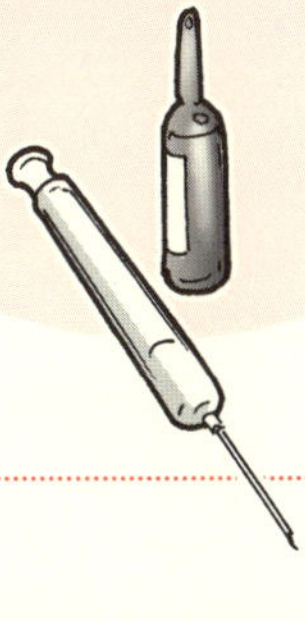

治療法③

保存療法では効果がなくなったとき手術療法が検討される

変形性股関節《こかんせつ》症は、すぐに手術を必要とする病気ではありません。患者さんの感じる痛みや不自由さなどから、手術をいつ、どんな方法で受けるのかを決めることができるのです。

手術は症状に応じて異なり、症状によってはできない場合もあります。股関節の骨盤側か大腿骨《だいたいこつ》側か、あるいは両方の骨を手術するのか、いずれにしても手術は、大がかりなものになります。医師と相談したうえ、慎重に判断する必要があります。

長期的なスケジュールを考えて慎重に判断する

では、手術はどんな状態になったときに検討されるのでしょうか。

一般に、強い痛みが頻繁に起こって苦痛な場合や関節裂隙《れつげき》（関節のすき間）が1～2㎜以下になった場合などに、なるべく早い手術をすすめられます。

また、レントゲン検査で、股関節の臼《きゅう》蓋《がい》形成不全が著しい場合にも、近い将来、手術が検討されるでしょう。

ここでは、現在行われている手術療法の種類を紹介しておきます。

主に、①臼蓋形成術、②骨盤骨切り術（ソルター法・キアリ法・寛骨臼《かんこつきゅう》回転骨切り術）、③内反骨切り術・外反骨切り術、④股関節固定術、⑤人工股関節全置換術、⑥軟部組織の手術（筋解離術）などがあります。

また、仕事の都合、家庭の都合、安静期間、リハビリテーションの方法、社会復帰までの期間など、長期的なスケジュールを考えましょう。

手術を選ぶ条件

股関節の手術は大きな手術です。
手術後のリハビリも考えて、手術の内容やタイミングを判断しましょう。

医師が判断すること

▶年齢　▶性別　▶病期　▶片側か両側か　etc.

本人が考えること

▶年齢　▶痛み　▶いちばん困っていること
▶生活の不自由さ　▶仕事環境　▶家庭環境　etc.

医師に確認したいこと

▶手術の内容　▶安静期間　▶リハビリの方法
▶社会復帰までの期間　▶杖《つえ》が必要か　etc.

人工関節は、人工臼蓋と人工骨頭で1セット

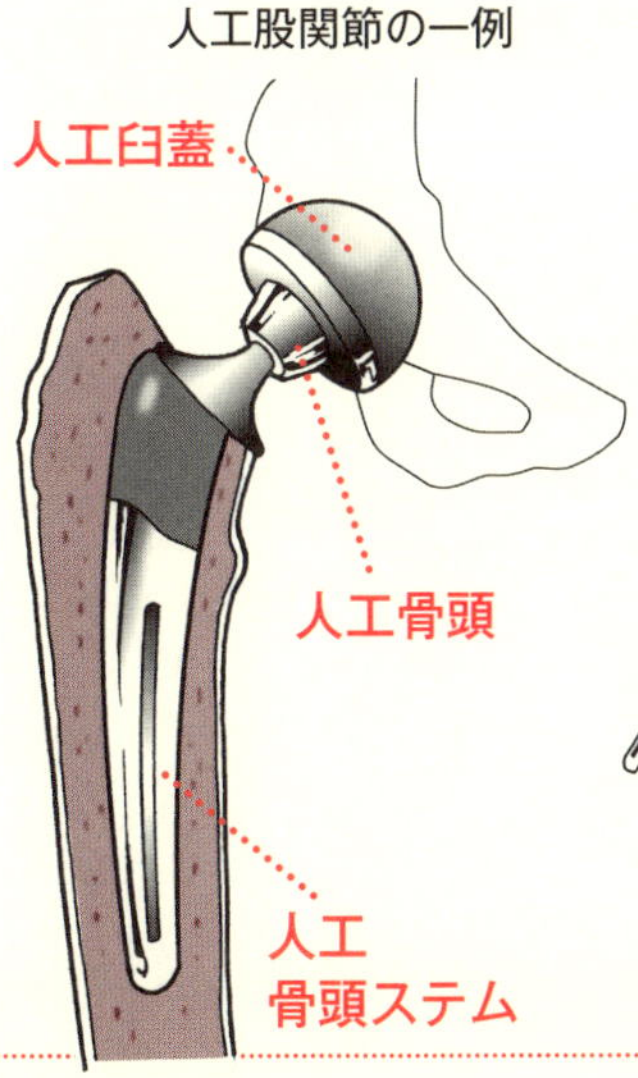
人工股関節の一例
人工臼蓋
人工骨頭
人工
骨頭ステム

● さまざまな人工股関節 ●

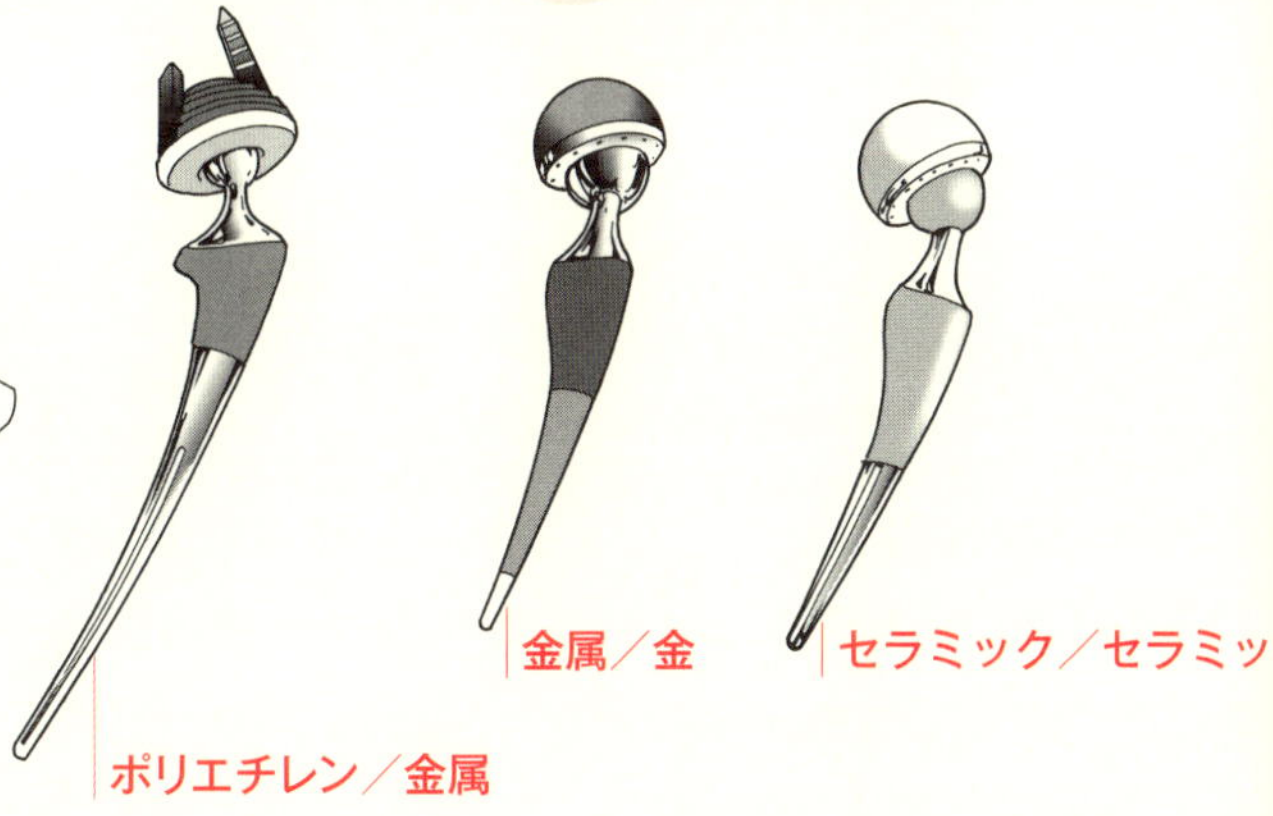
ポリエチレン／金属
金属／金
セラミック／セラミッ

さかい式治療法

手術をせずに「関節包内矯正《かんせつほうないきょうせい》」で変形性股関節症《こかんせつ》の進行を防ぐ

変形性股関節症では、保存療法を行っても効果が期待できなくなった場合に、手術療法が行われます。

たとえば、人工股関節全置換術を行った場合、人工関節の耐久性は10~15年程度といわれています。つまり、手術を行っても、10年おきに手術を繰り返さなければならなくなるのです。

また、人工関節に取り替える手術を行ったにもかかわらず、股関節の痛みが解消しないという患者さんは、けっこういらっしゃいます。

残念ながら、その理由ははっきりしていません。しかし、私の臨床経験から、そのような患者さんには骨盤の仙《せん》腸《ちょう》関節の「関節包内矯正」を施術すると、股関節の痛みが消えてしまうことがあります。ですから、手術が必要と診断されてしまった人も、手術の前に関節包内矯正を行っていただくことをおすすめします。

股関節脱臼の経験のあるツアーコンダクターの女性

あるツアーコンダクターの女性（50歳）は、子どものころに先天性股関節脱臼の経験のある変形性股関節症の患者さんでした。職業柄、歩くことがとても多いうえに、股関節の痛みをかばって足を引きずることで腰が動揺して、仙腸関節の機能異常を起こしやすい状態にありました。

このようなケースでも、仙腸関節の関節包内矯正を行うことで、変形性股関節症の進行を防ぐことができているのです。

医療用コルセット

医療用コルセットは、腰痛や股関節痛などの症状に有効です。
「さかい式３ＷＡＹ医療コルセット」は、
１帯で３段階に使える新しいコルセットです。
症状に応じて組み合わせて使用することができます。
コルセットは、症状があるときに３日に１回のペースで着用します。

重度

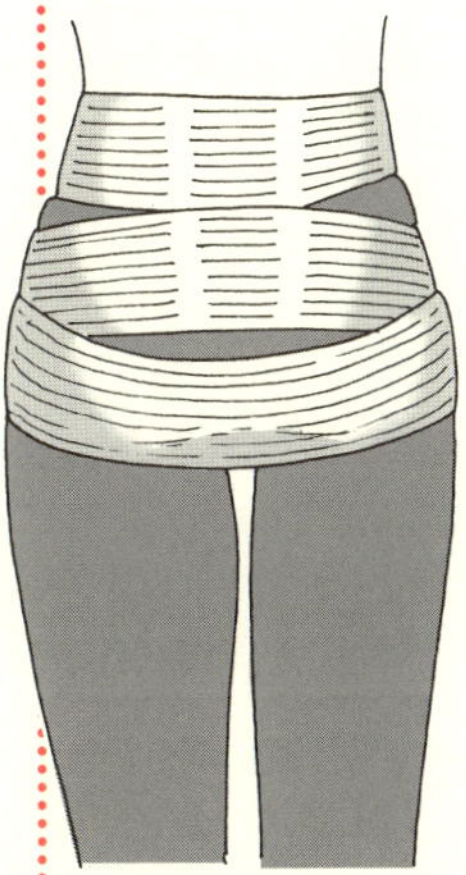

靭帯・筋肉、
もしくは骨盤の
仙腸関節・股関節の
両方が悪い場合の
サポーター

中度

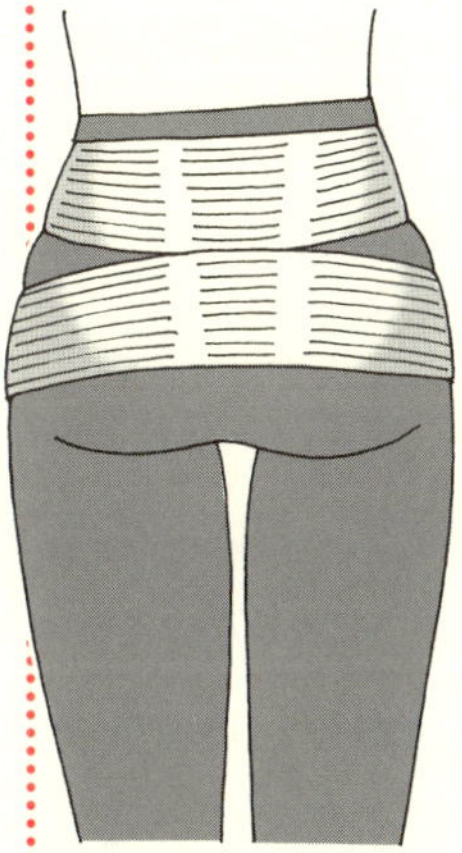

靭帯《じんたい》・筋肉が
悪い場合のサポーター

軽度

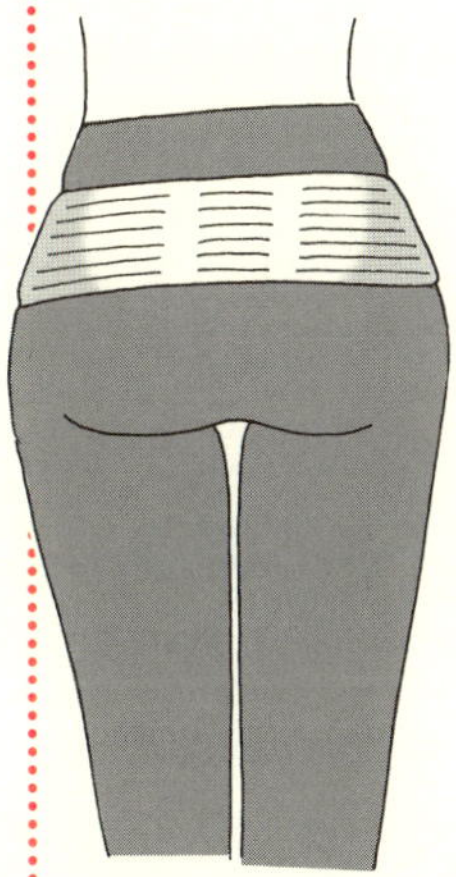

骨盤の
仙腸関節・股関節が
悪い場合のサポーター

※医療用コルセットを使用する際は、医師の指導を受けるか、使用上の注意事項を読んで着用しましょう。

column 2

働く女子に急増しているストレートネック

「スマホを使っていると肩が凝ってしょうがない」「スマホを使う時間が長くなってきて肩が上がっている気がする」「夜寝る前にスマホを寝ながら使っていたら寝起きがよくない」という、スマートフォンを使うことで生じる身体トラブルは「スマホ症候群」と呼ばれているようです。

そういわれると、電車の中でも信号待ちでも、隣に目をやればスマホ中ということがよくありますね。

パソコンや携帯電話などを長時間使用してうつむいていると、首が前傾し、ゆるやかに湾曲しているはずの頸椎《けいつい》の「S字カーブ」が消失し、真っすぐになってしまいます。その状態を「ストレートネック」といいます。

ストレートネックは、肩こりや首痛、頭痛、腕のしびれ、肩が上がらないなどの症状に悩まされます。特に気になるのが、女性のストレートネックです。パソコンや携帯電話をはじめて数年から十数年経過し、徐々に悪化傾向になっていると考えられます。女性は男性に比べると、首の筋力が弱いためストレートネックになっている確率が高いわけですね。

ストレートネックの原因は、長時間うつむいているという“悪い姿勢”が元凶です。しかし、第7章で紹介する“正しい姿勢”や“正しい歩き方”によって改善されます。

第3章

知っておきたい！
ひざ関節のしくみと主な病気・治療法

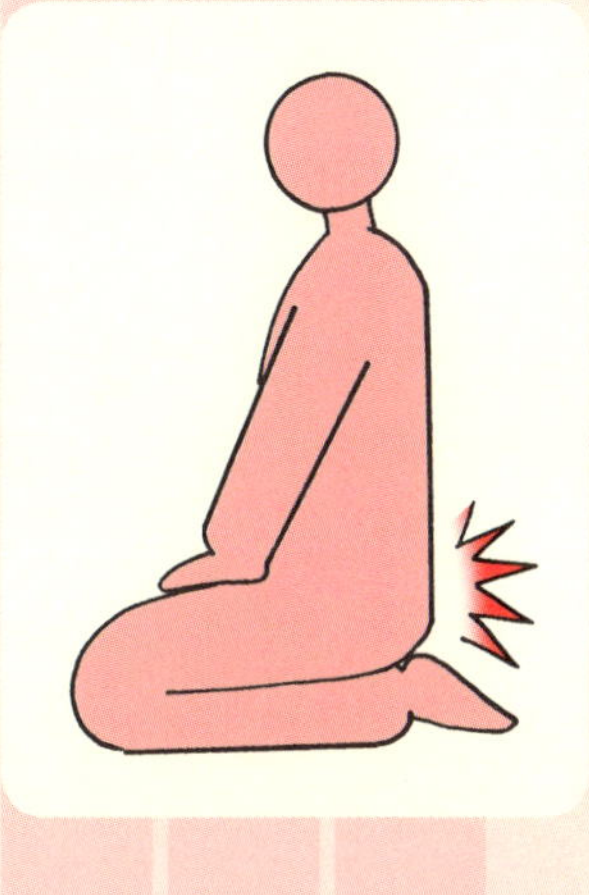

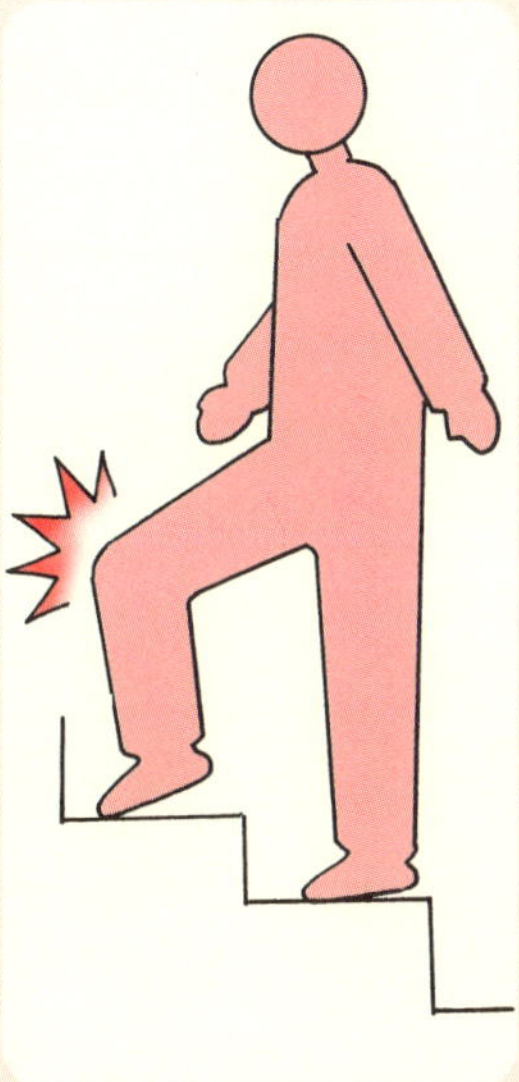

自己チェックテスト

その痛みは、
変形性ひざ関節症ではありませんか

あなたは、ひざや足首など、慢性的な足関節の症状に悩まされていませんか。
次の14項目の中から、自分に当てはまるものにチェックをつけてみましょう。

1 □ 歩きはじめの痛みがつらく、
歩きだしてしまうとある程度ラクになる（2点）

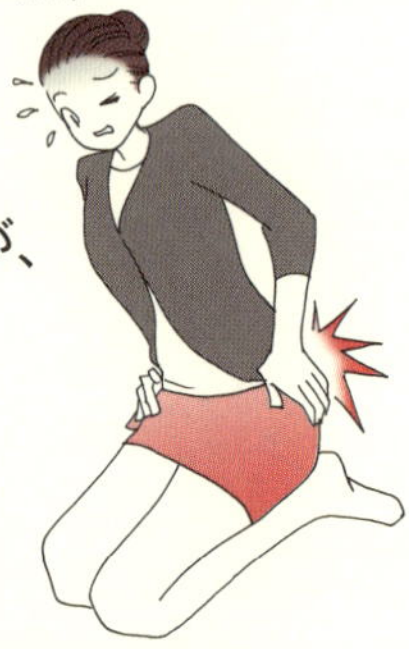

2 □ ひざの内側がチクチク痛む（1点）

3 □ 階段を上がるときよりも下がるときのほうが、
ひざが痛い（2点）

4 □ ひざを真っすぐに伸ばせない。
もしくは正座するのがつらい（3点）

5 □ ケガをした覚えがないのに、ひざが腫《は》れている（3点）

6 □ 靴底の外側のほうが早く減りやすい（1点）

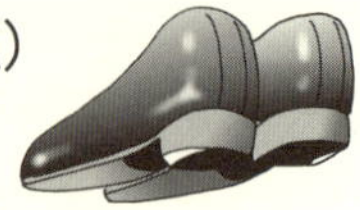

7 □ 気をつけの姿勢のときに、
ひざとひざをくっつけることができない（1点）

8 □ 赤ちゃんのとき、
立つのが早かったようだ（1点）

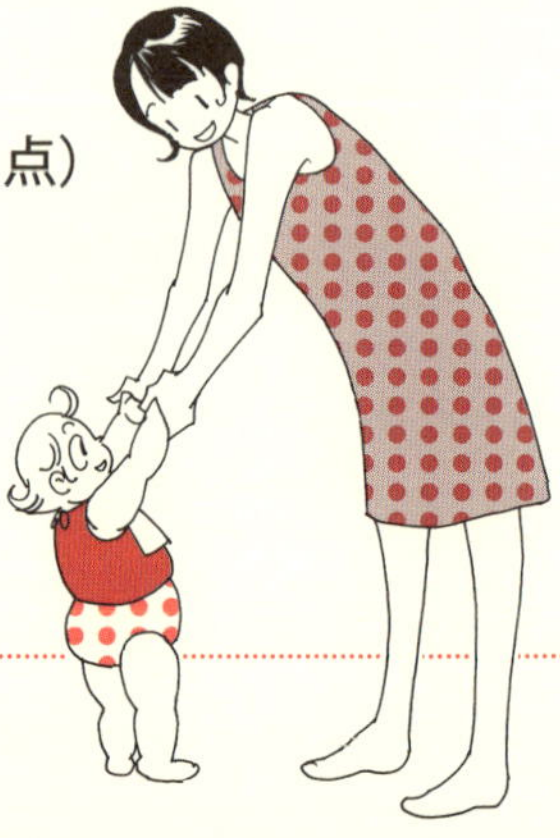

→ 1 ～ 8 のうち、
合計が３点以上は変形性ひざ関節

9 □ お尻や足全体が重だるかったり、しびれたりする。
その症状は１日中あるが、
特に長時間座っているときに強くなる
→ **腰椎椎間板《ようついついかんばん》ヘルニア**

10 □ お尻や足全体が重だるく、
その症状は座っているときは消えるが、
背筋を伸ばして歩くと現れてくる
→ **脊柱管狭窄症《せきちゅうかんきょうさくしょう》・腰椎分離症《ようついぶんりしょう》・すべり症**

11 □ ひざの裏が腫れ、正座するとひざの裏に
何か挟まっているかのような違和感がある
→ **ベーカー嚢腫《のうしゅ》**

12 □ 歩くとひざのお皿の上下が痛い。
ただし、じっとしているときは痛くない。
階段は上りのときがつらい
→ **大腿四頭筋炎《だいたいしとうきんえん》・膝蓋靭帯炎《しつがいじんたいえん》・オスグッド病**

13 □ ひざのお皿の外側が痛く、
両ひざとも痛いことが多い
→ **偽痛風《ぎつうふう》・リウマチ**

14 □ 足首をひねって痛め、その後も痛みが残っている
→ **足首の捻挫《ねんざ》など**

ひざ関節の3大症状は、痛み・腫《は》れ・動きづらい!!

ひざ関節の損傷には、①痛み、②腫れ、③動きづらくなる、という3つの症状があります。

動きはじめに痛むスタートペインが特徴

最初は、座った姿勢から立ち上がろうとするとき、歩きだすときなど、特定の動作をはじめる際に、ひざが痛むことが多くなります。「動きはじめ」に痛むのが、変形性ひざ関節症の大きな特徴で、専門用語では「スタートペイン」といいます。

また、階段の下りの際にひざが痛むのが特徴で、一歩一歩階段を下りるたびに、ひざにきしむような痛みを感じるようになります。さらに、ひざが腫れたり、ひざに水がたまったりして、強い痛みを伴うこともあります。

一連の症状は、だいたい50代半ばを過ぎたあたりから現れてきますが、早い人では40代後半から現れることもあります。また、若いころにスポーツなどで、ひざを酷使していた人であれば、もっと早く現れるケースもあります。

痛みや腫れを放置していると、O脚がひどくなり、歩くたびに体が左右に揺れるようになります。関節の内側の軟骨ばかりがすり減ってしまい、ひざが曲がってきたため、足を踏み出すたびに上半身が揺れてしまうんですね。

また、ひざの拘縮《こうしゅく》が進みます。関節が硬くなって、ひざを真っすぐ伸ばしたり、正座をしたりするのがつらい状態になり、日常生活の動作に支障をきたすことが多くなってきます。

ひざ痛が起こる流れ

ひざ関節の痛みは、放置していると変形性ひざ関節症に発展します。

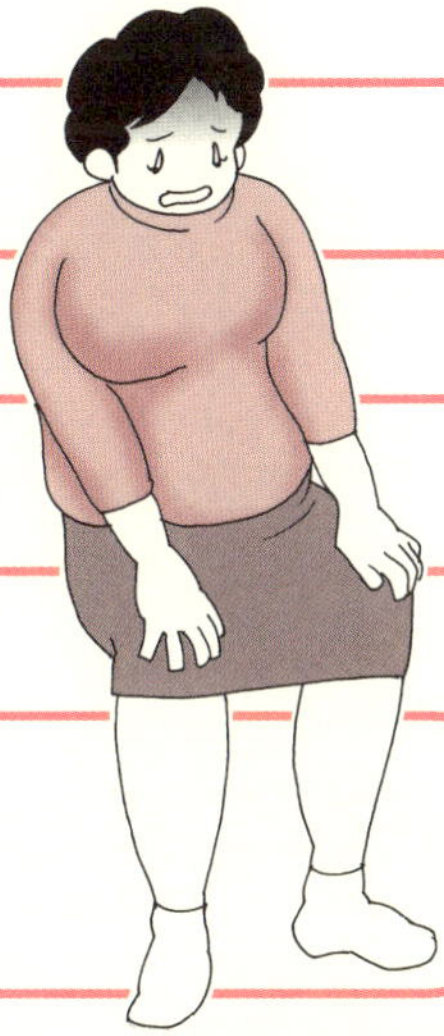

長年にわたる運動不足

↓

ひざの内側広筋の筋力が衰える

↓

O脚が進行してひざ関節が
内側に傾いて狭くなる

↓

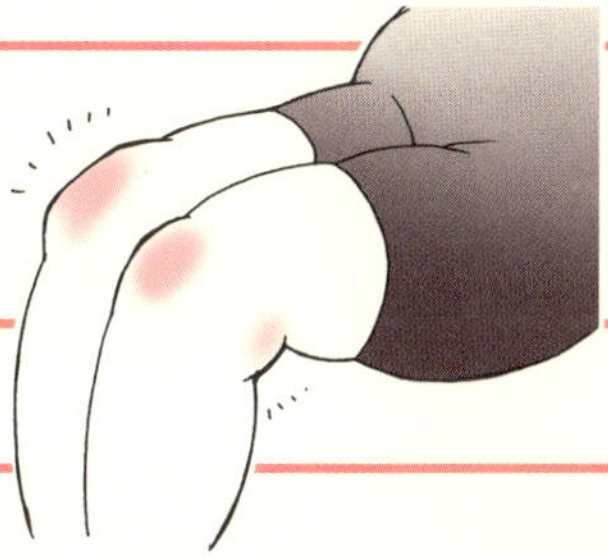

軟骨同士が
ぶつかり合いやすくなる

↓

ひざ関節が痛む

↓

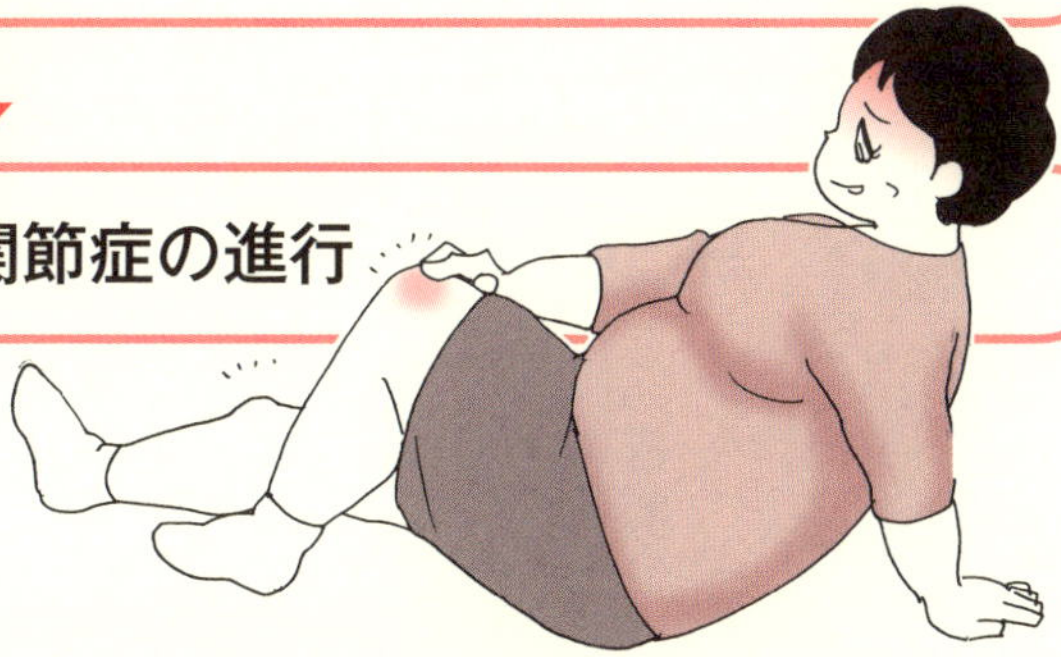

変形性ひざ関節症の進行

原因

「ひざ痛＝老化現象」という固定観念を捨てよう

みなさん、変形性ひざ関節症の代表的な症状である〝痛み〟に対して、「お年寄りになると起こる老化現象」というような固定観念は、今すぐ捨てましょう。実際、高齢者が大多数を占めるのは事実なのですが、老若男女に関係してくる病気なのです。

ですから、「もう年だから、あきらめるしかない」といって、治療をあきらめてはいけません。変形性ひざ関節症は、適切な治療と対策さえ施せば、必ず治すことができます。

ひざの痛みの原因は、使いすぎか、使わなさすぎか!?

なぜ、ひざが痛くなるのでしょうか。

答えはシンプル。ひざが、体のなかで最も体重がかかる関節だからです。

歩く、走る、座る、飛び跳ねる……、なんらかの動作を起こせば、ひざ関節にはそのたびに体の重みがのしかかってきます。ひざを酷使している人や長年使ってきた人が、より痛めやすいということになります。

私は、ひざ痛の原因は、「使いすぎによって悪くなるパターン」と「使わなさすぎによって悪くなるパターン」の2つに分けています。

前者は、長年にわたってマラソンやジョギングなどを続けてきた人などに多いパターン。後者は、長年の運動不足からひざの筋肉が衰えてしまい、ひざ関節に負担がかかるようになった結果起こるパターンです。

現在、ひざ痛を訴える人で最も多いのは、後者のパターンです。

ひざ痛の原因

変形性ひざ関節症は、40歳を過ぎたら
誰もがかかる可能性がある身近な病気です。
デスクワークの多い人、姿勢の悪い人、太りぎみの人などは注意が必要です。

一次性ひざ関節症の危険因子

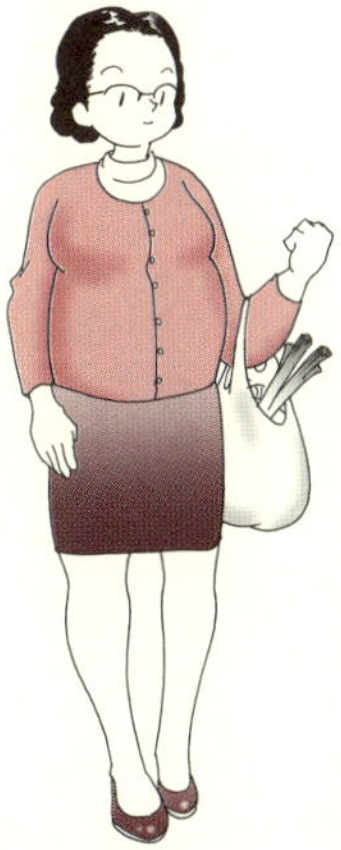

一次性ひざ関節症は、はっきりとした原因がわからず、加齢とともにひざ軟骨や半月板の摩耗・変形によって引き起こされると考えられています。

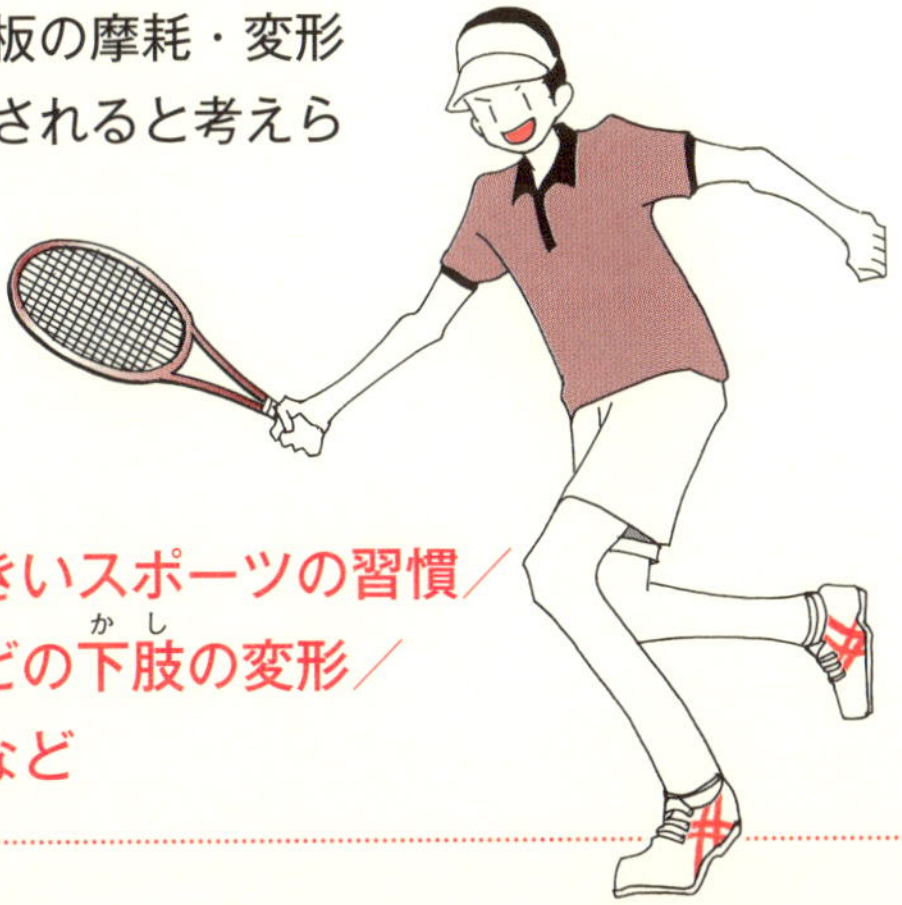

遺伝子／加齢／
女性／肥満／
筋肉の衰え／
ひざの負担の大きいスポーツの習慣／
O脚や扁平足などの下肢《かし》の変形／
足に合わない靴など

二次性ひざ関節症の危険因子

二次性ひざ関節症は、ひざのケガやほかの病気が原因となって引き起こされると考えられています。

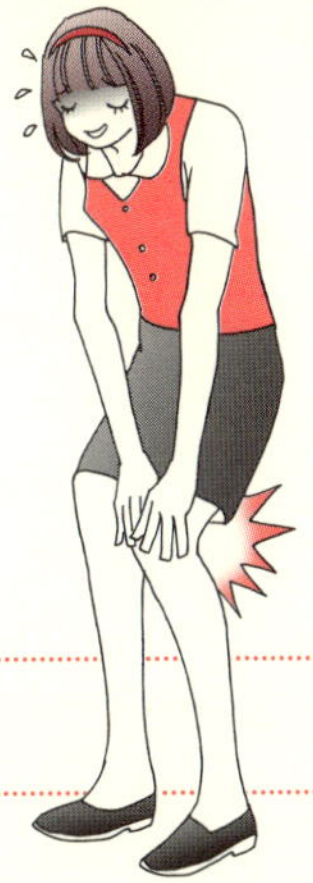

ひざ周辺の骨折・捻挫《ねんざ》による
関節軟骨の損傷／靭帯《じんたい》損傷／半月板損傷／
膝蓋骨《しつがいこつ》脱臼／大腿骨内顆骨壊死症《だいたいこつないかこつえししょう》／
関節リウマチなど

検査・診断

変形性ひざ関節症の診断には、関節液が重要な情報源

股関節《こかんせつ》痛の場合と同様に、まずは整形外科を受診して、ひざの痛みの原因に〝重大な疾患〟が隠れていないか、ひざの病態をきちんと正確に把握しておくことが必要でしょう。

ひざの痛みは、痛む部位によって原因が異なります。診断の手がかりを得るため、病状や既往歴・家族歴などを質問する「問診」や、ひざの状態、ひざの曲がり具合、O脚変形、足の変形、歩き方、関節可動域などを調べる「視診・触診」が行われます。

軟骨や半月板のカケラが関節液に浮いている

変形性ひざ関節症を診断するためには、レントゲン検査と並んで「関節液検査」が重要です。この検査は、ひざにたまる水（関節液）を採取して、その成分を分析します。

正常な関節では、関節液はほとんど採取できません。ところが、変形性ひざ関節症になると多くのケースで、軟骨や半月板が削れてできたカケラが関節液中に浮いています。

また、関節液は黄色みを帯びた透明で粘り気のある液体ですが、炎症性の疾患があると白く混濁《こんだく》した液体に変化します。細菌感染などで細菌が繁殖していると、糖分数値は低くなります。

半月板損傷や靱帯《じんたい》損傷などが疑われる場合は、MRI検査などを行います。

体の痛みは、当然のことながら主観的なものです。正しい診断と適切な治療を受けるには、事前に自分自身で症状を把握しておくことが大切です。

原因を特定する検査

変形性ひざ関節症では、原因を特定するにはレントゲン検査と並んで、血液検査や関節液検査が重要です。

血液検査

血液検査では、
肝臓、腎臓などの内臓状態や、
関節疾患では炎症の有無と
程度を調べます。
「リウマチ因子」があれば関節リウマチ、
「尿酸値」が高いときは痛風などが
疑われます。

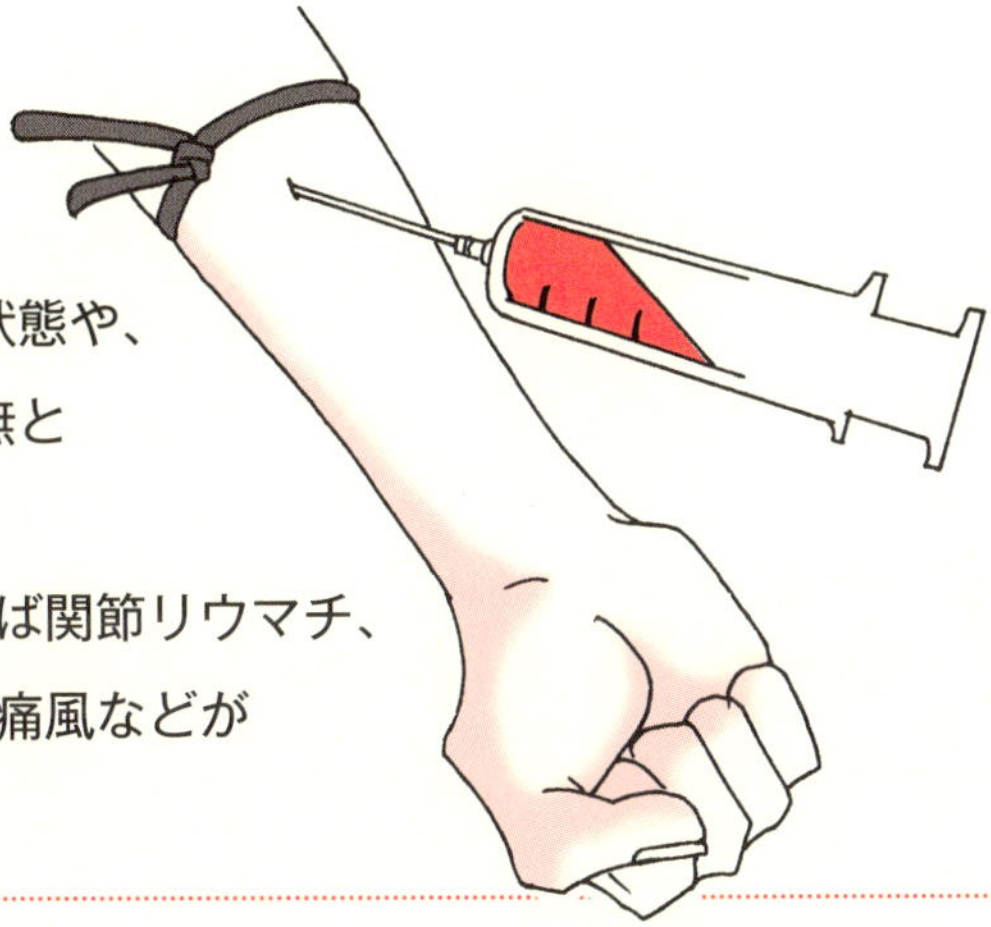

関節液検査

ひざの関節腔《かんせつくう》に針を刺して、関節液を採取します。
関節液が、黄色く混濁するときは変形性ひざ関節症や関節リウマチ、
痛風、血液があると半月板損傷、
脂の混じった血液は膝蓋《しつがい》骨折などが疑われます。

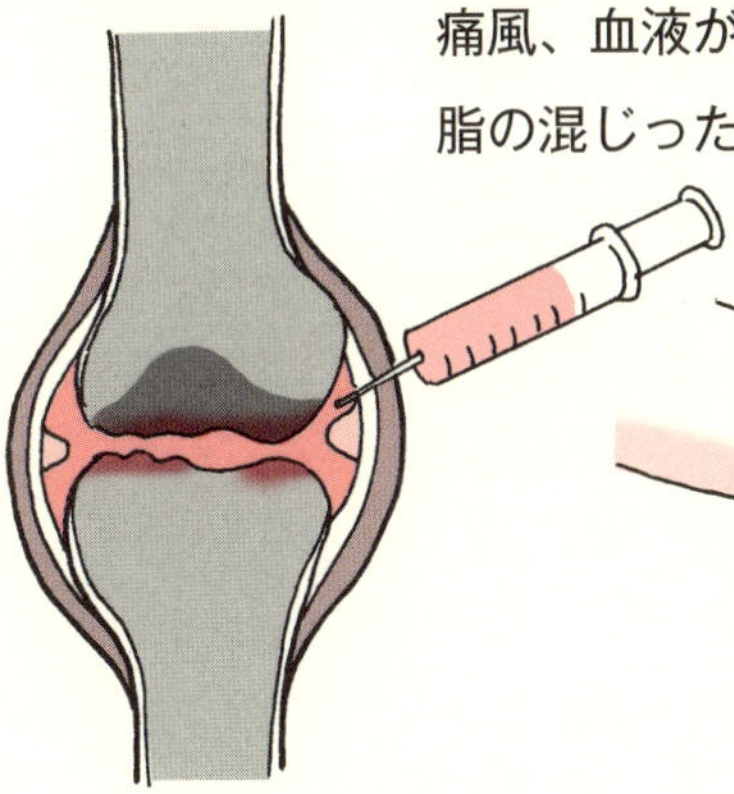

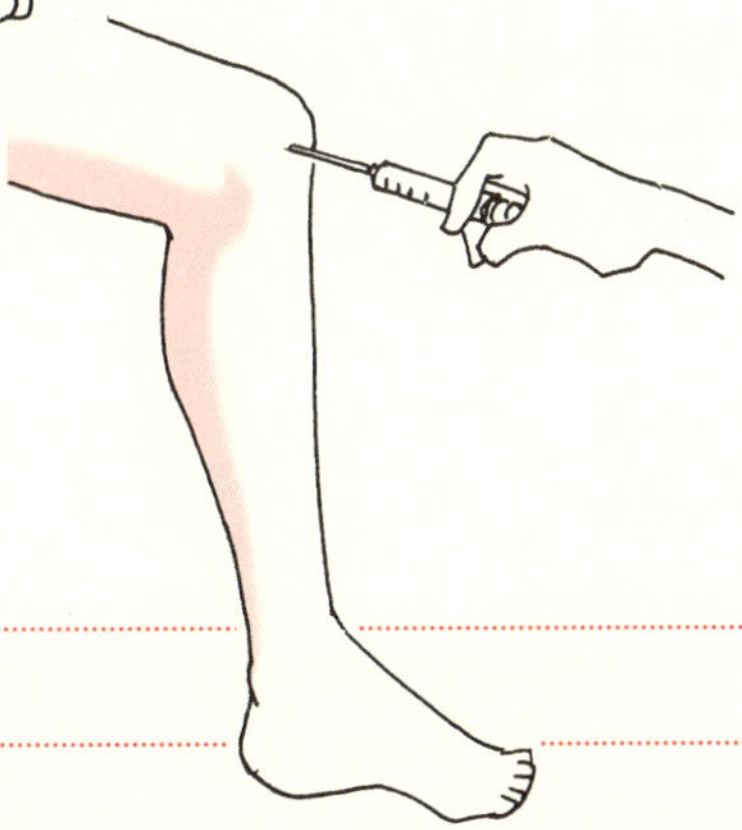

変形性ひざ関節症のはじまりは、軽度の半月板損傷である

最近の研究によって、変形性ひざ関節症を訴える人には、かなり早い段階で、半月板に軽度の損傷を起こしている人が多いことがわかってきました。

半月板は、太ももの大腿骨《だいたいこつ》とすねの脛骨《けいこつ》との間に、三日月状の座布団のようにに挟まっているクッションです。これが、なんらかの原因で損傷を起こすと、関節内全体のクッション機能が弱まってしまい、徐々に軟骨に負担がかかるようになっていくのです。

私は、軽度の半月板損傷を、変形性ひざ関節症の〝悪化プロセスのはじまり〟と位置づけています。つまり、軟骨が摩耗する以前に、半月板にガタがはじまっているというわけですね。

私の見るところ、①半月板損傷期、②前期、③初期、④進行期、⑤末期、という5段階のプロセスを経て、悪化への道のりをたどっています。

骨変形がはじまると、悪化は早まる

初期段階になると、荷重が集中する部分の軟骨下骨は硬さや厚みが増していき、「骨棘《こつきょく》*」や「骨堤*」と呼ばれる骨の変形が見られます。

一般に、骨変形がさかんにぶつかり合うために、互いの骨表面がでこぼこしてきてしまい、痛みを増すものと捉えられています。ただし、骨を変形させることで荷重負担を受け入れ、関節を少しでも動きやすくしているのだという考え方もあります。

いずれにしても、変形がはじまると病状はどんどん進行します。

＊骨棘：トゲのような出っ張り　＊骨堤：土手のような隆起

ひざ関節が悪化する5段階のプロセス

年齢を重ねるごとに徐々に変わっていく
変形性ひざ関節症の悪化プロセスを説明しましょう。

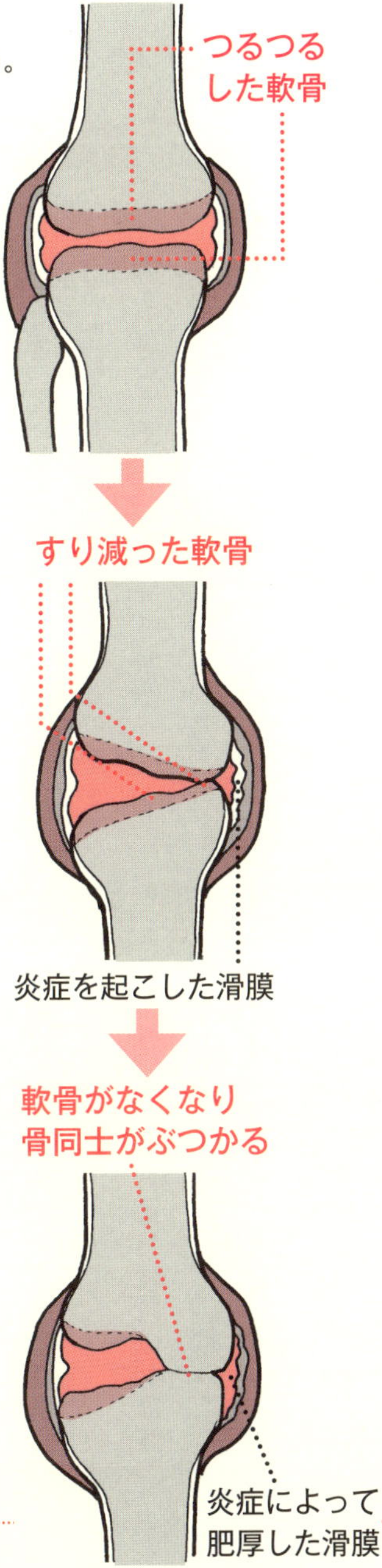
つるつるした軟骨
すり減った軟骨
炎症を起こした滑膜
軟骨がなくなり骨同士がぶつかる
炎症によって肥厚した滑膜

1 半月板損傷期

症状▶ひざをねじるとピリピリした痛みが走るが、歩くのには支障はない。

2 前期

症状▶ひざの内側がチクチクと痛み、ひざの動きに違和感やぎこちなさを覚える。

3 初期

症状▶痛くて階段の上り下りがつらくなる。とりわけ下りるたびに、ひざにきしむような痛みを感じるようになる。

4 進行期

症状▶O脚が進行して、体が左右に揺れてくる。ひざの拘縮が進み、関節が硬くなり、日常生活に支障をきたしてくる。

5 末期

症状▶安静にしていても痛みが引かなくなり関節可動域も狭くなって、日常生活のさまざまな面に支障をきたし、杖《つえ》をつかないと歩行困難なほどになってしまう。

しくみ①

ひざには体重の2〜8倍の負荷がかかっている

ここで、あらためて「ひざ関節のしくみ」について説明をしましょう。

私たちの下肢《かし》には、股関節《こかんせつ》、ひざ関節、足関節の3つの大きな関節があります。これらは、下肢を動かす機能「可動性」と、体重を支える機能「支持性」という2つの大切な役割を果たしています。なかでも、ひざ関節は下半身の関節の中心的な役割を担っています。

太りすぎは厳禁!!ひざが悲鳴をあげている

ところで、みなさんは、ひざ関節にどれだけの負担がかかっているのかを考えたことがあるでしょうか?

驚くなかれ、平地を歩いているだけで、自分の体重の2〜3倍の重みがかかっているのです。勢いよく走ったり、階段を上り下りしたりすれば、さらに大きな負担がかかってくることになります。

ひざ関節は、寝ているときと座っているとき以外は、常に体重の何倍もの荷重を支え続けています。その負担は、体重が重くなればなるほど大きいわけですね。

たとえば、体重60kgの人が平地を歩いたとき、ひざ関節には3倍の180kgの荷重がかかります。そのうえ、運動不足で筋肉が衰えているとなれば、ひざ関節は過酷な負担を背負わされた状態になるわけです。

これが、365日毎日続けば、ひざ関節が悲鳴をあげるのは当然でしょう。ですから、ひざ関節にとっては、太りすぎは厳禁なのです。

ひざ関節の２つの機能

ひざ関節の下半身を動かす機能（可動性）は広く、
ひざを真っすぐに伸ばした状態を０度とすれば、
曲げ伸ばしでは、下記のように広い範囲の屈伸運動を担っています。
可動性とともに、体重を支える機能（支持性）に関しても、
ひざ関節には大きな負担がかかっています。

ひざを動かす可動性

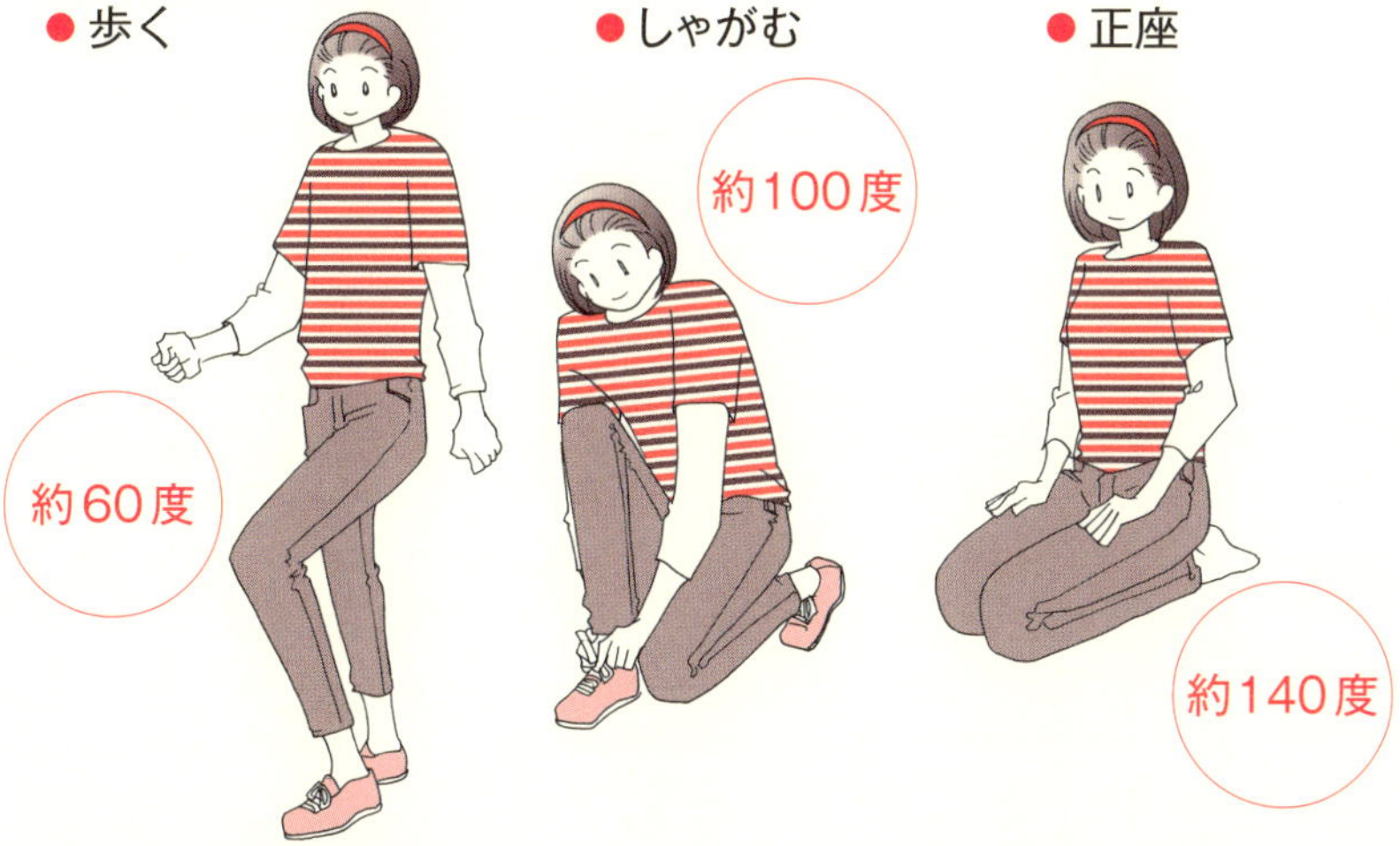
● 歩く
約60度
● しゃがむ
約100度
● 正座
約140度

体重を支える支持性

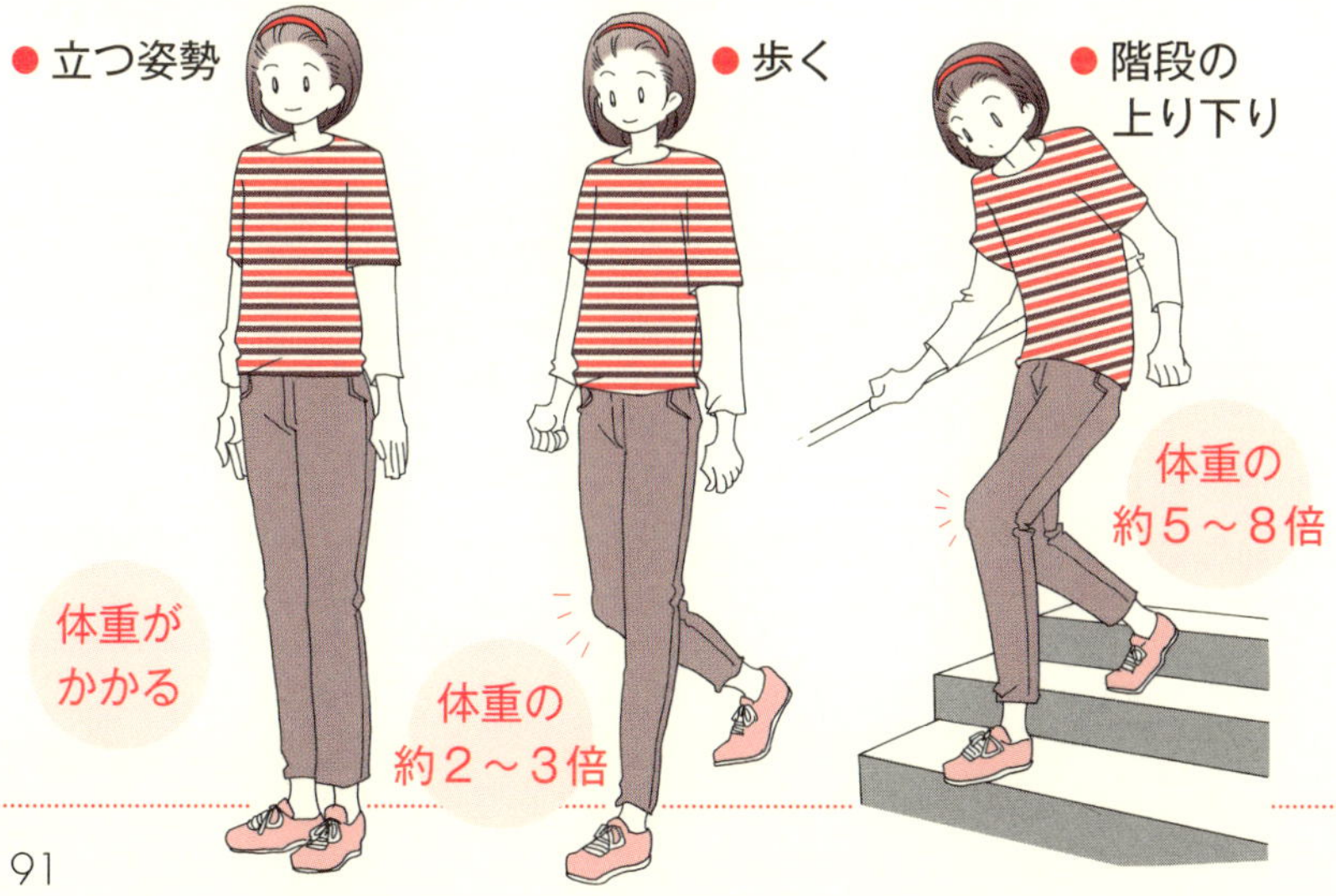
● 立つ姿勢
体重がかかる
● 歩く
体重の約２～３倍
● 階段の上り下り
体重の約５～８倍

しくみ②

ひざ関節が滑らかに動くのは半月板と軟骨のおかげ

ひざ関節は、大腿骨《だいたいこつ》と脛骨《けいこつ》のつなぎ目にあたります。大腿骨の前側には、〝ひざのお皿〟として知られる膝蓋骨《しつがいこつ》があります。骨と骨が接する部分は、3〜5㎜の厚さの軟骨で覆われています。さらに、大腿骨と脛骨の間には、「半月板《はんげつばん》」と呼ばれる三日月状の軟骨が座布団のように挟まっています。

これらの軟骨と半月板が、ひざにかかる荷重負担や衝撃をやわらげるためのクッション機能の役割を果たしています。こうした優れた機能が備わっているおかげで、ひざ関節は滑らかに動くことができるわけです。

つまり、ひざ痛になるか、ならないかは、ひざ関節のクッション機能をどうやってキープできるかにかかっていると言っていいでしょう。

軟骨も半月板も修復・再生しない消耗品

実は、ひざの軟骨も半月板も〝消耗品〟です。激しいスポーツで衝撃を与えたり、同じ姿勢で長年負担をかけていると、軟骨も半月板もどんどん摩耗します。しかも、一度摩耗すると修復・再生することはありません。

これが骨であれば、修復・再生されます。たとえば、骨粗しょう症による骨折も、カルシウムを含んだ食品を摂取すれば、骨は丈夫に修復されます。私たちの体の修復する機能を担っているのは血液ですが、軟骨にも半月板にも血液を運んでくれる血管が通っていないのです。そのため、関節が年月とともに衰えていくわけですね。

ひざ関節の構造

ひざが滑らかに動くためには、関節軟骨のほかに、
半月板が重要な役割を果たしています。

正面から見たとき

側面から見たとき

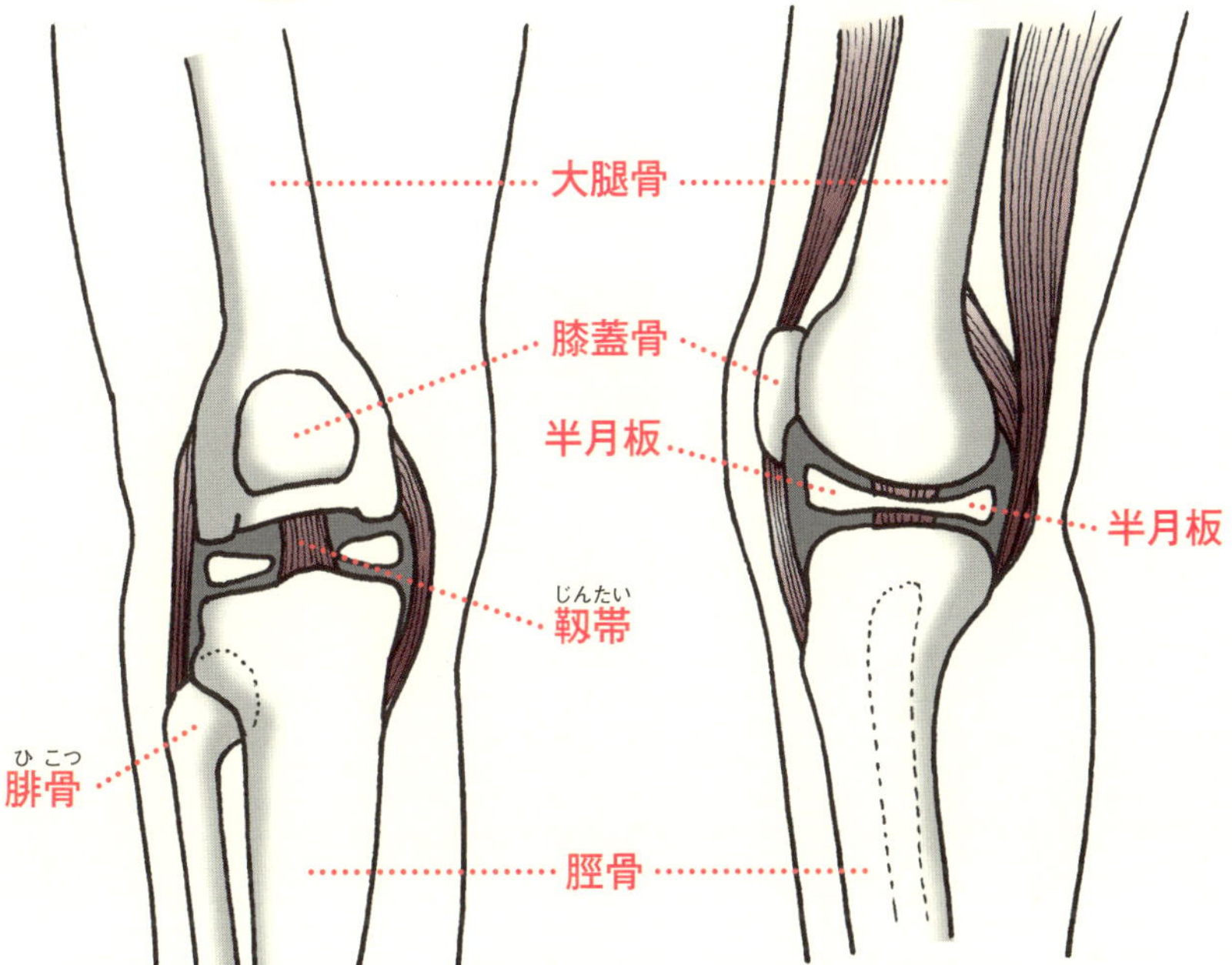
大腿骨
膝蓋骨
半月板
半月板
靭帯《じんたい》
腓骨《ひこつ》
脛骨

真上から見たとき

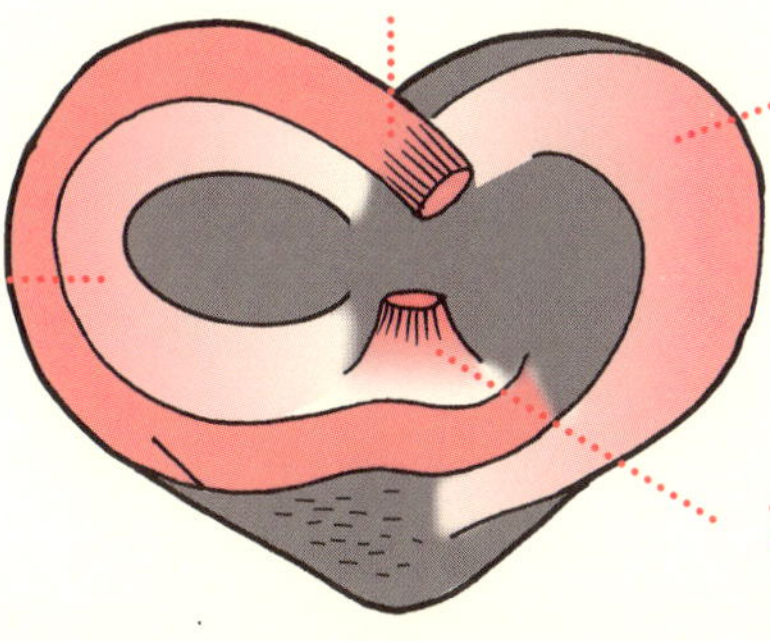
後十字靭帯
内側半月板
外側半月板
前十字靭帯

主な病気①

関節軟骨のすり減りは、Notchを投与すれば予防できる!?

ひざ痛患者数は、全国に2500万人と推定されています。そのうち、ほとんどは変形性ひざ関節症か、その予備軍といえるでしょう。

変形性ひざ関節症は、骨粗しょう症や関節リウマチよりも多くの高齢者が患っていて、ロコモティブシンドロームの代表的疾患のひとつです。つまり、高齢者の健康寿命に大きく影響し、ひいては寝たきりや要介護の状態に直結するものです。しかし、その治療法は対症療法のみで、根本的治療法がないのが現状なのです。

変形性ひざ関節症については、先に述べてきましたが、変形性ひざ関節症に悩まされている患者さんにとって、朗報がありましたので、ここで紹介しておきましょう。

関節軟骨が病的な軟骨内骨化を起こす

2013年1月15日、東京大学大学院医学系研究科の研究グループは、細胞の表面に存在している「Notch」と呼ばれる受容体タンパク質が、変形性ひざ関節症に関与しており、Notchの阻害剤である低分子化合物「DAPT」をひざ関節に投与したところ、軟骨細胞に作用して変形性膝関節症を予防することが判明した、と発表したのです。

同研究は、本来は永久に軟骨であるはずの関節軟骨が「病的な軟骨内骨化」を起こしていることが、変形性関節症発症のきっかけであるという考え方です。将来的には、根本的治療法につながると期待されています。

ひざ関節の検査法「マックマレーテスト」

「マックマレーテスト」は、イギリスの整形外科医が提唱した、
ひざ関節障害をチェックする検査法です。
半月板損傷や変形性ひざ関節症に有効ですので、試してみてください。

内側半月板のチェック

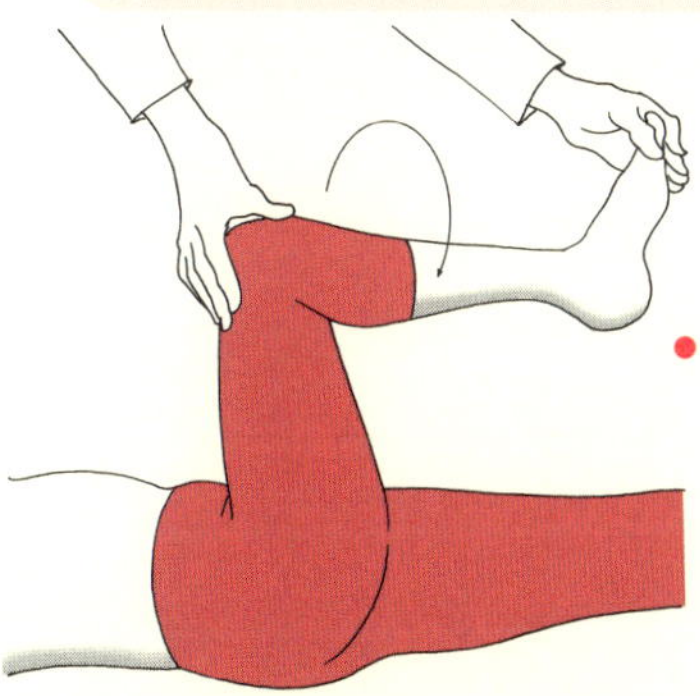

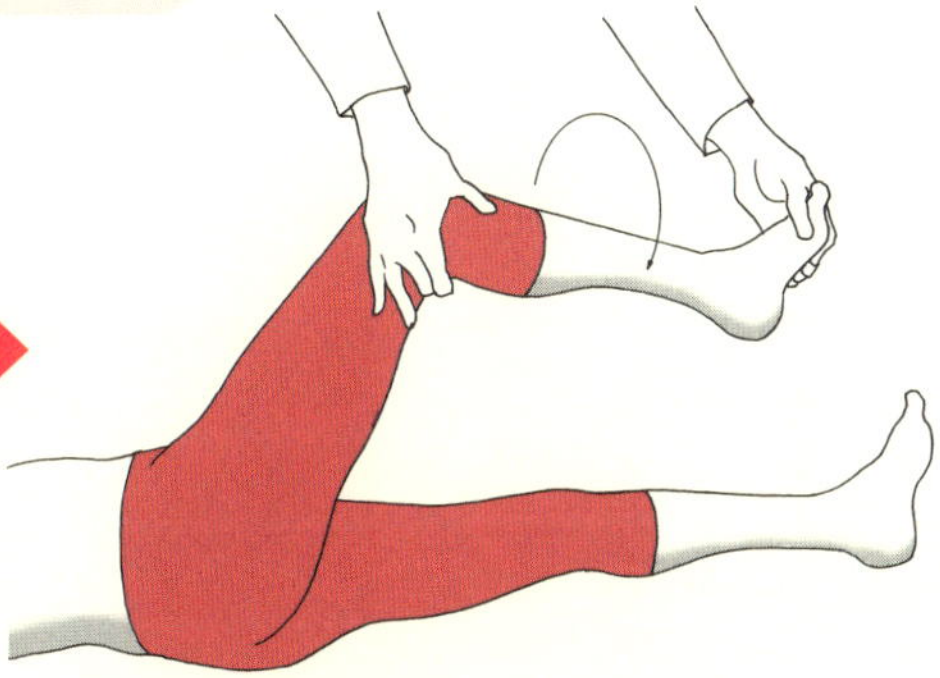

あおむけに寝て、ひざを最大限に
曲げた状態で足首を
外側に回しながら伸ばす

ひざの内側に痛みがある場合は
「内側半月板損傷」

外側半月板のチェック

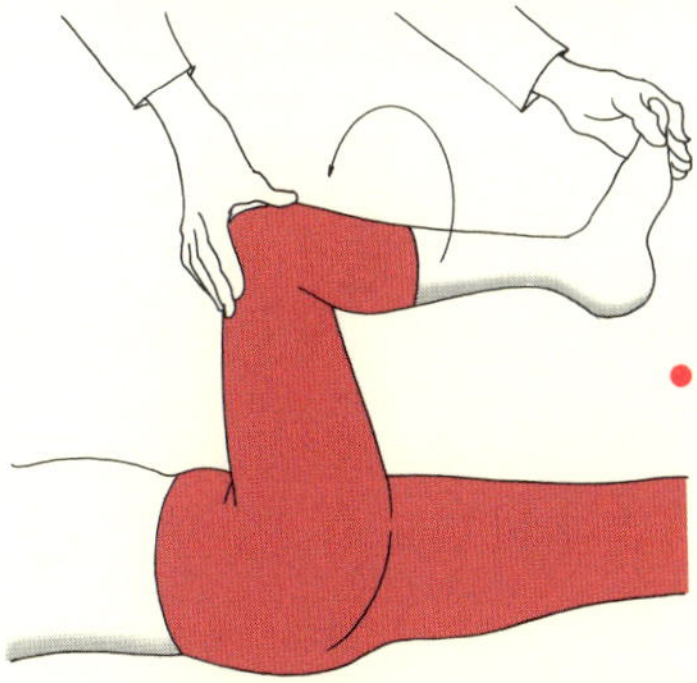

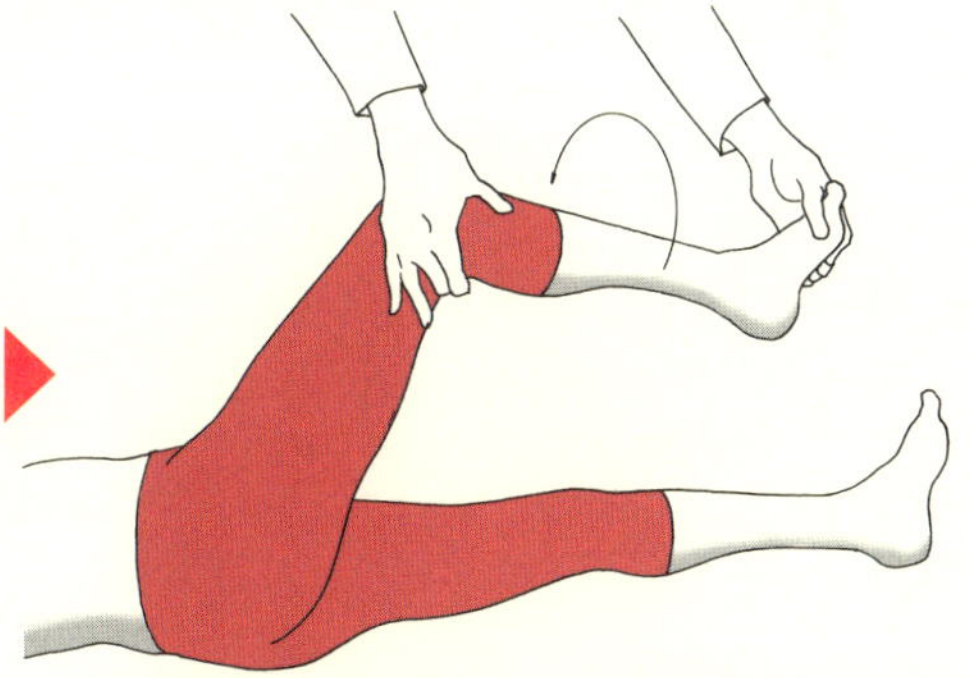

あおむけに寝て、ひざを最大限に
曲げた状態で足首を
内側に回しながら伸ばす

ひざの外側に痛みがある場合は
「外側半月板損傷」

主な病気②

ひざを無理にねじるような動きが半月板を疲弊させている

先にも述べたように、変形性ひざ関節症を訴える人には、かなり早い時期に軽度の半月板損傷を起こしている人が多いことがわかってきました。

半月板は、大腿骨《だいたいこつ》と脛骨《けいこつ》の間にある三日月状の軟骨組織です。ひざの内側と外側にあり、ひざの屈伸に応じて半月板も動きます。外部からの衝撃を吸収するクッション機能や、動きを安定させるスタビライザー機能の役割を果たしています。

この半月板が損傷すると、ひざの屈伸の際に痛みやひっかかりを感じます。ひどいときには、切れてしまった半月板がひらひら動き、何かの拍子に関節に詰まってしまい、激痛で動かなくなってしまう〝ロッキング現象〟が起こることもあります。

キッチンや狭い場所での立ち仕事が危険をはらんでいる

では、半月板がどのように損傷するかというと、最も多いのが「水平断裂」と呼ばれる「半月板が2枚に割れるパターン」です。これは、ひざを無理にねじるような動作が加わったときに起こりやすいのです。

たとえば、足の向きを正面に向けたまま、上半身だけを方向転換させる動作です。実は、このような動作が、半月板に大きな負担のかかる行為なのです。スポーツだけでなく狭い場所で立ち仕事をする人は、こうした動作を無意識にとるものですね。その積み重ねが、半月板を少しずつ疲弊させてしまうのです。

半月板の損傷の種類

半月板損傷で最も多いのが、半月板が２枚に割れる「水平断裂」です。
半月板を真横から見たときに、ちょうどホタテやハマグリなどが
“口を開いた二枚貝”のような形になります。
損傷の形にも種類があります。５つのパターンを紹介しましょう。

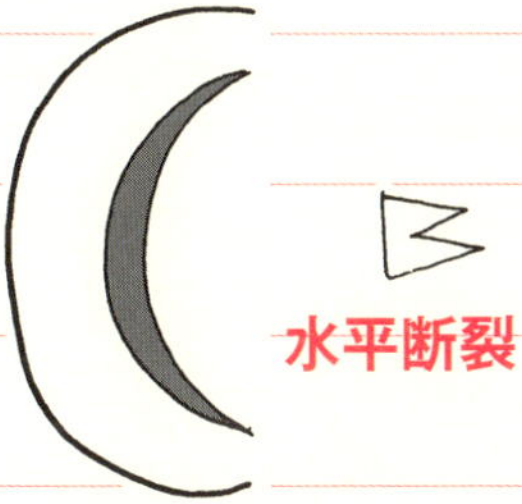
水平断裂

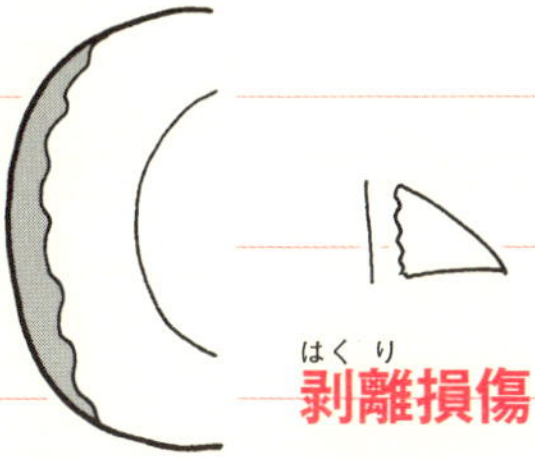
剥離《はくり》損傷

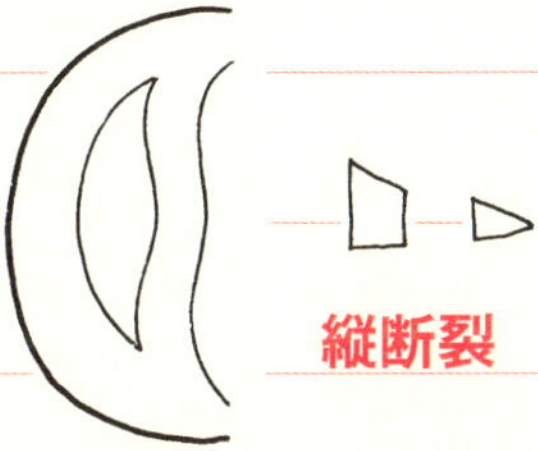
縦断裂

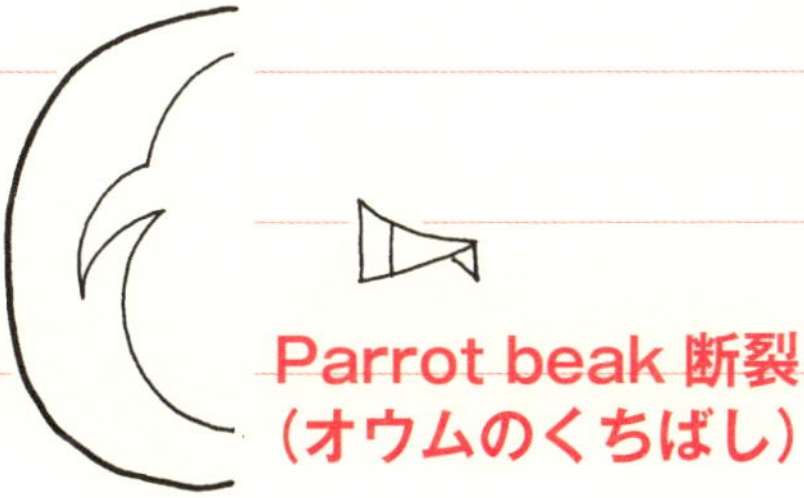
Parrot beak 断裂
（オウムのくちばし）

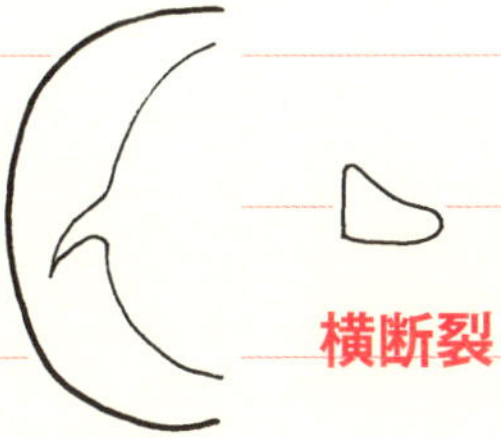
横断裂

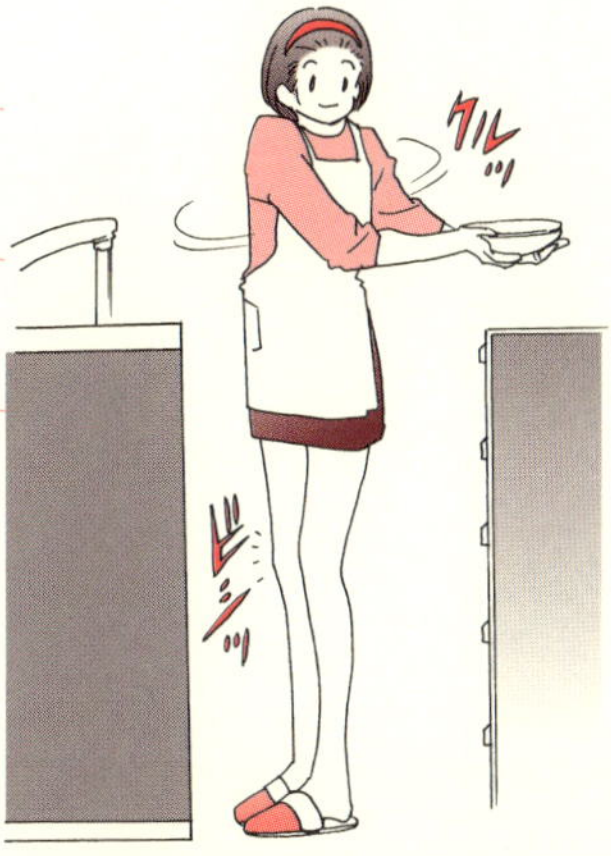

◀ ひざを痛めやすい動作

ひざが前を向いたままで、上半身を後ろにひねる

主な病気③

激しいスポーツや労働などで、ひざを痛める３つの疾患

ひざ痛になる原因として、「大腿四頭筋炎症《だいたいしとうきんえんしょう》」「膝蓋靱帯炎《しつがいじんたいえん》」「オスグッド病」という3つの疾患があります。

これらは激しいスポーツや労働などによって、ひざや太ももの筋肉や靱帯を痛めたために起こります。年齢によって、発症する疾患が違います。若い順番で紹介しましょう。

治療と予防には大腿四頭筋ストレッチが有効

オスグッド病は、15歳以下の小中学生に多く見られます。ひざのお皿の少し下にある出っ張った骨が痛み、ボコッと腫《は》れてきます。ひざの曲げ伸ばしで、膝蓋靱帯が繰り返し引っ張られることにより、脛骨《けいこつ》と膝蓋靱帯の接触部分が炎症して、最後には、はがれて浮き上がってしまうのです。

次の膝蓋靱帯炎は、高校生ぐらいになると、ひざのお皿のすぐ下が痛むようになります。ひざのお皿と骨をつないでいる膝蓋靱帯が炎症します。バスケットボールやバレーボールなど、勢いよくジャンプを繰り返しているスポーツ選手に多発する障害であることから「ジャンパー膝《ひざ》」とも呼ばれます。

3つめの大腿四頭筋炎症は、20歳以上に多く、太ももの筋肉が炎症して痛みます。歩く仕事や立ち仕事をしている人に多く、マラソンなどでスポーツの初心者がなることもあります。大腿四頭筋が筋肉疲労のために異常収縮を起こして痛むようになるのです。

いずれも、治療と予防のためには大腿四頭筋のストレッチが有効です。

変形性ひざ関節症と間違いやすい病気

ひざ痛がある場合、関節リウマチや偽痛風《ぎつうふう》に間違えることがあります。
変形性ひざ関節症では「ひざの内側」が痛みますが、
これらは「ひざの外側」が痛むことが多いという違いがあります。

関節リウマチ

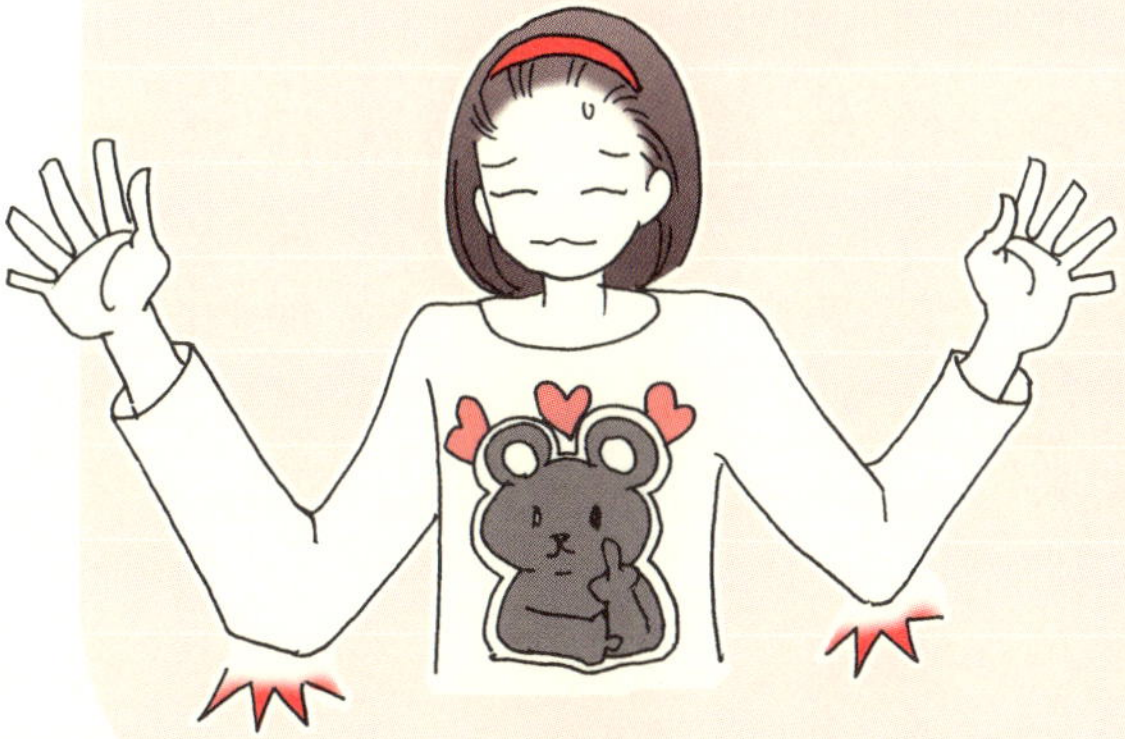

手の指や手首、肘《ひじ》という上半身の関節にこわばりや痛み、関節の変形が生じる膠原病《こうげんびょう》のひとつです。左右対称の関節に症状が出るのが特徴です。

偽痛風

なんの前ぶれもなく突然、ひざ関節の激しい痛みと発熱におそわれます。痛風に似ていますが、関節内にピロリン酸カルシウムの結晶が沈殿することによって関節炎が起こる病気です。

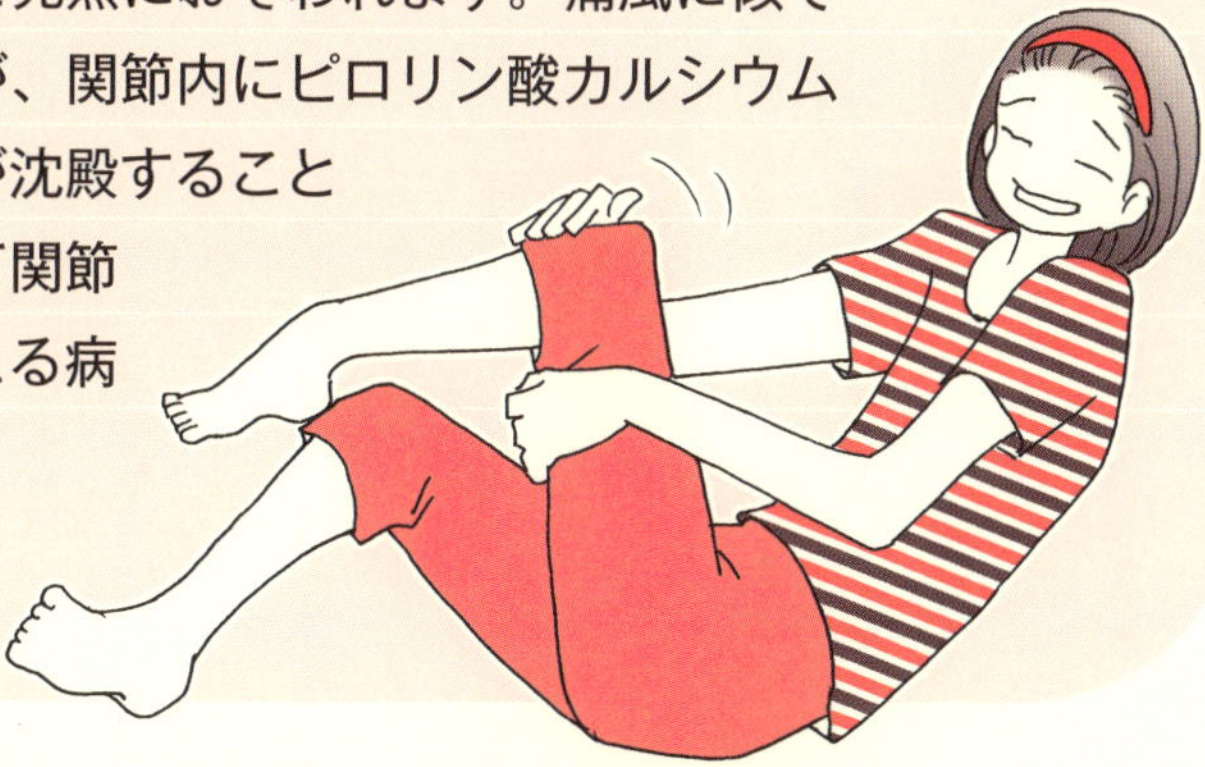

ひざに「水がたまる」とき、すぐに抜かないという処理もある

ひざを痛めると、ひざに「水がたまる」という症状が頻繁に起こります。正式には「関節水腫《すいしゅ》」といって、水とは「関節液」のことなのです。

水がたまること自体は、症状であって病気ではありません。ただ、水がたまると、ひざが曲げられなくなり、歩くのも困難になってきます。このような場合は、病院へ行き、ひざの水を注射で抜いてもらうのがよいでしょう。

ひざに水がたまるのは防衛反応のひとつ!?

ひざにたまる水は、ヒアルロン酸を主成分とする液体で、ひざを守る潤滑油やクッション機能としての働きを果たしています。また、関節の変形や老化を回復するために必要な栄養分の供給源が、この水＝関節液なのです。

ところが、半月板の損傷や軟骨の摩耗などによって関節が炎症すると、関節液が関節内外で過剰に分泌されます。このような状態の関節液は、決して正常なものではありません。

ただし、ひざに水がたまるのは、有害物を排除するために分泌される防衛反応のひとつという説もあります。また、「水を抜いたけれど、すぐに腫《は》れてしまった」という話を聞きます。

体全体のバランスを考えると、「すぐに抜かずにおく」という処理も重要なのです。水を抜かなくとも、包帯圧迫や電気療法などでも効果は期待できます。炎症がおさまるまでは、しばらく必要以上の歩行は避け、炎症を抑える治療をすることが先決です。

ひざにたまった水は、どうする？

ひざにたまった水は、注射で抜かなくても、患部を包帯圧迫するのが有効です。
炎症がおさまれば、水は徐々に吸収されます。

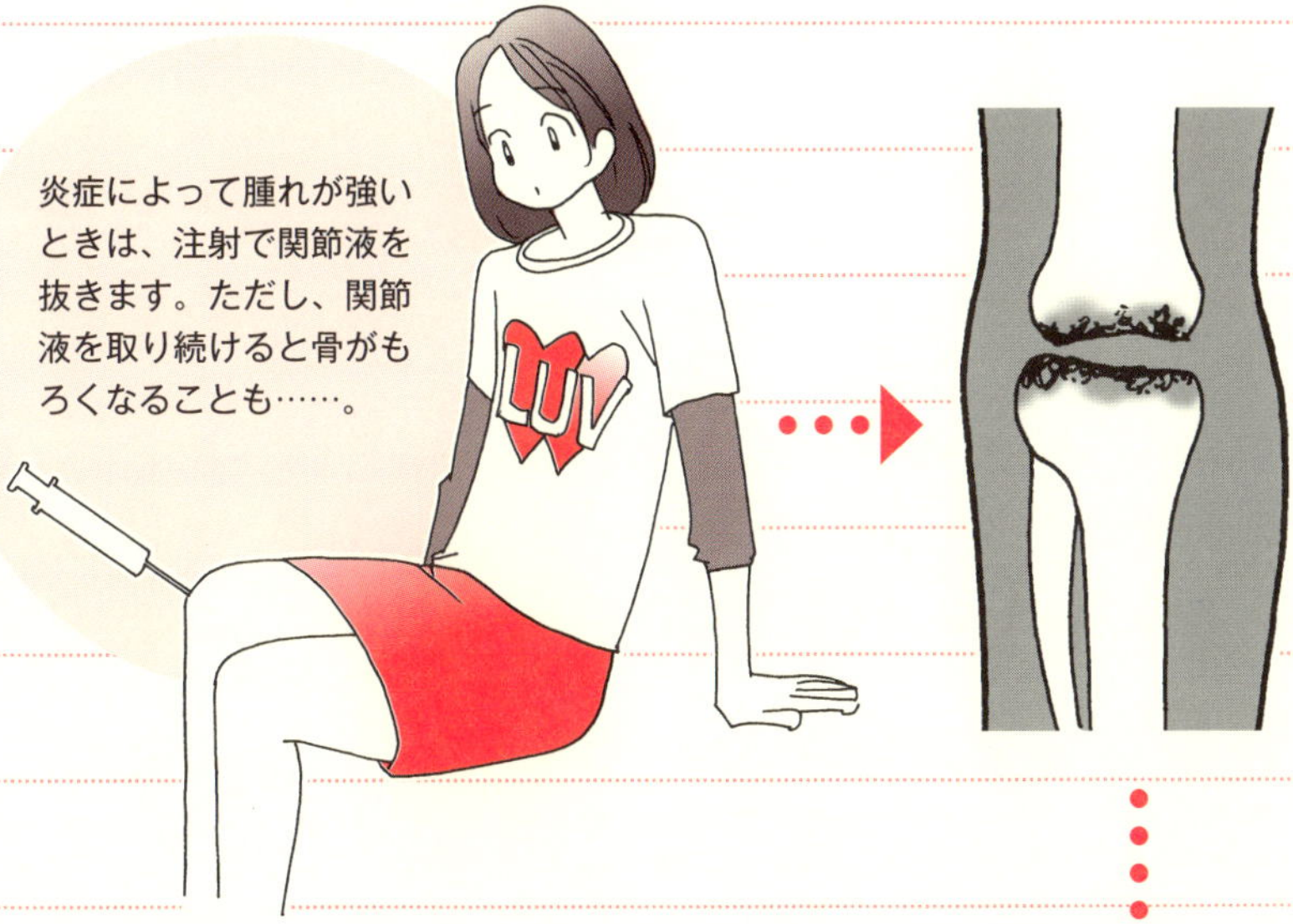
炎症によって腫れが強いときは、注射で関節液を抜きます。ただし、関節液を取り続けると骨がもろくなることも……。
LUV

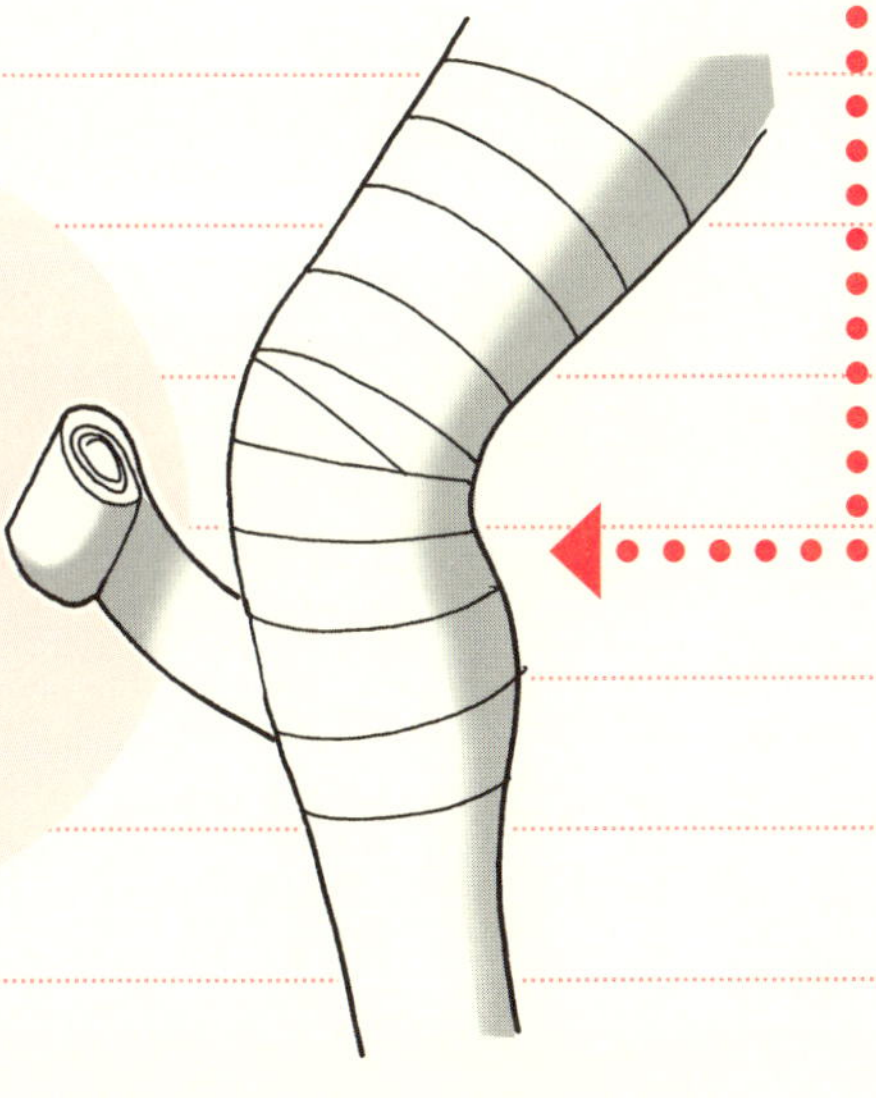
弾力性のある包帯（圧迫固定包帯）などで固定させ、安静にします。強く引っ張って巻きすぎると血行を悪くするので要注意。

治療法②

痛みや炎症を抑えるだけでなく動きもよくするヒアルロン酸注射

現在、「ヒアルロン酸ナトリウム関《かん》節腔《せつくう》内注射」という治療法が、変形性ひざ関節症の比較的初期から積極的に行われています。

ひざ関節に炎症が生じると、ひざの関節液が過剰に分泌されることと、関節液のヒアルロン酸が分解されることによって、関節液の粘り気や弾力性が低下してしまいます。そこで、体内の成分に近い純度の高いヒアルロン酸を注射によって補うことで、関節液の粘り気や弾力性を回復させて、ひざの痛みが改善できるというわけです。

ステロイド剤注射よりも長期的に投与できる

ヒアルロン酸は、皮膚、目、へその緒（臍帯《さいたい》）、関節液など、体内のあちこちに存在している潤い成分ですから、人体に悪い影響はありません。これまでのステロイド剤による局所注射は、非常に効き目があるのですが、その効果は一時的なものです。使用する場合は限度があり、それ以上行うと、関節そのものが取り返しのつかないことになってしまいます。

それに対し、ヒアルロン酸が関節軟骨の表面を覆って軟骨破壊を防止するなど、軟骨に対するさまざまな作用があると報告されています。また、ヒアルロン酸は、長期にわたる反復投与が可能であることから、手術になる比率が著しく低減したとされます。

ただし、感染などのリスクがありますので注意が必要です。ヒアルロン酸注射の回数にも限度はあるでしょう。

注目されるヒアルロン酸

ヒアルロン酸の優れた保水力や、さまざまな特性が注目を集めており、医薬品のほか、化粧品や健康食品などに使用されています。

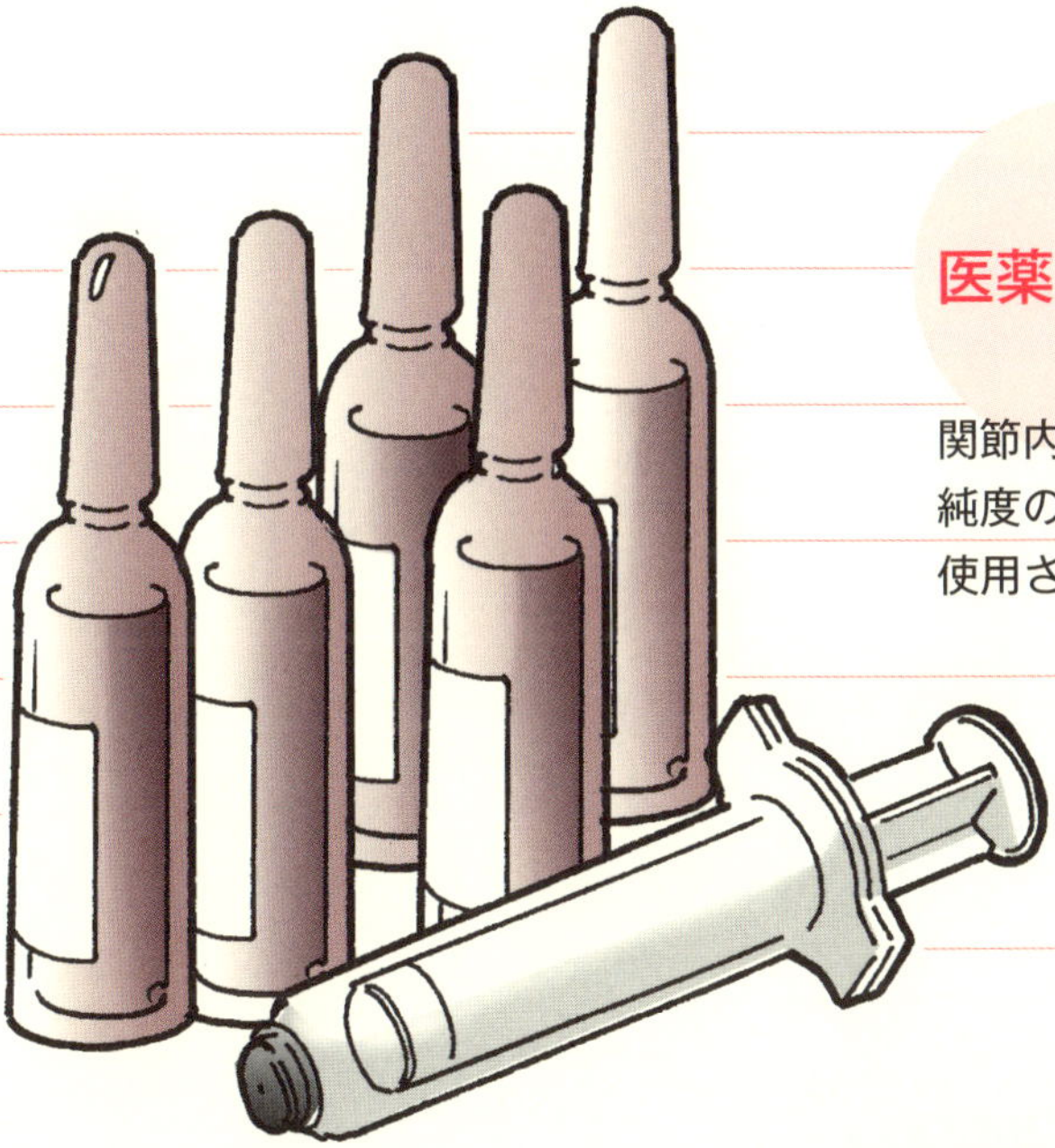

医薬品に…

関節内注射薬や目薬などに、純度の高いヒアルロン酸が使用されています。

化粧品に…

皮膚に潤いを保つ化粧水やスキンクリームなどの原料になっています。

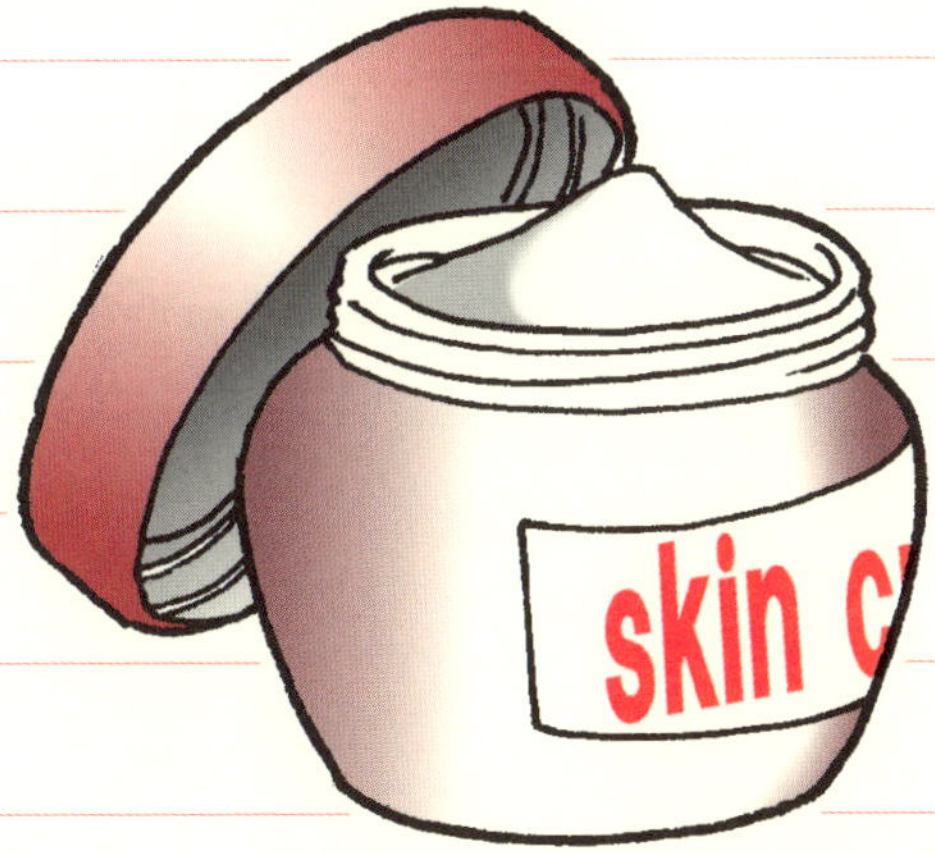

治療法③

最新の人工関節手術と、期待の高まる関節軟骨の再生医療

手術療法には、①関節内郭清術《かんせつないかくせいじゅつ》、②人工ひざ関節全置換術《ぜんちかんじゅつ》、③高位脛骨《けいこつ》骨切り術があります。さらに、みなさんもご存じのとおり、修正不可能といわれてきた〝関節軟骨を再生する〟という、画期的な治療も開発されています。

高齢者は手術自体よりも合併症や体力が心配

では、具体的な治療を紹介します。

関節内郭清術は、ひざに数カ所穴を開け、内視鏡で中を見ながら軟骨のカスを取り除いて痛みを取ります。

人工ひざ関節全置換術は、変形して傷ついた関節を削り、金属やプラスチック、セラミックなどの人工物に取り換えます。入院期間は3週間程度が多いようです。ただし、人工関節の耐久性は10～15年程度といわれており、再手術が必要になります。

高位脛骨骨切り術は、大腿骨《だいたいこつ》の一部を切ってO脚を矯正し、関節内の負担の偏《かたよ》りを解消します。自分の骨を残せるので、感覚を温存できるよさがあります。しかし、骨がくっつくのに時間がかかるため、入院期間は2カ月にわたることもあります。

手術療法をする場合、高齢者になると手術自体よりも、糖尿病や心臓病などの合併症が問題になります。また、手術やリハビリには、ある程度体力が必要です。医師にすすめられたときが、手術適期かと思われますが、私は保存的な治療をすべて試してから、最終手段として手術を検討してもよいのではないかと考えています。

人工ひざ関節全置換術の流れ

人工ひざ関節は、ひざの痛みを取り除き、ひざ関節の代わりに機能するインプラントです。大腿骨部《だいたいこつぶ》・脛骨部《けいこつぶ》・膝蓋骨部《しつがいこつぶ》の3つの部分からできています。

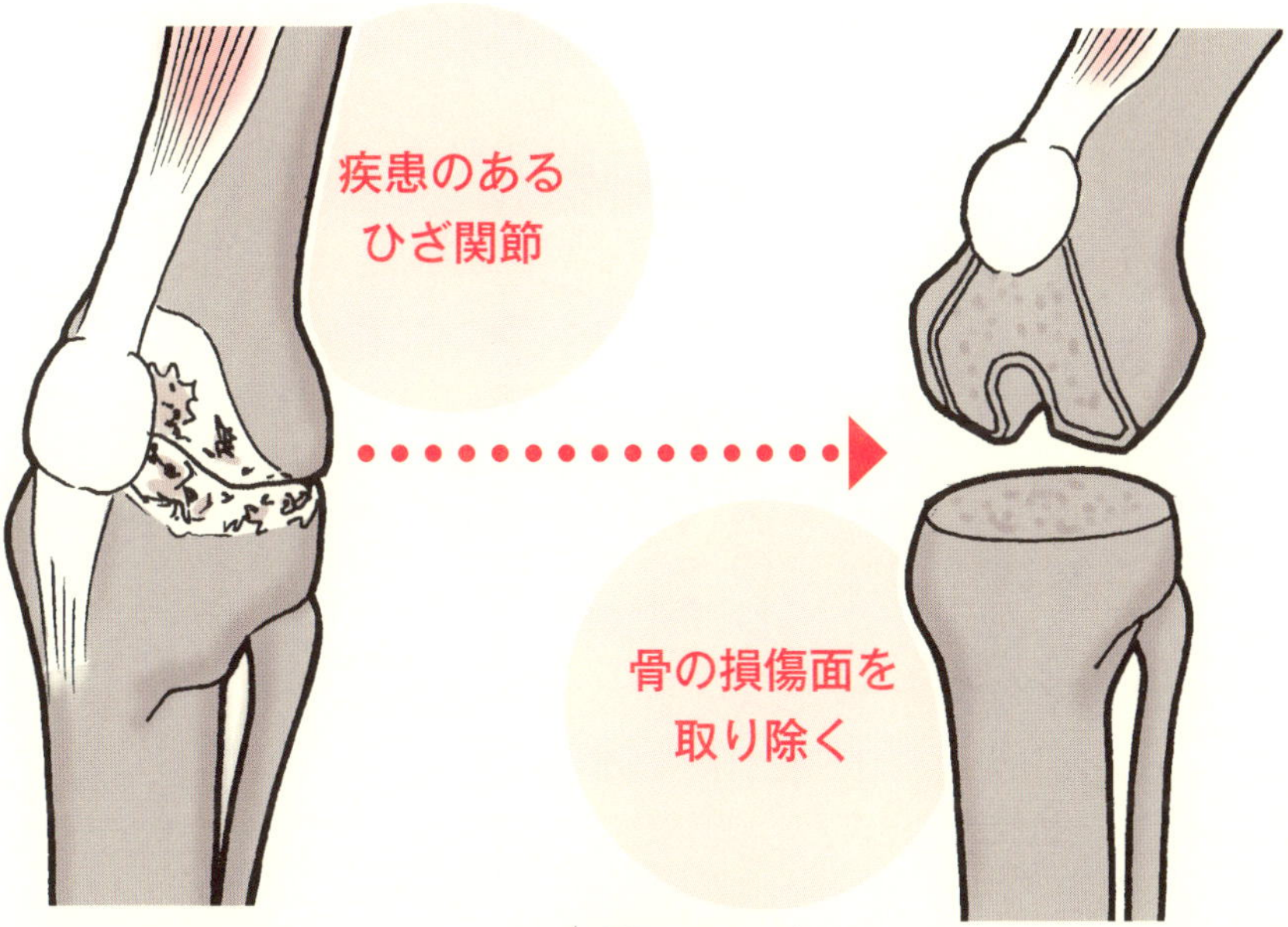
疾患のある
ひざ関節
骨の損傷面を
取り除く

人工ひざ関節の一例 ▶▶▶

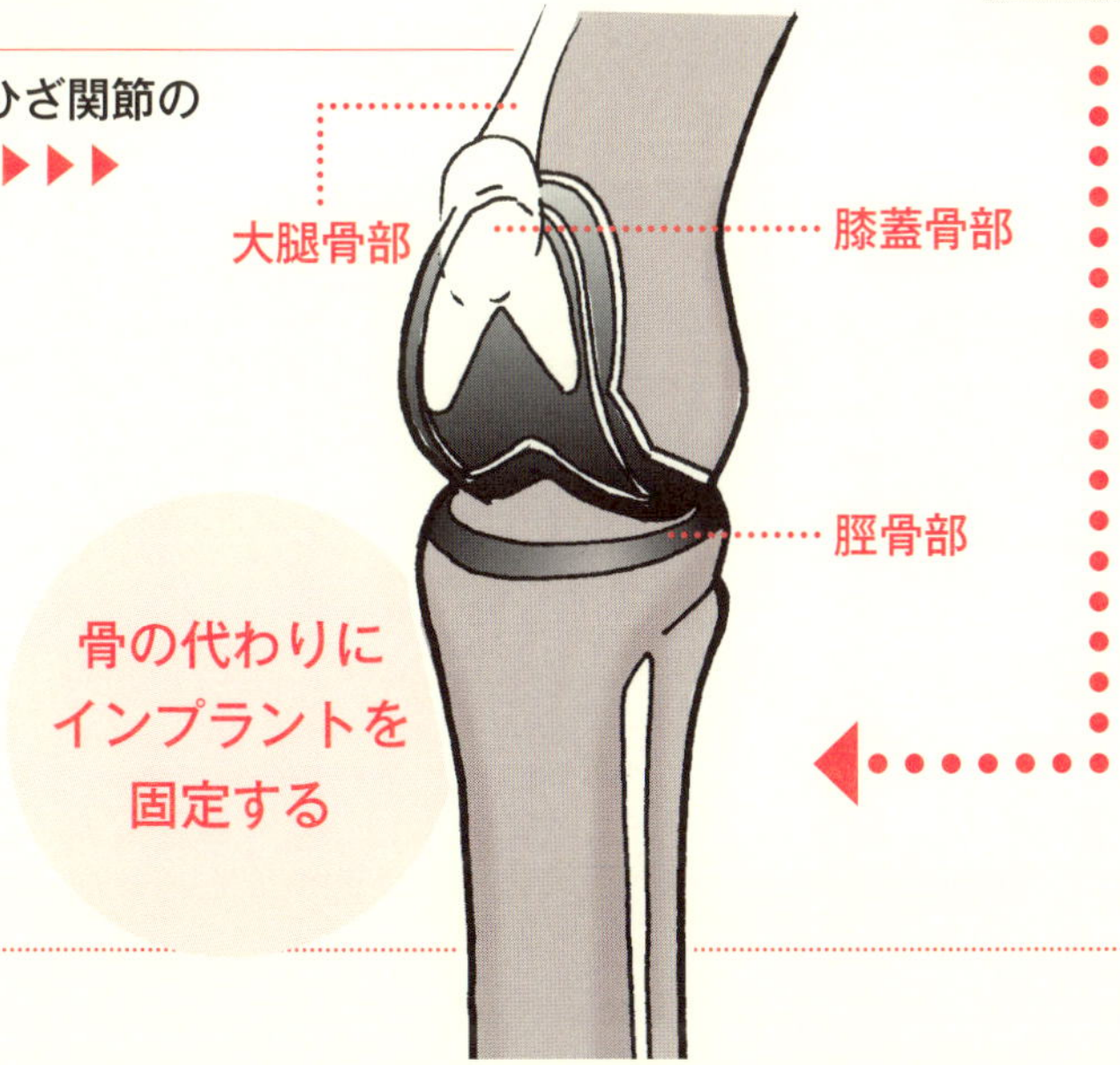
大腿骨部
膝蓋骨部
脛骨部
骨の代わりに
インプラントを
固定する

変形性ひざ関節症の原因は、ひざ関節の変形とはかぎらない

一般に、変形性ひざ関節症は、ひざ関節の変形からくる痛みと考えられています。しかし、私はこの説に少し疑問を持っています。なぜなら、わずかな変形でも痛みを感じる人もいれば、大きく変形していても痛みがない人もいるからです。つまり、変形のある人だけが、ひざの痛みを訴えているとは限らないということです。

手術療法を選択する前に関節包内矯正《かんせつほうないきょうせい》で施術しよう

私は、変形性ひざ関節症の患者さんに対して、変形の程度に関係なく仙腸《せんちょう》関節とひざ関節の「関節包内矯正」を施術することで、その痛みを解消させているのです。

ただ、ひざの変形が強い方は、ガニ股で歩く傾向があります。そのため腰が動揺しやすく、多くは再び仙腸関節の機能異常を起こしてしまいます。特に、ひざが真っすぐ伸びていない方にこの傾向が見られます。

このような場合は、定期的な関節包内矯正を受けることをおすすめします。そうすることで、ほとんどの患者さんのひざの変形が進行していないのです。私が身をもって体験したことです。

私は、よほどの事情がないかぎり、変形性ひざ関節症の手術療法はおすすめしません。手術後の痛みと長期入院による著しい筋力低下を招くからです。手術以外のすべての治療法を行ってみて、それでもまったく効果がないと確認してから、最後の手段として検討してもよいのではないかと考えています。

ひざ関節を守るサポーター

関節治療で大切なのは症状を悪化させないことです。
そのために痛む部位にサポーターを使用するのが有効です。
医師に相談をして、症状に適したものを選びましょう。

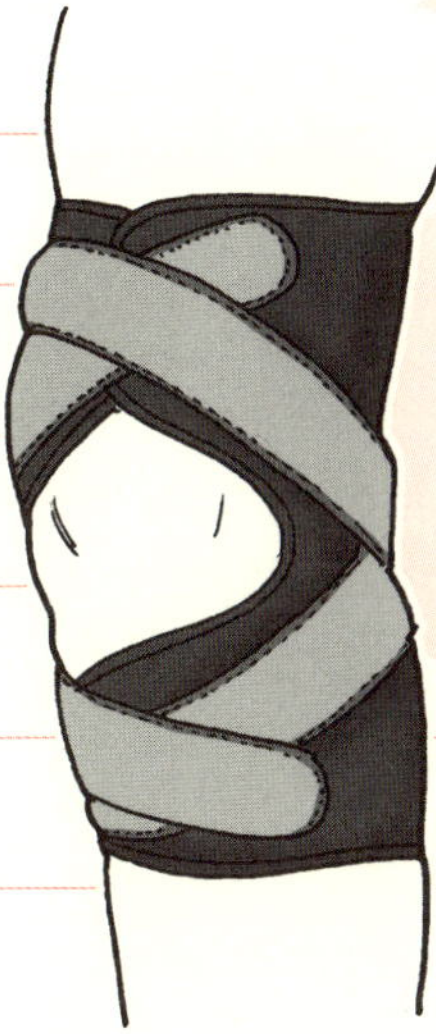

ひざのズレを
固定する。
このほか平行巻き・
S字巻きで
ひざの違和感や
不安定感を
サポートする

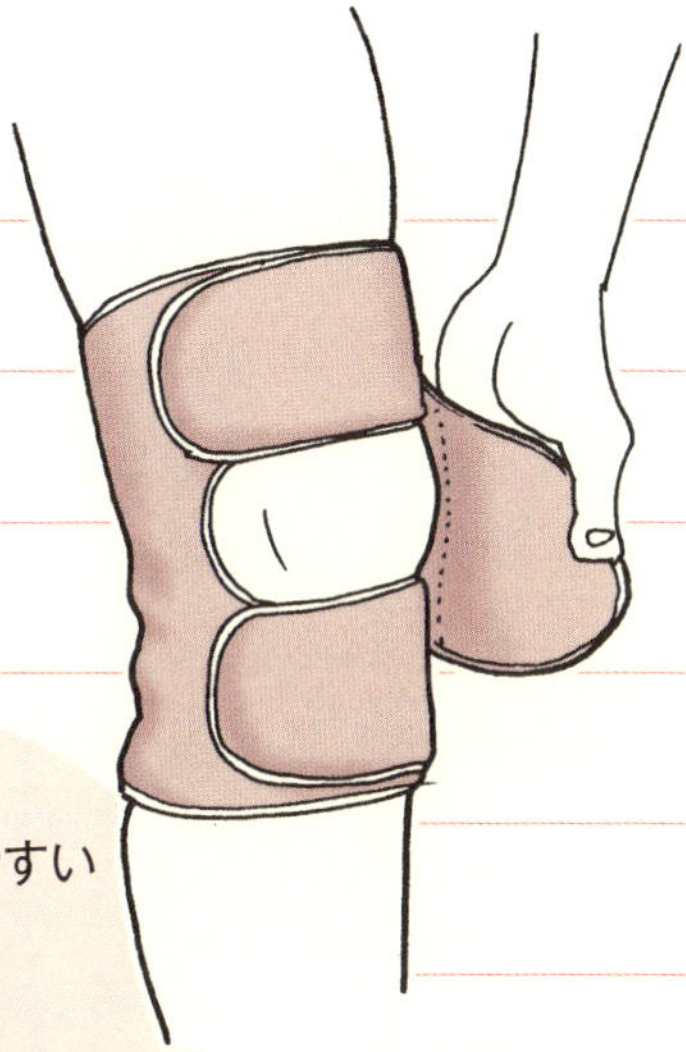

水のたまりやすい
ひざ上に、
幅を広くして
圧迫面積を多くした
サポーター

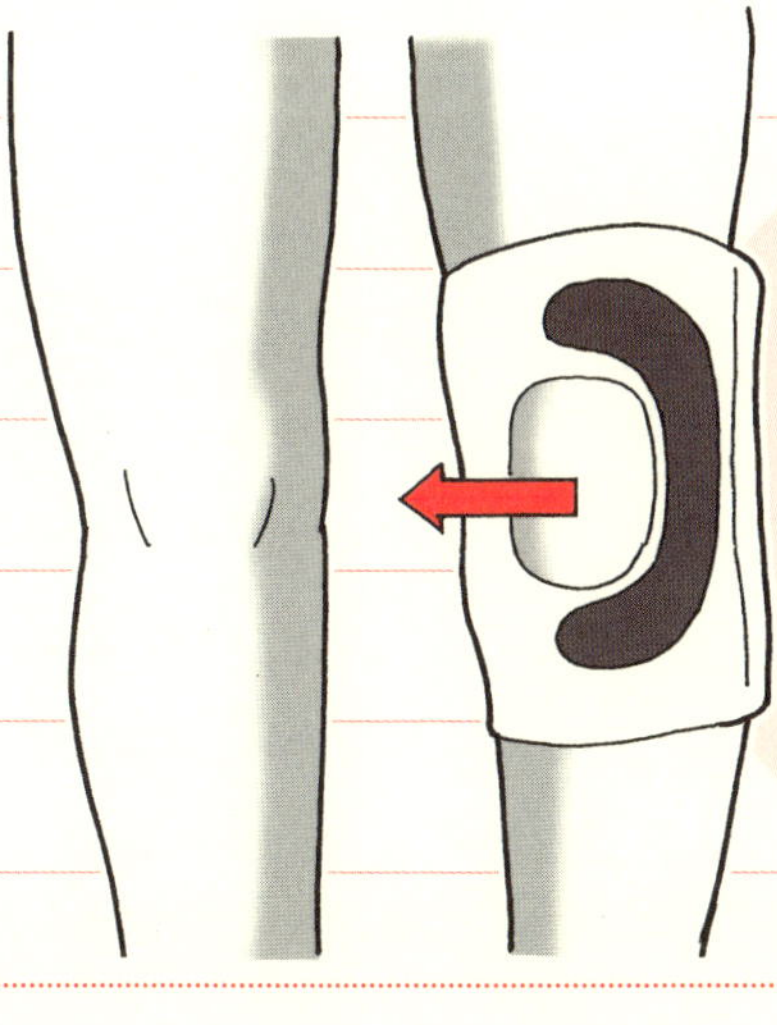

馬のひづめ形のパッドで
膝蓋骨《しつがいこつ》を囲んで、
バンドで膝蓋骨を外側から
内側に引きつける目的の
サポーター。
膝蓋骨脱臼などに有効

column 3

関節痛は、かぜやインフルエンザでも起きる

関節痛は、かぜをひいたときにもなることがあります。なんだか関節の節々が痛くなり体もだるくなり、熱が出てきて、かぜだったということはよくあることですね。

かぜの症状には、鼻水が出る、せきが出る、高熱が出るなど、いろいろですが、これは原因となるウイルスが違うためです。倦怠感《けんたいかん》があって、関節痛や腰痛の症状が現れはじめたら、かぜのひきはじめと考えていいでしょう。その場合は、安静にして、熱が出ないように気をつけましょう。

注意したいのは、突然やってくるインフルエンザです。インフルエンザの場合、特に関節が痛くなり、しだいに、悪寒・倦怠感、鼻水、のどの痛みといった症状が現れます。インフルエンザの関節痛は普通のかぜのときよりも痛みが大きく、立っているのもつらいぐらいです。この場合は、すぐに病院に行きましょう。

関節痛は、大人がなるものと思いがちですが、子どもにも発症します。子どもに「関節が痛い」と言われたところで、骨がもろくなっていたり、関節が損傷したりしているわけではありません。

この場合の原因として、かぜやインフルエンザ、おたふくかぜ、はしか、風疹《ふうしん》などが考えられます。熱が下がれば、自然におさまるものですが、あまり痛がるようなら、湿布を貼ったり、軽くマッサージをしてあげたりするといいですね。

第4章

股関節《こかんせつ》・ひざ関節の痛みは「さかい式関節包内矯正《かんせつほうないきょうせい》」で治す

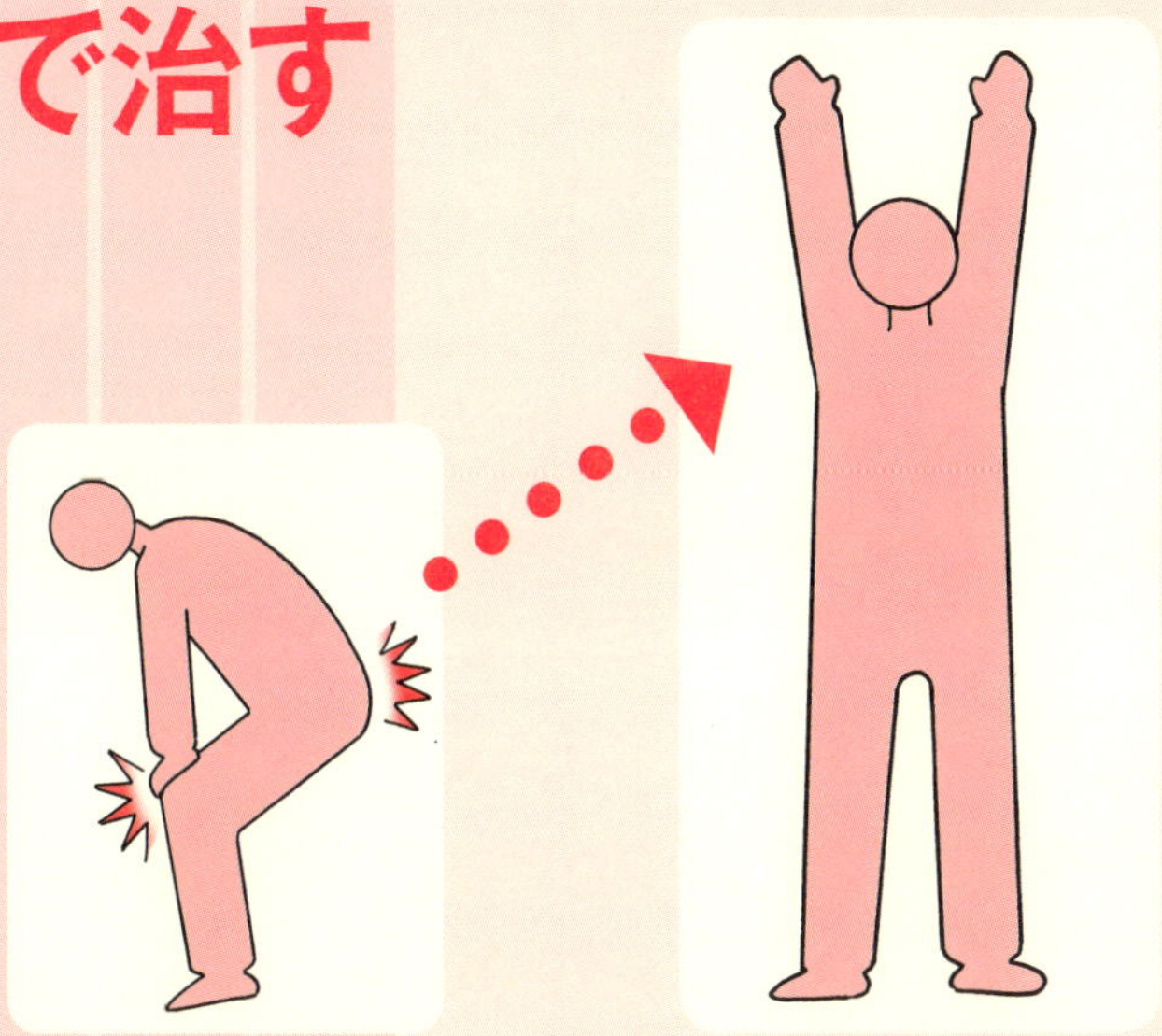

1

体の痛みや違和感は、関節の「ロッキング」が原因である

私独自に行っている「関節包内矯正《かんせつほうないきょうせい》」という手技療法を説明する前に、関節の構造を簡単に解説しておきます。

関節とは、骨と骨が接する〝つなぎ目〟の部分です。硬い骨同士が直接ぶつからないように、つなぎ目はクッション機能のある「関節軟骨」で覆われています。さらに、骨同士は「関節包」と呼ばれる袋の中におさまっています。その袋の内部は「関節液」という、透明で粘り気のある潤滑油で満たされています。こうした環境条件のなかで動くからこそ、関節は滑るようにスムーズに動くことができているのです。

関節包内の骨や軟骨同士は、〝ひっかかり〟やすい

ところが、関節包内の骨や軟骨同士は、非常に〝ひっかかり〟（接触・ぶつかり）やすいのですね。

たとえば、普段はスムーズに動いていても、悪い姿勢を続けていると知らず知らずのうちに、骨や軟骨同士がひっかかってしまうのです。また、何かの衝撃や荷重が加わったりした拍子に、ひっかかってしまうこともあります。

このひっかかった状態を、私は「ロッキング」と呼んでいます。ロックは「施錠《せじょう》」の意味ですから、関節包内に鍵がかかった状態ということです。

実は、ロッキングが原因で、体の痛みや不調など、さまざまなトラブルが引き起こされていることが多いのです。

では、次から「関節包内矯正でどうやって体の痛みを治していくか」について、話を進めていきましょう。

関節の構造と「ロッキング」

関節は関節包内で、滑膜、関節液といった
二重三重のクッション機能や潤滑油に覆われています。
しかし、関節包内の骨や軟骨同士がひっかかってロッキングすると、
体にさまざまなトラブルをもたらします。

●関節の構造

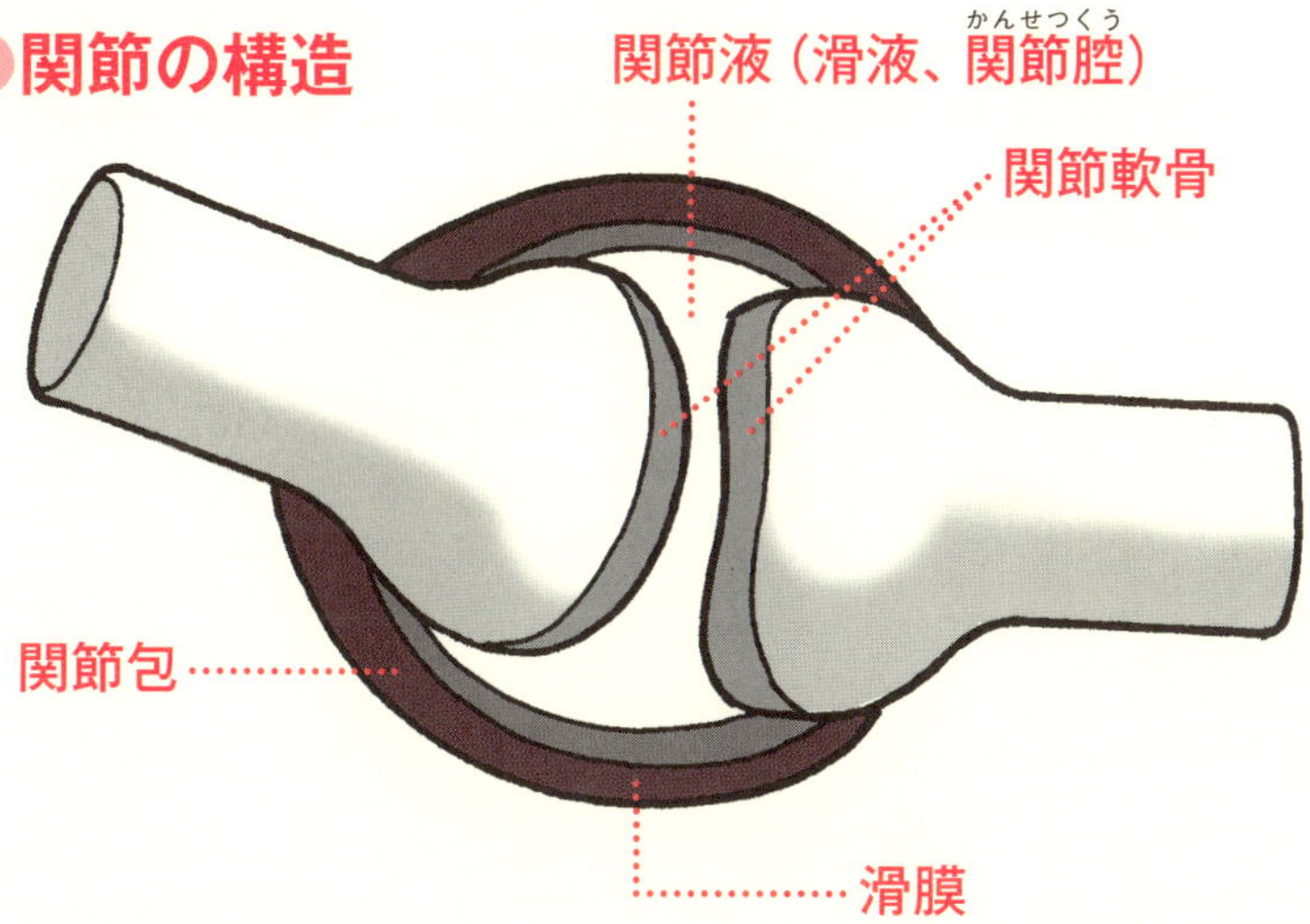

関節軟骨

▼

ひっかかりによるロッキング

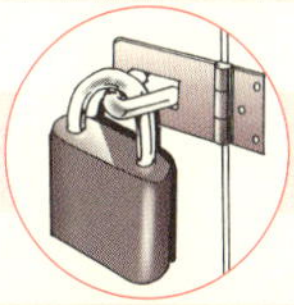

▼

関節が固まる（1カ所に荷重がかかることで関節の構造が破壊）

▼

血流の悪化

▼

関節の痛み、こわばり、だるさ、冷え、
むくみ、生理痛、不妊、便秘、肥満など

2

ひざや股関節《こかんせつ》の痛みの原因も“ひっかかり”によるロッキング

先ほど述べたように、関節包内《かんせつほうない》で骨や軟骨同士が、ちょっとでも〝ひっかかり〟ができると、関節はたちまちぎこちない動きになったり、しっくりしない動きになったりします。このひっかかりは、可動域の大きい関節ほど、痛みや違和感として自覚されやすい傾向にあります。

ひざ関節や股関節がいい例ですね。どちらの関節も、可動域が大きいうえに複雑な動きをするので、ちょっとした衝撃や動作によって、ひっかかりやすいのです。

たとえば、ひざを曲げ伸ばししたりすると「カックンカックン」というような響きを感じたり、歩くと腰やひざ、足の付け根に痛みや違和感を覚えたりしたことはありませんか？　これは、ひざ関節や股関節に小さなひっかかりがある証拠なのです。

ひっかかりを放置すれば軟骨の摩耗や変形につながる

このひっかかりはよくあることで、決してめずらしいことではないのですね。そして、いつの間にか取れてしまったり、何かの拍子に自然にはずれたりすることもあります。

しかし、何もしなければ、ひっかかったままの状態になっています。そのまま放置していれば、ひっかかったままでこすれ合い、軟骨の摩耗や変形が進んでしまうこともあります。これが、ひざや股関節の痛みにつながり、やがて変形性ひざ関節症や変形性股関節症を発症させることになるわけです。

ひざ・股関節症の流れ

ひざ・股関節のひっかかりを放置していると、
やがて変形性ひざ関節症・変形性股関節症を招きます。
これらの痛みは関節包内矯正《きょうせい》で治せます。

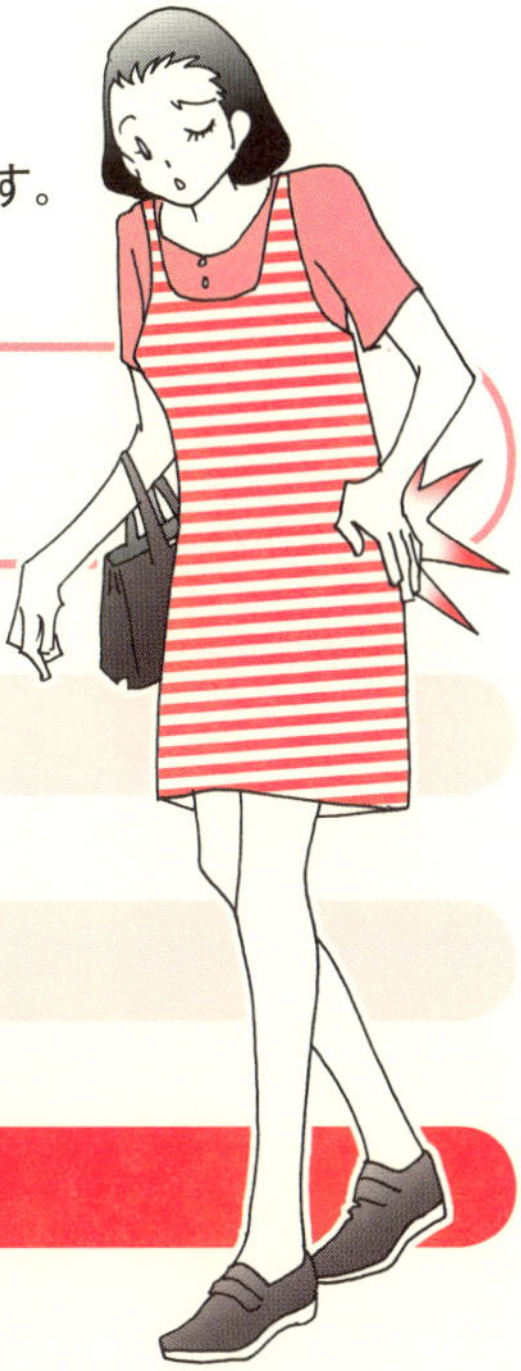

歩くと腰やひざ、足の付け根に痛みや違和感がある

▼

放置している

▼

変形性股関節症

▼

関節包内矯正

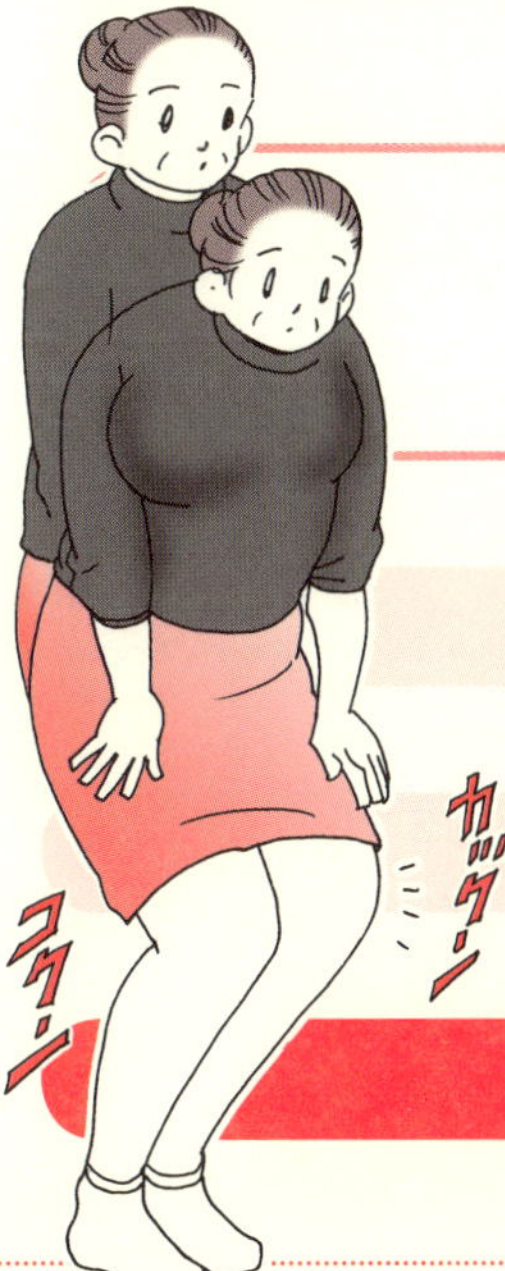

ひざを曲げ伸ばしすると痛んだり、「カックンカックン」という響きを感じたりする

▼

放置している

▼

変形性ひざ関節症

▼

関節包内矯正

3

関節包内矯正《かんせつほうないきょうせい》の基本理念は原因を取りさることである

さまざまな関節トラブルを解消するには、そもそもの原因である〝ひっかかり〟を取りさればいい、これが「関節包内矯正」の基本理念です。

つまり、手技によって関節包内でぶつかり合っている骨や軟骨同士を引き離して、お互いがスムーズに動けるようにする治療法なのです。

手技といっても痛みや身体的負担はない

手技といっても、カイロプラクティックや整体などのように、関節をポキポキ鳴らすような施術ではありません。患者さんがわからないほど、マイルドな力しか加えません。もちろん、手技による痛みや身体的負担はほとんどありません。私どものように、関節包内矯正の知識と技術、経験を備えたプロフェッショナルであれば、大きな力をかけなくても、ひっかかりをすみやかに解除することができるのです。

ひざ関節の場合は、関節包内でぶつかり合っている大腿骨《だいたいこつ》と脛骨《けいこつ》を引き離して、両方の骨が自由に動けるスペースをつくってあげます。それには、まず、ひざを曲げたり伸ばしたりするなど、いろいろな角度を試しながら、痛みを感じないポイントを探ります。次に、どこにひっかかりがあるかをよく見極め、痛くないポイントの位置で関節腔《かんせつくう》（関節内の骨と骨のすき間）を押して広げるというわけです。

同様に、股関節《こかんせつ》の場合にも、関節包内でぶつかり合っている大腿骨頭と寛骨臼《かんこつきゅう》を引き離してあげます。

関節包内矯正のしくみ

関節包内の骨や軟骨に異常がないか、
指先と手のひらで感じとり、押したりつかんだりしながら、
関節本来の滑らかな動きを取り戻していきます。

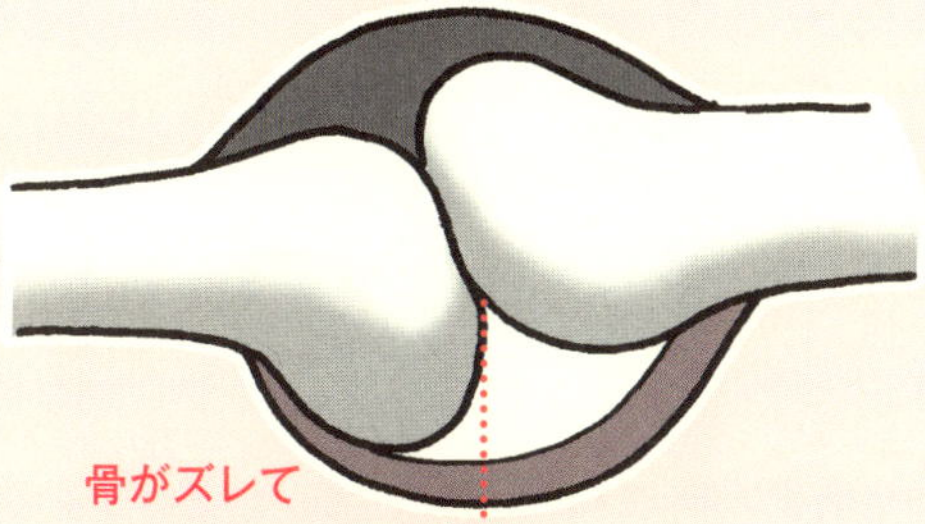
骨がズレて
ひっかかっている部分

①

関節包内で骨同士がひっかかり、動きが悪くなっている状態。わずか数ミリ程度のズレを触診で特定する。

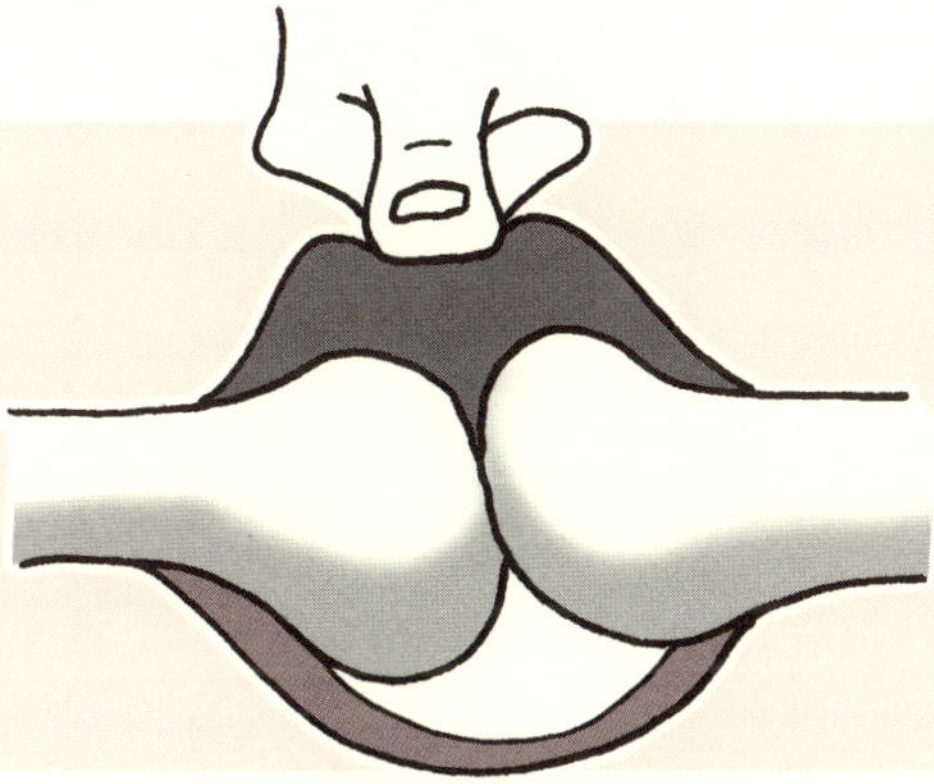

②

問題となる部位を肌の上から指で押し、ひっかかった骨同士を引き離して正常な位置に戻す。

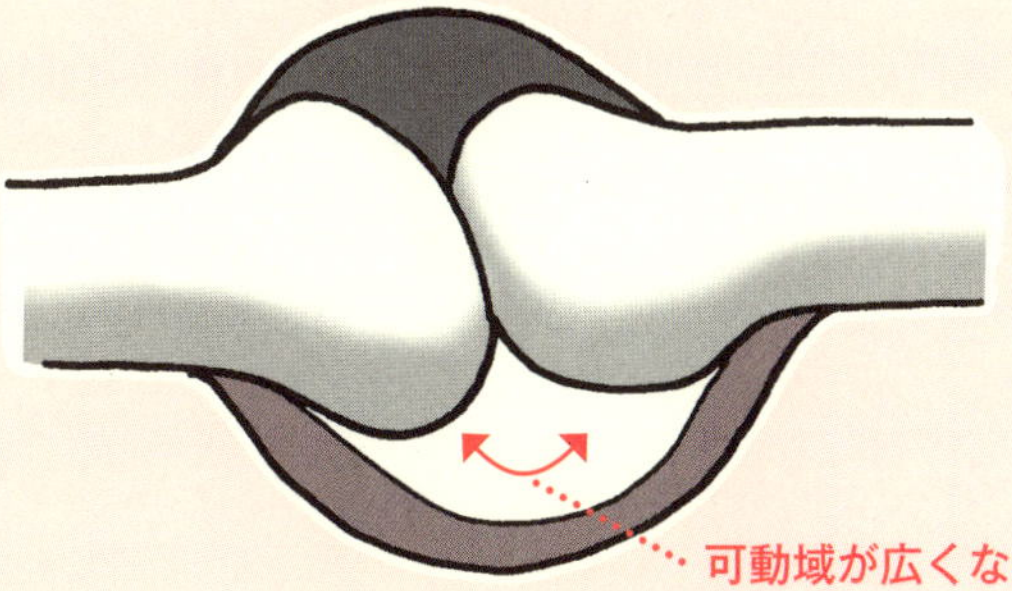
可動域が広くなる

③

骨のひっかかりが解消され、滑らかな動きを取り戻す。

4

さかい式関節包内矯正《かんせつほうないきょうせい》は痛みを取って終わりではない!!

関節軟骨や半月板は消耗品です。一度すり減ったものを再生させることはできません。しかし、軟骨同士が接触し合わないポイントを見つけ、そこを広げてあげれば、関節に痛みは起こらないのです。つまり、関節の組織そのものは再生できなくとも、痛まないように関節の動かし方を修復させることは可能なのです。

関節包内矯正によって、関節包内の骨や軟骨の動きが修復されると、痛みや違和感などはてきめんに消えます。長い間、腰痛やひざ関節痛、股関節《こかんせつ》痛に悩まされてきたという患者さんも、軽い症状であれば、1回の治療で解消されてしまうケースも少なくありません。実際、私どもの院では、杖《つえ》の忘れ物が目立ちます。

姿勢や歩き方、筋肉トレまでを指導する

ただし、関節包内矯正は「痛みを取って終わり」ではありません。再発や痛みを起こさない姿勢や歩き方などを学んでいただいています。

患者さんに、痛みを引き起こさない体の動かし方のポイントを体得していただくわけですね。さらに、足腰の筋肉が衰えないためには、どうやって筋肉を鍛えればいいのかというトレーニング法も指導します。

日常生活で痛みや違和感などがなくなれば、関節包内矯正の治療は終了します。そのため、再発したり、ほかの関節に痛みが現れたりしたということがほとんどないのです。

真の脚長差の測定法

痛みが現れやすい荷重関節に機能異常を起こしていると、
脚長差があることがあります。
関節包内矯正の前に、あおむけに寝て脚長差を測定します。
３㎝以内の差であれば心配するに及びません。
３㎝以上の場合は、なんらかの対策を
講じたほうがよいでしょう。

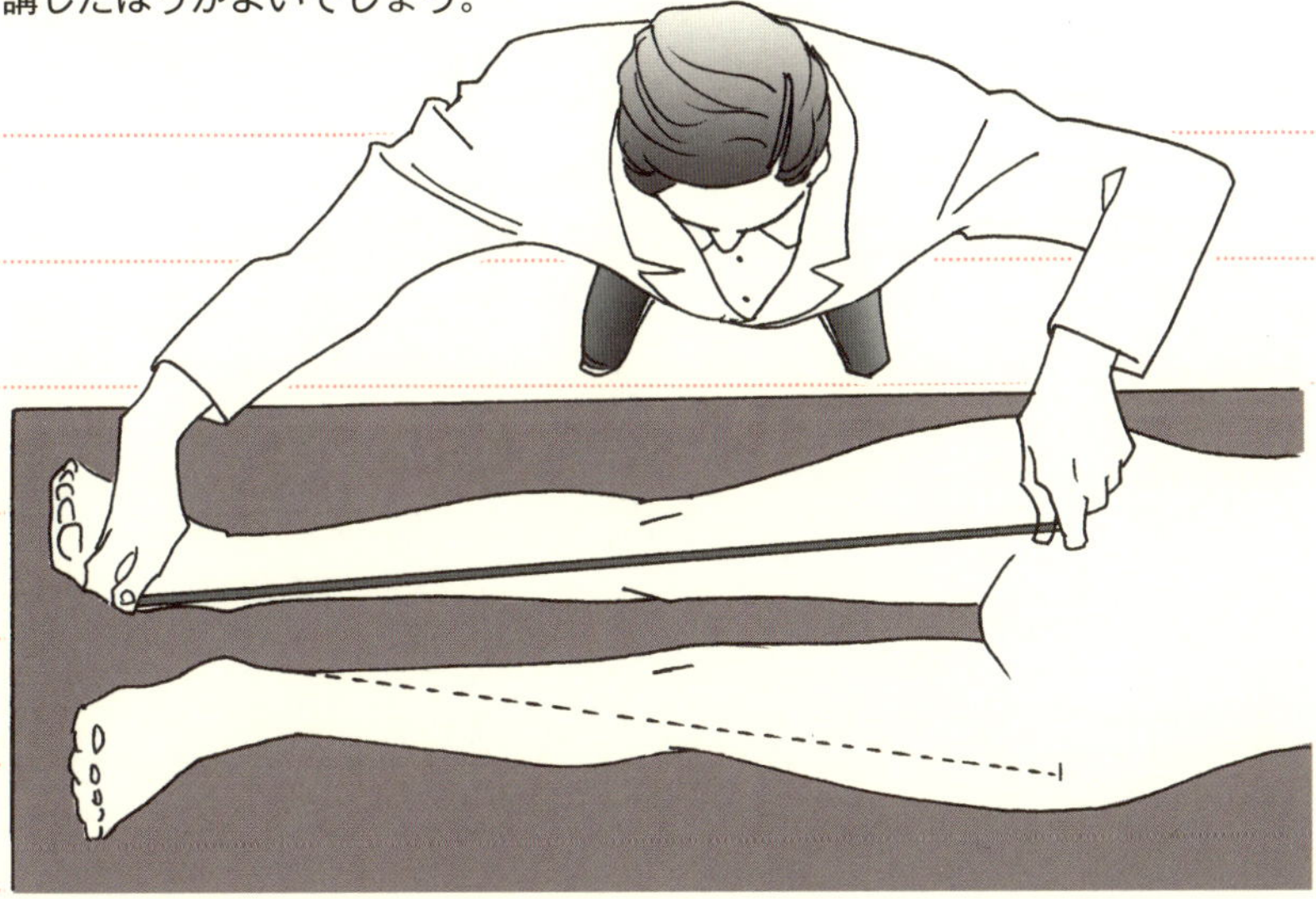

▲真の脚長を測定するために、
２つの距離を測る

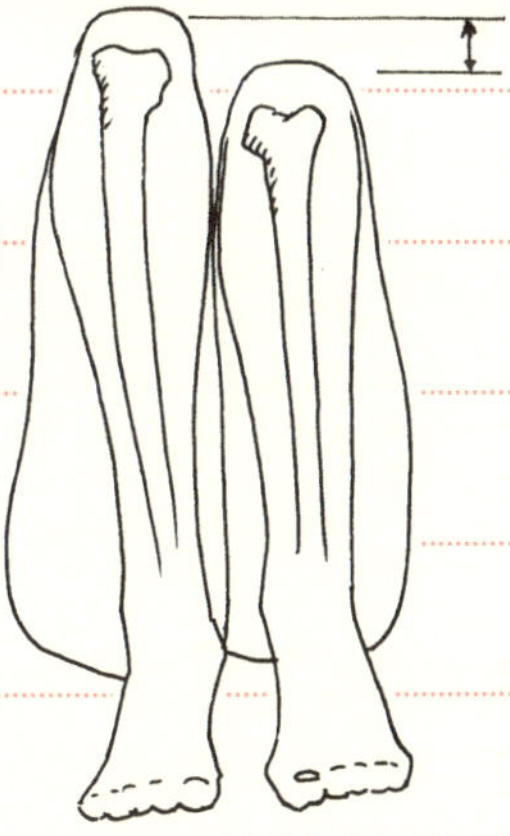

▶脛骨《けいこつ》長の差

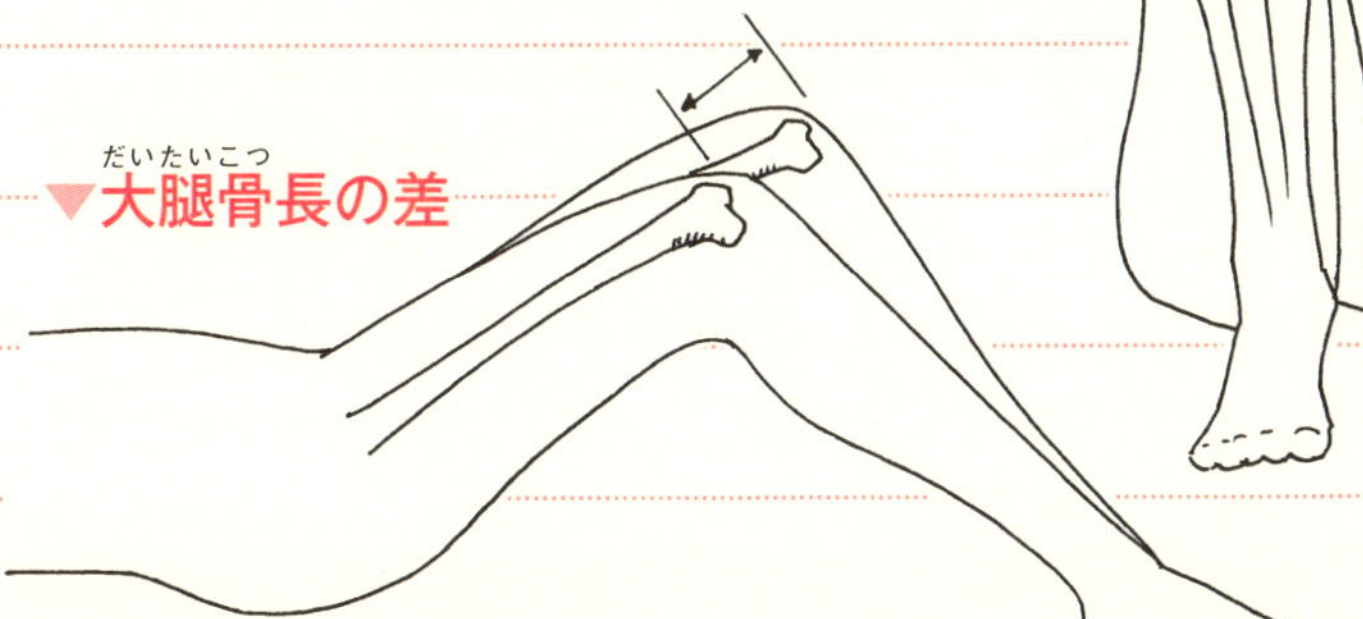

▼大腿骨《だいたいこつ》長の差

5

わずか3㎜の動きの「仙腸関節《せんちょうかんせつ》」が体の健康のカギを握っている

ひっかかりやすい関節は、ある程度決まっています。頸椎《けいつい》（首）、腰椎《ようつい》、仙腸関節、股関節《こかんせつ》、ひざ関節という荷重関節です。なかでもひっかかりやすいのが、「仙腸関節」なのです。

仙腸関節は、骨盤の左右に位置する仙骨と腸骨の間にある小さな関節です。全長10㎝ほどの縦長のすき間で、前後左右に3㎜ほどしか動きません。

〝遊び部分〟ともいえる、わずかな可動域が重要なのです。なぜなら、体のクッション機能全体を統括する責任者のような存在だからです。仙腸関節の機能が正常に働いているおかげで、腰や股関節、ひざ関節は、あまり大きな負担を感じることなく動くことができているというわけです。

仙腸関節の機能異常こそが、あらゆる関節痛の引き金であり、体の健康のカギを握っているというわけです。

20年前から注目される仙腸関節の腰痛への影響

仙腸関節は、赤ちゃんが生まれるときに大きく開いて産道を広げるのですが、普段は動いていないとされてきました。ところが、20年ほど前から産婦人科医により、微妙に動くことがわかってきました。

ただし、仙腸関節に着目しても、そのズレや不具合がレントゲン画像に写るわけではありません。それでも、現代の腰痛治療のあり方に疑問を感じている医師もいて、学会で「仙腸関節の腰痛への影響」を発表して、スポットを当てられるようになったのです。

骨盤の構造と仙腸関節の位置

骨盤は、腸や子宮などの内臓、生殖器を守るためにある骨です。

1枚の大きな骨ではなく、仙骨、尾骨、寛骨《かんこつ》（腸骨・坐骨・恥骨）の3つの骨で形成されています。

仙腸関節は、骨盤の左右にある“緩衝地帯《かんしょう》”のような存在です。

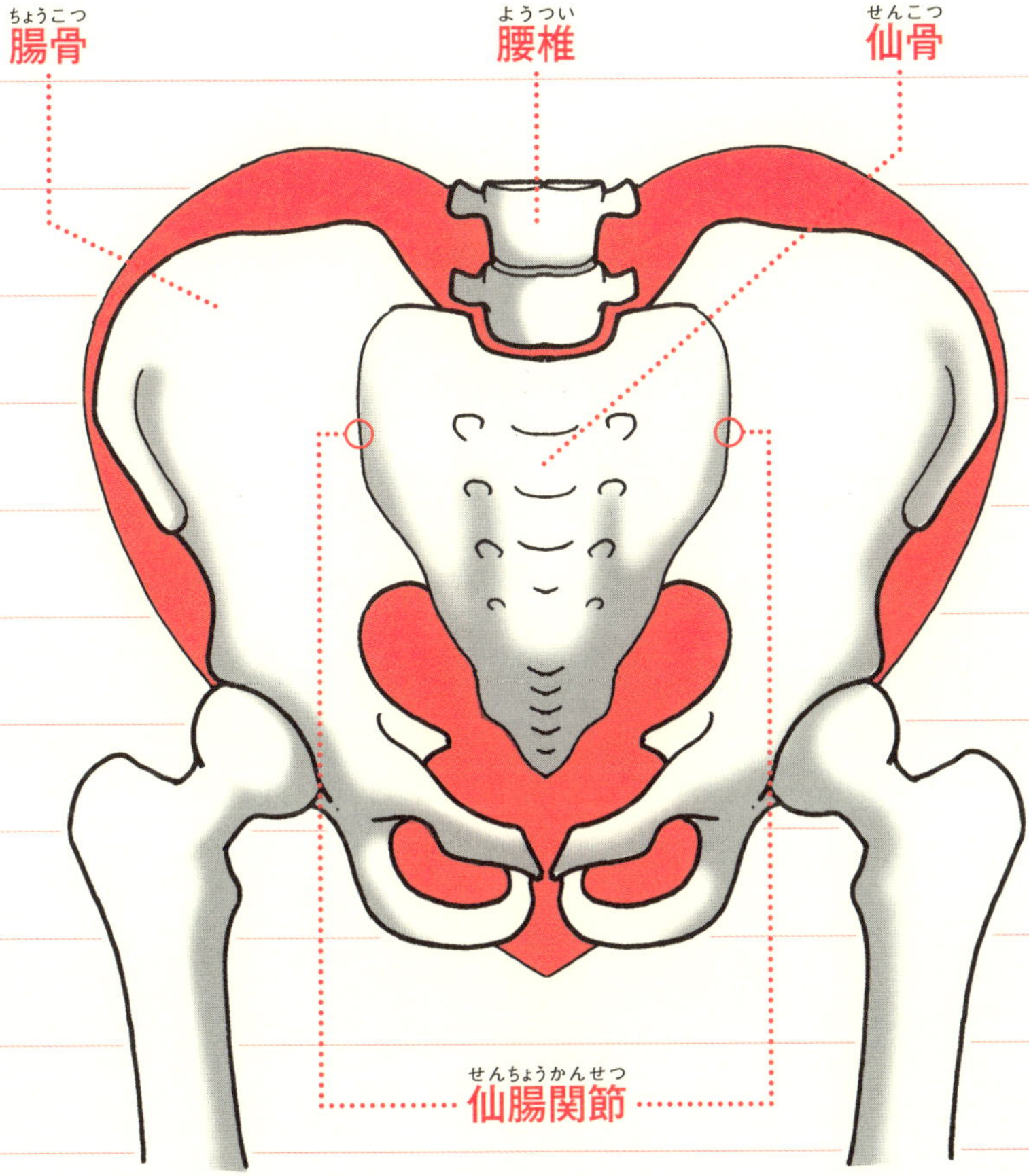

＊ 骨盤は正常な状態であれば、きれいなハート形!! ＊

6

仙腸関節《せんちょうかんせつ》からアプローチすれば、難治性の関節痛も99%治る!!

私の施術は、仙腸関節に着目した関《かん》節包内矯正《せつほうないきょうせい》がメインとなります。この治療法と出合ったのは、20年ほど前のことですが、簡単に触れておきます。

私は、自分自身が急性腰痛（ぎっくり腰）になって、当時勤めていた腰痛専門病院で、いちはやく仙腸関節に注目して治療に取り入れていらっしゃる先生に、治してもらったのです。その治療法の威力を身をもって知るとともに、「この治療法をもっと研究して役立てていこう」と決心したのです。

その後、その先生のもとで仙腸関節のズレを正す手技を学び、さまざまな整骨院や病院を訪ね歩いて、見識を深めました。そうやって試行錯誤を重ねつつ、私独自に完成させた施術法が、「関節包内矯正」なのです。

関節トラブルの根っこは、仙腸関節にあった

関節包内矯正を施術すれば、急性腰痛はもちろん、椎間板ヘルニアなどの腰椎の症状も消えていきます。私は、こうした経験を積み重ねて、それまでは手術をしなければならなかったような難治性も、「仙腸関節からアプローチをしていけば治ります!!」と、自信を持って言えるようになりました。

そして、今では、体の痛みや違和感などの関節トラブルの根っこは、骨盤にある小さな〝仙腸関節〟にあるのではないかと確信しています。したがって、仙腸関節の機能異常を治せば、変形性ひざ関節症や変形性股関節《こかんせつ》症による痛みも消えるというわけです。

仙腸関節の機能異常

仙腸関節が機能異常を起こすと、下図のように、“遊び部分”がなく、仙骨と腸骨とがぶつかって、互いに乗り上げてしまう状態になります。

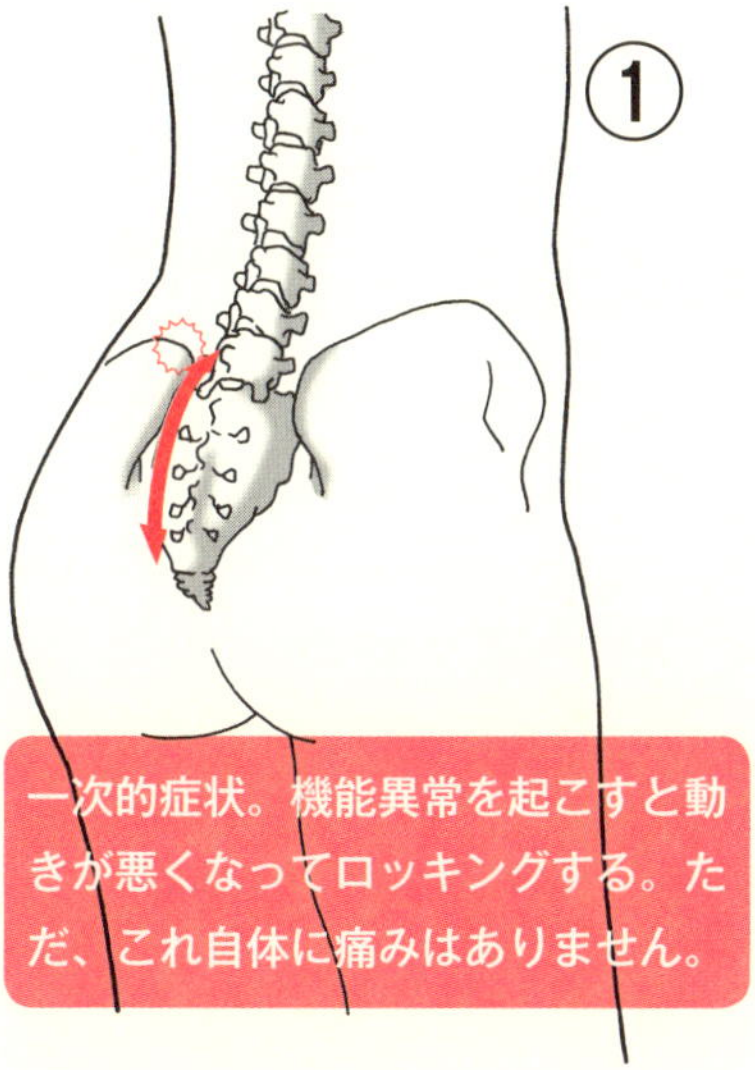

一次的症状。機能異常を起こすと動きが悪くなってロッキングする。ただ、これ自体に痛みはありません。

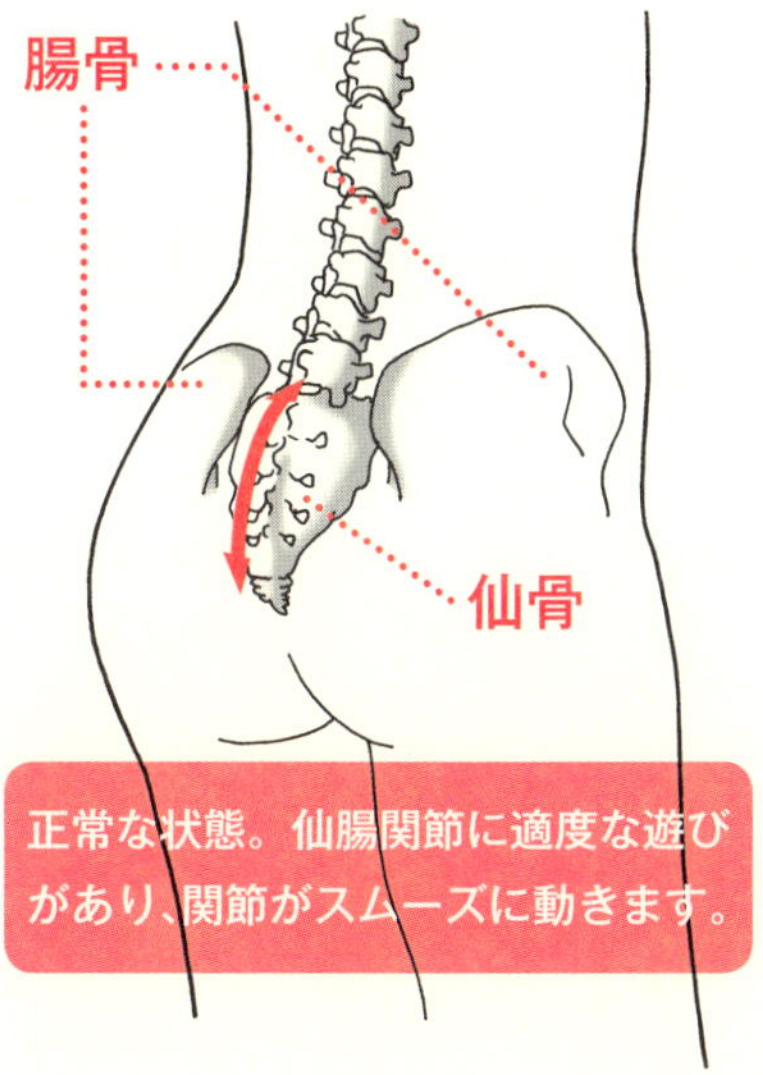

正常な状態。仙腸関節に適度な遊びがあり、関節がスムーズに動きます。

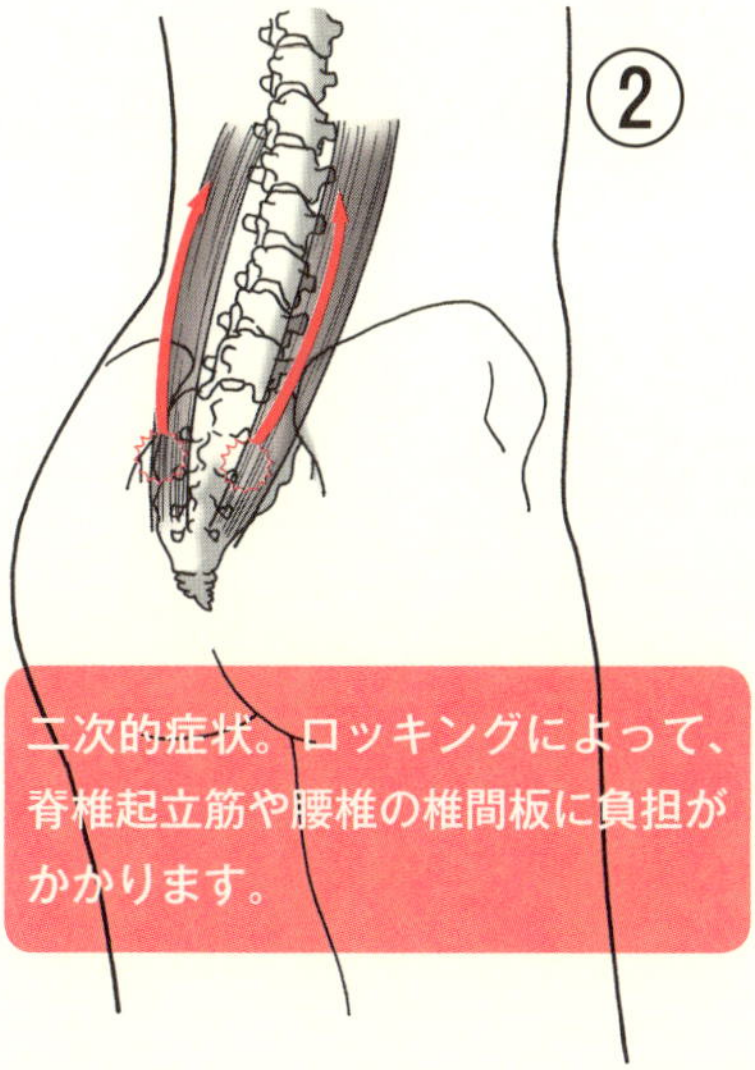

二次的症状。ロッキングによって、脊椎起立筋や腰椎の椎間板に負担がかかります。

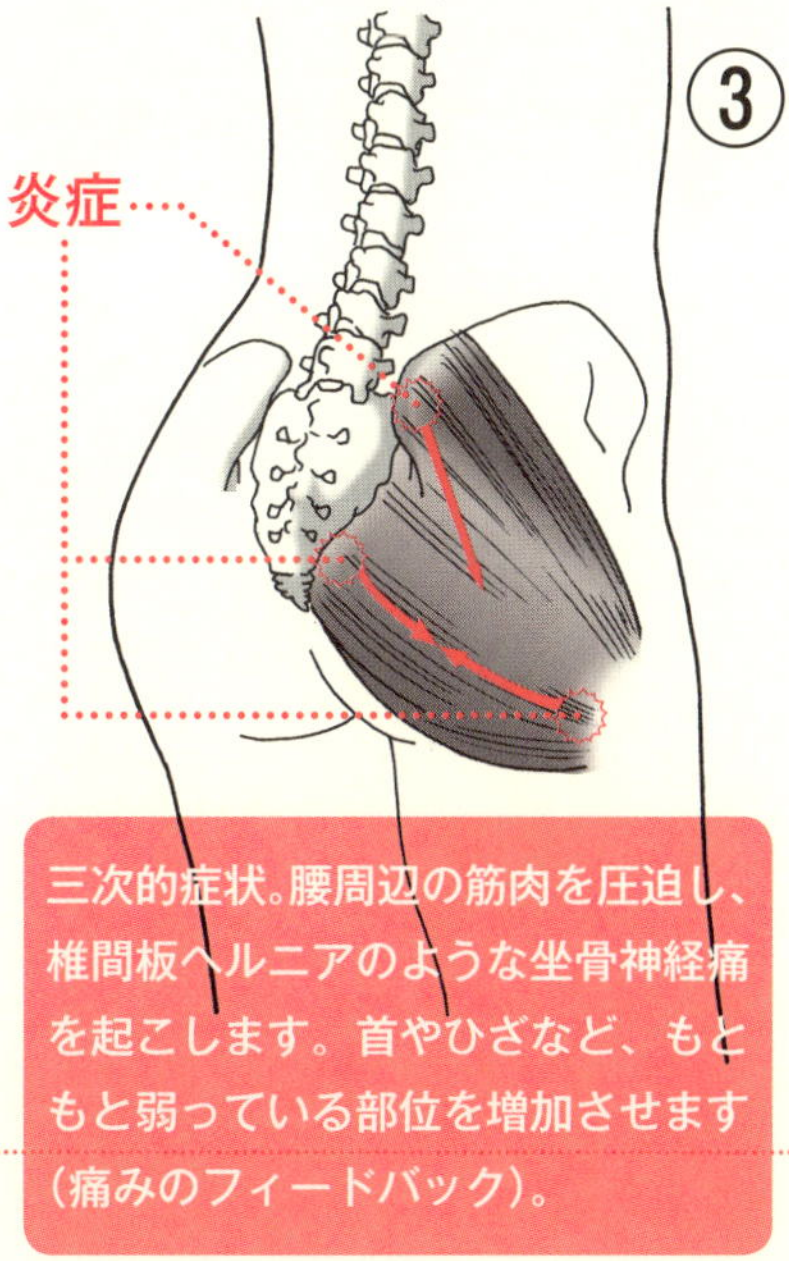

三次的症状。腰周辺の筋肉を圧迫し、椎間板ヘルニアのような坐骨神経痛を起こします。首やひざなど、もともと弱っている部位を増加させます（痛みのフィードバック）。

7

日本人の8割は、仙腸関節《せんちょうかんせつ》がロッキングしている

私は、延べ60万人ものみなさんの仙腸関節を診てきました。そして、関節《かんせつ》包内矯正《ほうないきょうせい》を施術して、ひっかかりによるロッキングをはずしてきました。

これだけ治療してきていると、街行く人の腰の形や歩き方を眺めているだけで、「あの人は仙腸関節がズレているな」とか、「こっちの人はひざだけでなく、腰も痛そうだな」とか、そんなことがわかるようになってきます。

もうほとんどの人が潜在的な関節症予備軍!!

人間ウオッチングをしながら思うのは、実に多くの人の仙腸関節がロッキングしているということなのです。おそらく、日本の成人男女の8割くらいは、仙腸関節が不調であるといえるのではないでしょうか。

もちろん、ロッキングの程度にも、ひっかかりの軽い人もいますし、ひっかかりの重い人もいます。ロッキングがあっても痛みのない人や、痛みがあってもロッキングの軽い人もいるでしょう。そういった〝潜在的関節症予備軍〟をも含めると、もうほとんどの人が当てはまってしまうくらいです。

左のページに、「ロッキングの主な原因」をあげましたが、最も多いのは「1~3」の姿勢や動作という習慣の問題です。本来、人間の体は、同じ姿勢を長時間続けるのには、向かないようにできているのでしょう。なお、出産の場合は、それをきっかけにロッキングすることもあれば、反対にロッキングがはずれることもあります。

ロッキングの主な原因

仙腸関節のロッキングの原因は、
主に次のことがあげられます。
みなさん、思い当たることがありませんか？

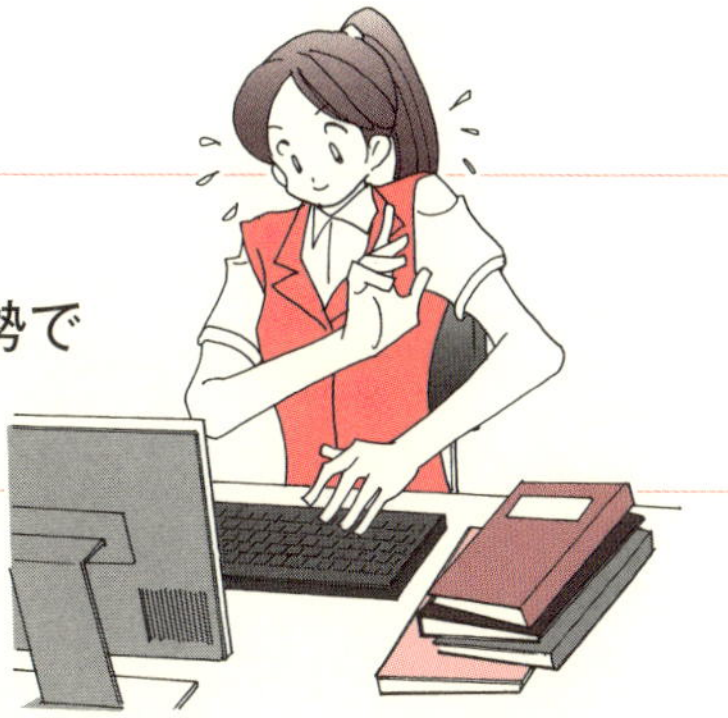

1

長い時間、同じ姿勢で
仕事をする

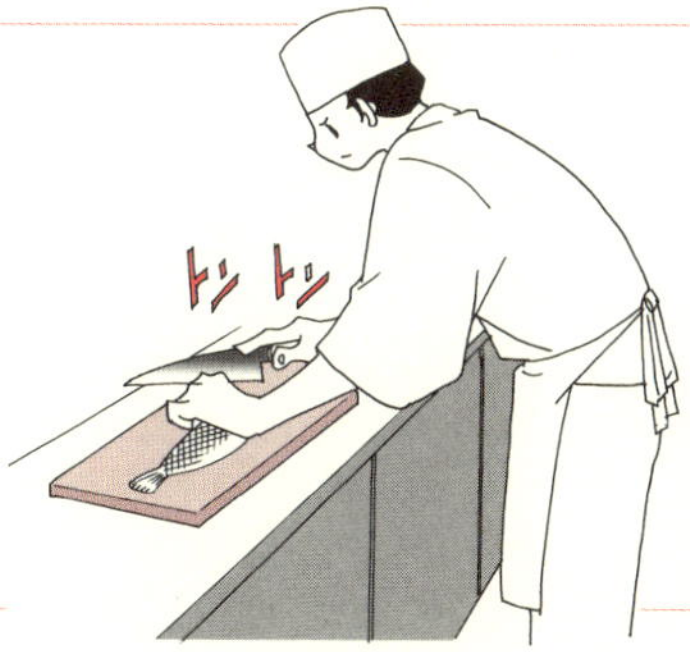

2

保育士や
看護師、歯科医、
調理師など、
頻繁《ひんぱん》に前かがみの
姿勢になる

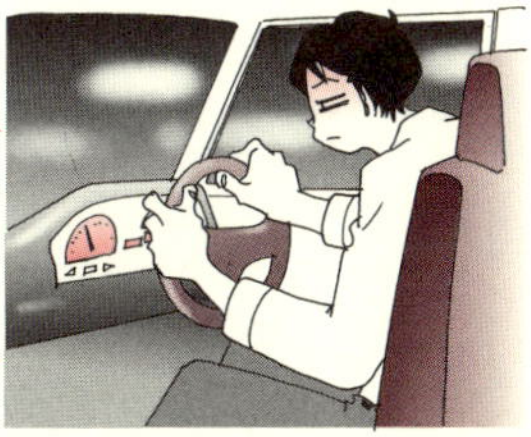

3

長い時間、車を運転する

4

スキーやスノーボードなどで、尻もちをつく

5

スポーツや事故で強い衝撃を受ける

6

自転車にお尻が痛くなるほど長い時間乗っている

7

体育座りをする習慣がある

8

出産をきっかけになる

8

関節包内矯正《かんせつほうないきょうせい》は痛みを取るほか、うれしい健康効果がある

実は、関節包内矯正での治療中に、不意に「ゴロゴロ〜」といった音が聞こえることが少なくないのです。

要するに、患者さんのおなかが鳴っている音なんですね。別におなかを空かせていたとか、急におなかの調子が悪くなったとか、そういう理由ではありません。関節包内矯正によって、骨盤の仙腸関節《せんちょうかんせつ》のひっかかりがはずれたことで、血行がよくなって胃腸がいっせいに動きはじめたというわけです。

仙腸関節の周囲には、血管や神経が密集している

仙腸関節の周囲には、上半身と下半身を結ぶ血管や神経が密集しています。仙腸関節はわずかな可動域ですが、歩くたびに微妙に動いていて、この動きが上半身から下半身へと血液を送るポンプのような役目を果たします。

ところが、仙腸関節にひっかかりがあると血管や神経が圧迫されて、ポンプは機能しなくなり、当然ながら、下半身は血行不良に陥ります。そこで、関節包内矯正によって仙腸関節が正常化すると、ポンプは一気に動きだし、血行不良が改善され、酸素や栄養がすみずみの細胞に届くようになるので、内臓の働きもよくなります。

その結果、血行不良、冷え、低体温、むくみ、生理痛、生理不順、不妊症、食欲不振、便秘など、さまざまな不調が解消されることになるわけです。関節が動くようになると、こんなに素晴らしい効果があることをご理解いただけたでしょうか。

うれしい副作用「7つの健康効果」

関節包内矯正には、
痛みが取れるだけでなく、
さまざまな健康効果が
期待できます。
患者さんから
報告されてわかった
「7つの健康効果」を
紹介しましょう。

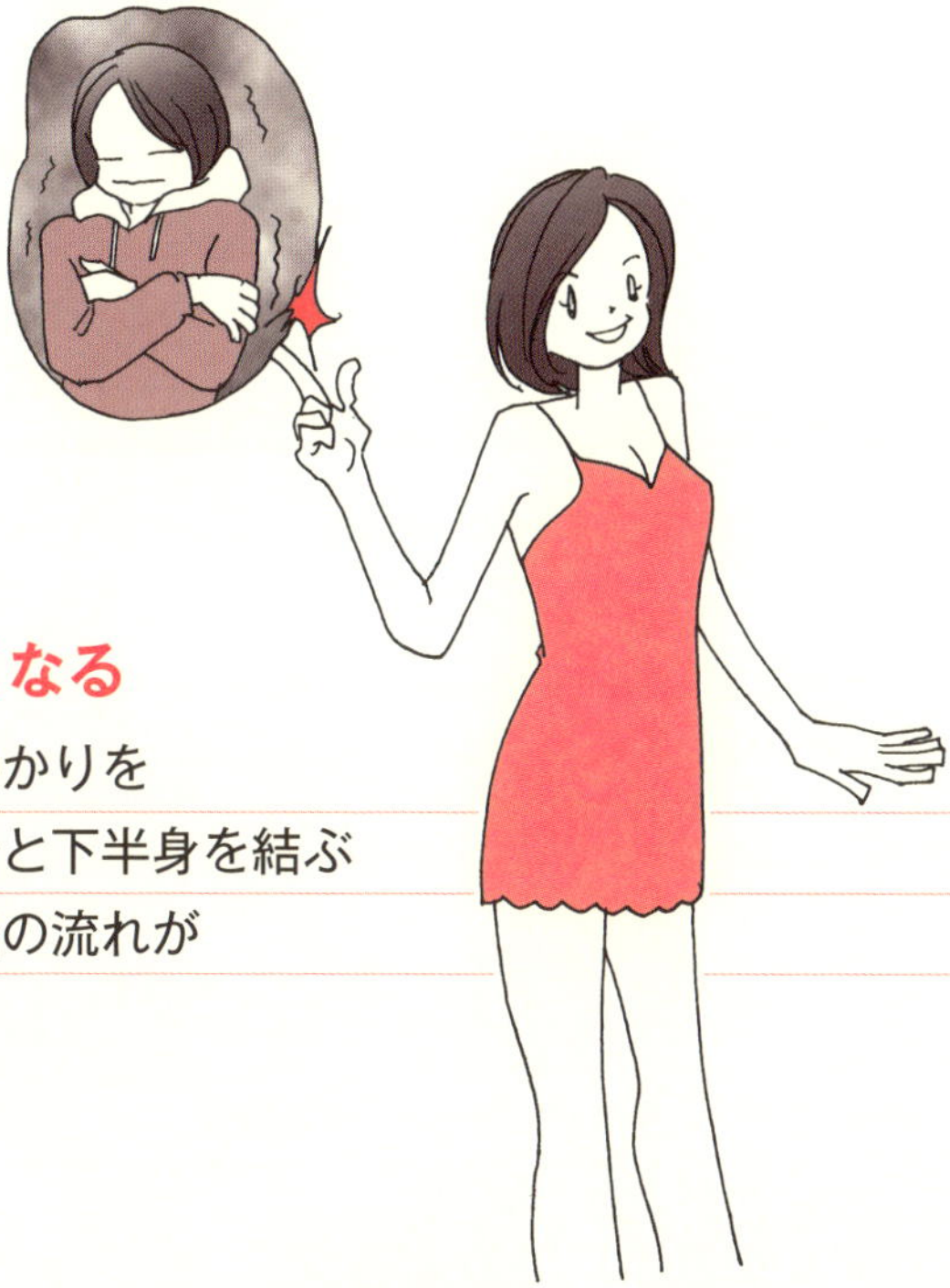

1 血行がよくなる

仙腸関節のひっかかりを
はずすと、上半身と下半身を結ぶ
血液の流れ、神経の流れが
回復します。

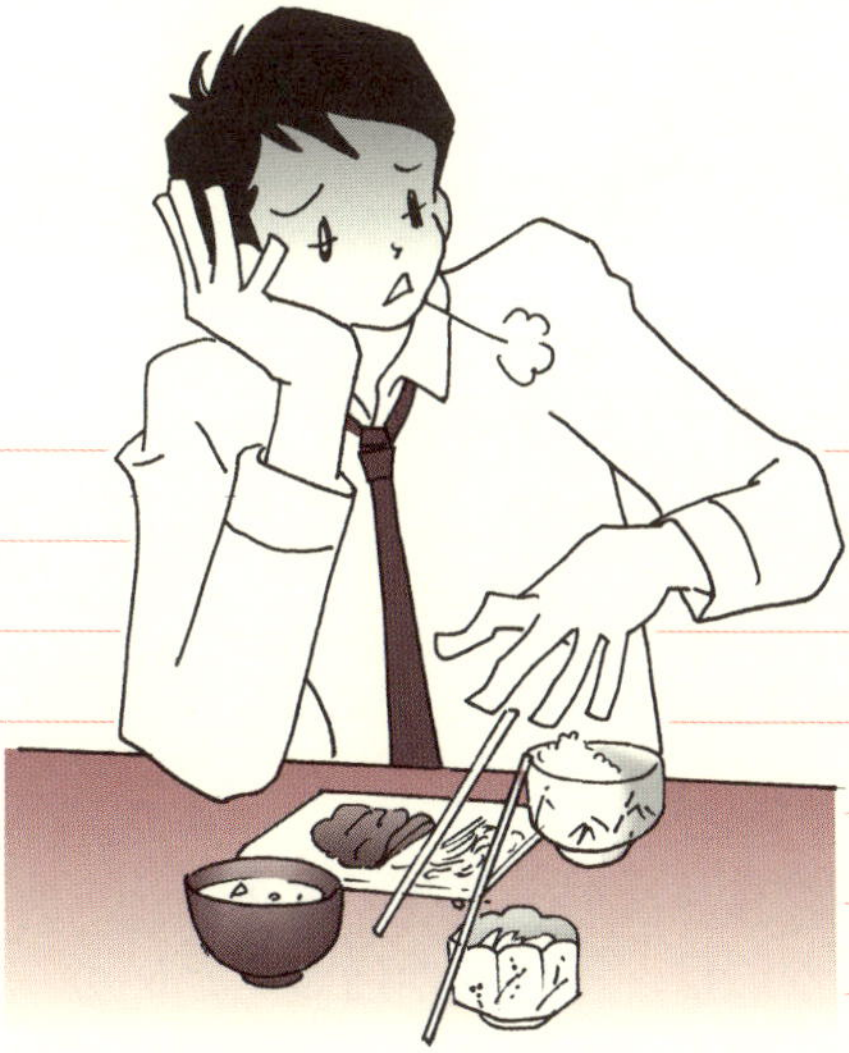

2 胃腸の調子がよくなる

体温が上がり
血行がよくなれば、
内臓も活発になり、
胃や腸の調子もよくなって、
食欲不振、胃弱、むかつき、
吐き気、下痢などの悩みが
解消されたという人も
大勢います。

3 体温が上がり、冷え体質が治る

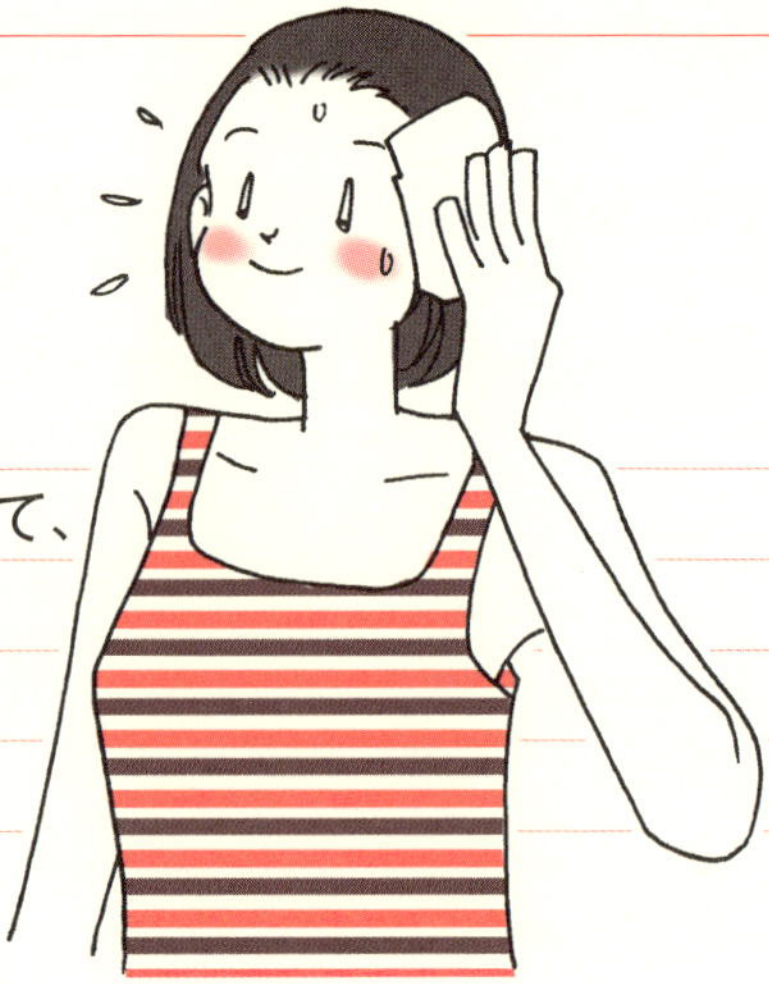

関節包内矯正《かんせつほうないきょうせい》を施術していると、
「体がポカポカしてきた」と言って、
玉のような汗を吹き出す
患者さんもいます。
血行が回復して体温が上昇し、
冷え体質などが改善します。

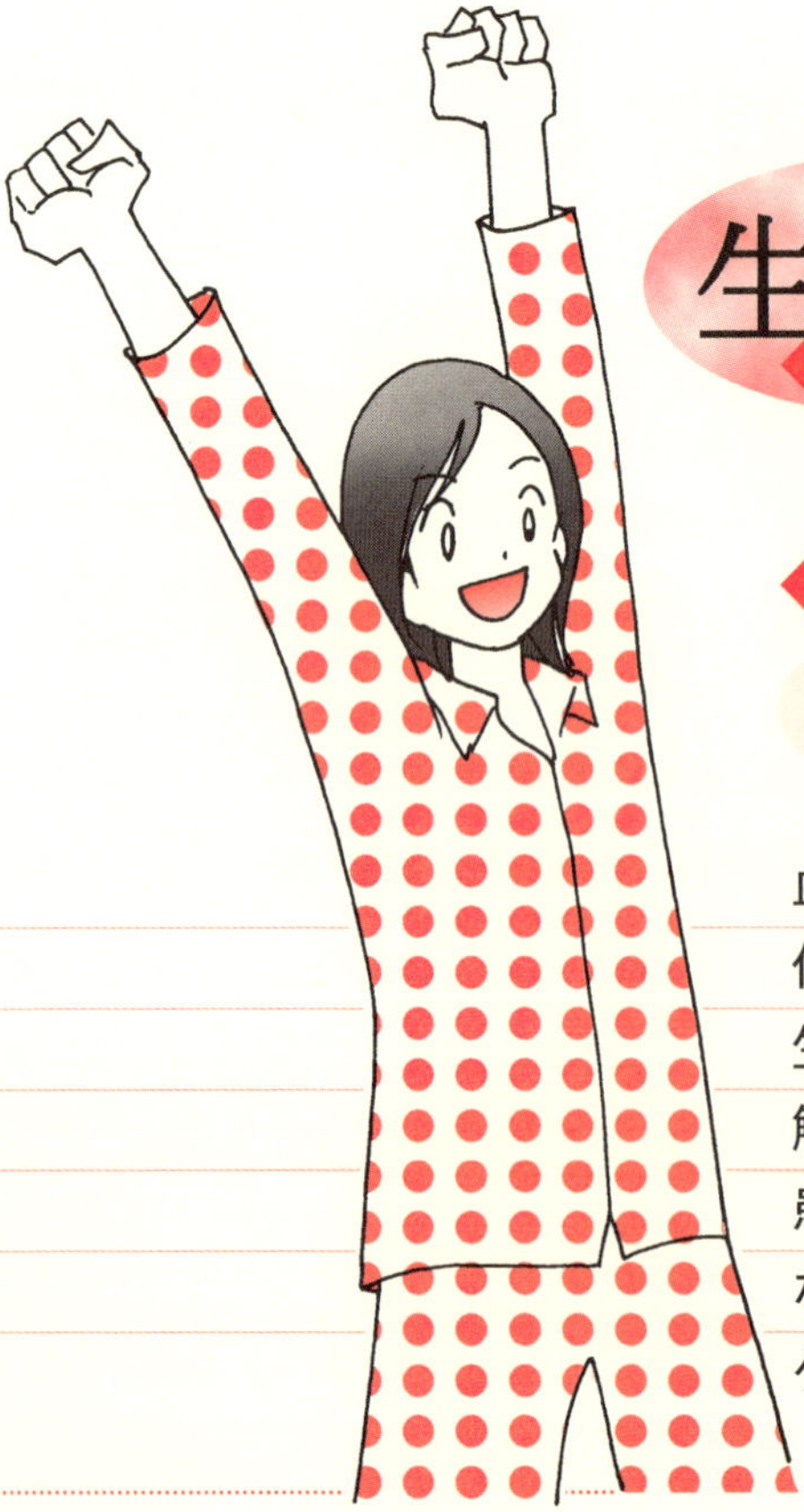

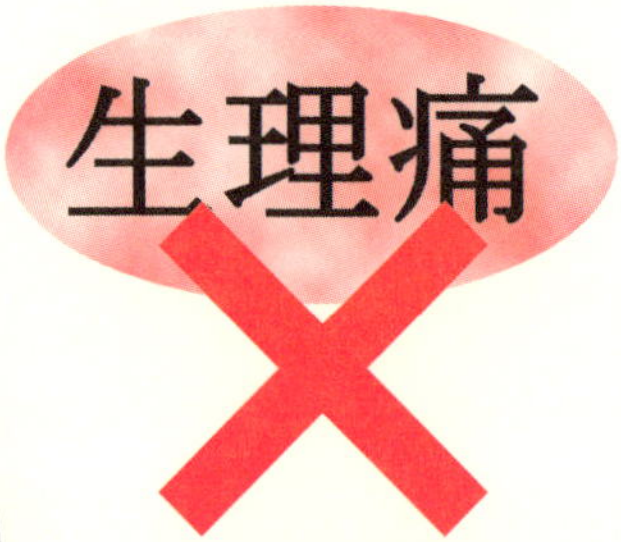

4 生理痛・生理不順の改善

血行がよくなって
体温が上昇すると、
生理痛・生理不順の悩みが
解消されたという
患者さんがたくさんいます。
なかには、不妊症が治ったという
ケースもあります。

5 便秘が解消する

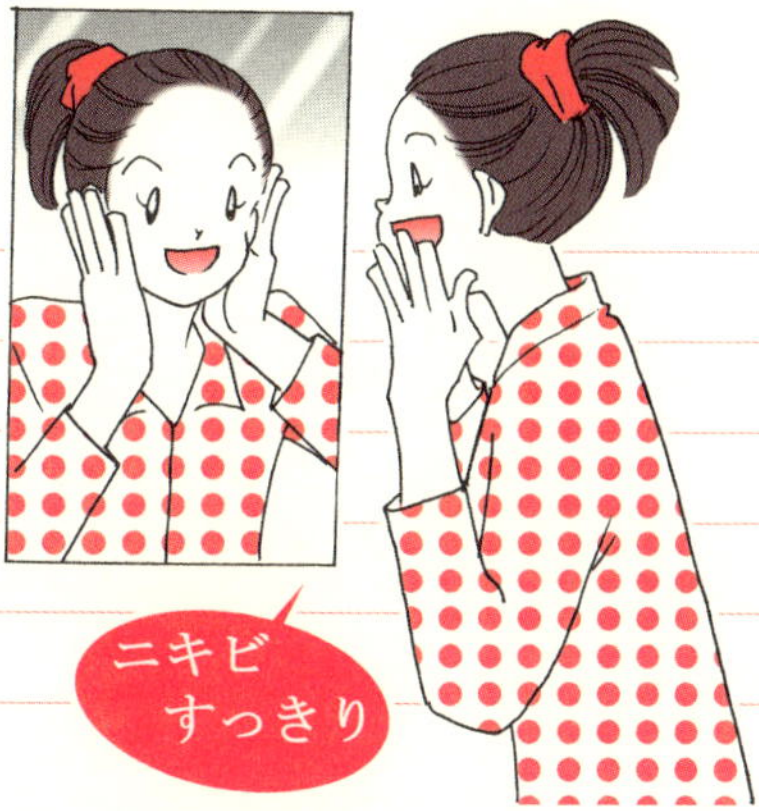

胃腸の調子がよくなったためか、
便秘が解消したという声も
よく聞きます。
加えて、肌荒れ、
ニキビ、吹き出物などが
解消したという方も
いらっしゃいます。

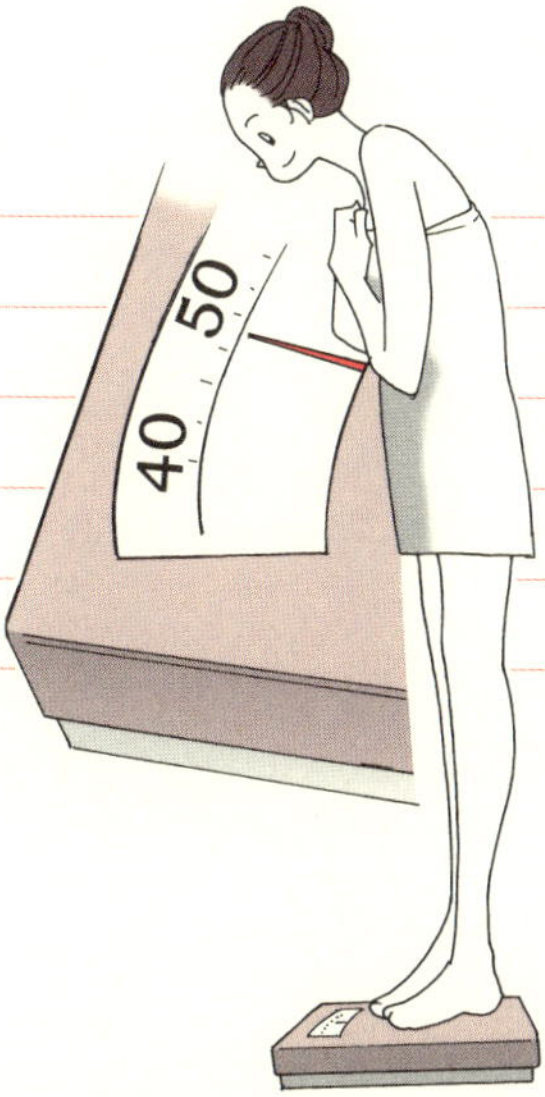

6 余分な脂肪が落ちる

仙腸関節《せんちょうかんせつ》が滑らかに動くようになると、
関節可動域が広がり、
体の深部にある筋肉まで
使われるようになります。
すると、基礎代謝がアップして、
おなかまわりの余分な脂肪が燃焼します。
結果、ダイエットになります。

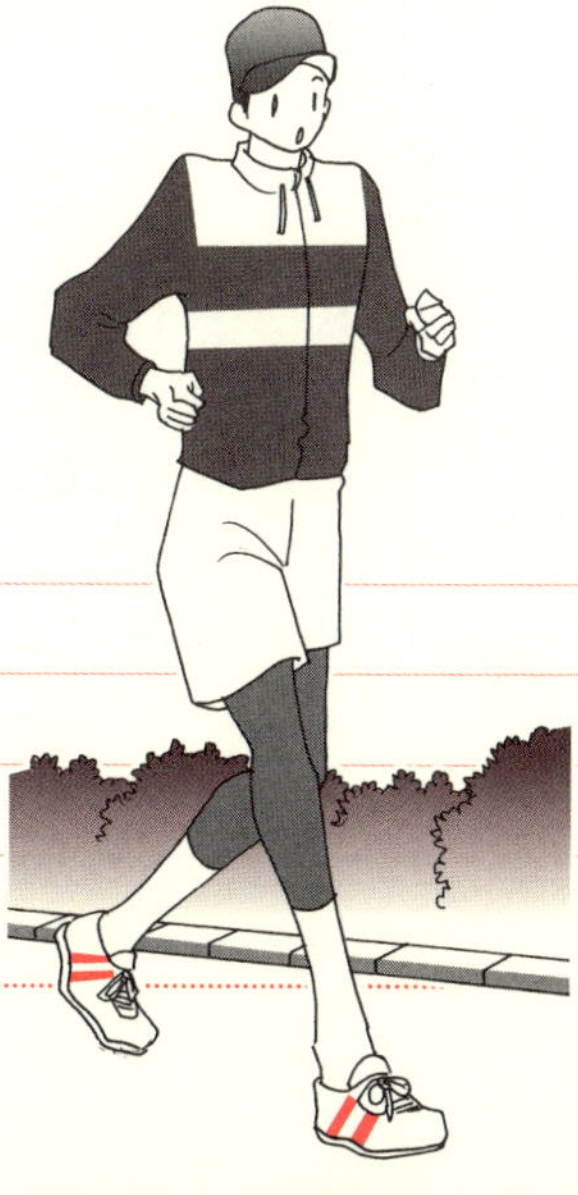

7 運動能力が向上する

どんなスポーツでも、
腰の動きは要になるものです。
仙腸関節の動きがよくなれば、
腰の動きがよくなり、
運動能力もアップします。

9

骨に異常がないときにはどこで診てもらえばいいのか？

ところで、みなさんは、腰やひざが痛いとき、どこで診てもらいますか。

多くの方々は、整形外科などの病院へ行かれていることでしょう。レントゲン検査を行い、その結果、骨に異常があれば、個別の疾患名がつき、手術を含めたなんらかの措置がとられます。しかし、骨に異常がなければ、「そんなに心配する必要はないだろう」と判断され、その場しのぎの鎮痛薬や湿布薬が処方されるでしょう。

腰痛においては、画像と痛みは必ずしも一致しません。一般に原因のわからない〝その他大勢の腰痛〟は「腰痛症」と判断されますが、これが腰痛全体の85%を占めています。西洋医学において、いまだ腰痛症の原因は完全に解明されていないのです。

対症療法では、治るとは限らない

原因のわからない患者さんは、その後どうなるのでしょう。おそらく多くの人は、西洋医学的な治療に見切りをつけ、民間療法へと流れるのではないでしょうか。

その証拠に、巷《ちまた》にはさまざまな民間療法があふれ、どこの施設にも肩こりや腰痛などに悩まされている人の姿が見られます。ただし、対症療法である場合は、一次的には痛みはおさまっても治るとは限りません。

原因が改善されないまま腰痛を引きずっていれば、いずれ椎間板《ついかんばん》ヘルニアや脊柱管狭窄症《せきちゅうかんきょうさくしょう》、変形性ひざ関節症などに移行することも多いのです。

● 体の痛みは、どこで診察してもらうか？

症状に応じて、信頼できる治療施設で診てもらいましょう。
医療機関は健康保険が適応されますが、
手技療法の場合は、
あらかじめ確認しておくとよいでしょう。

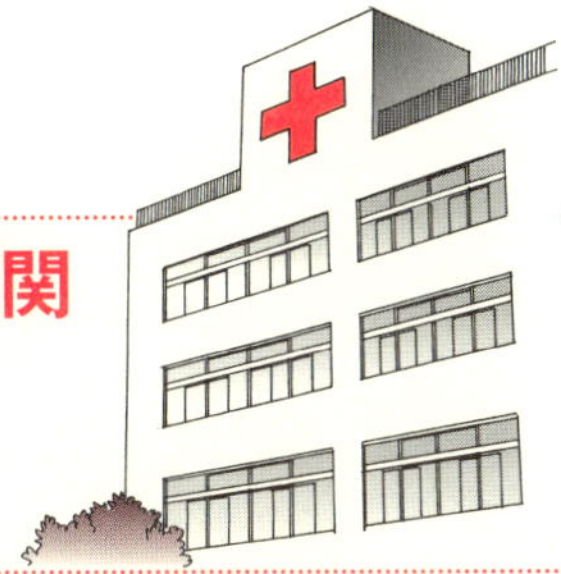

● 病院、診療所などの医療機関

治療する人 ▶ 医師（国家資格）

＊健康保険が適用される

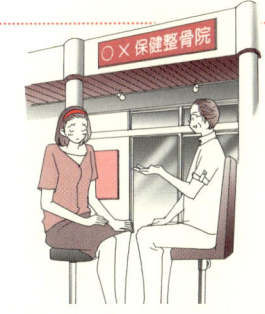

● 整骨院（接骨院、骨つぎ）

施術する人 ▶

柔道整復師（国家資格）

＊外傷の場合健康保険とほぼ同様に扱われる

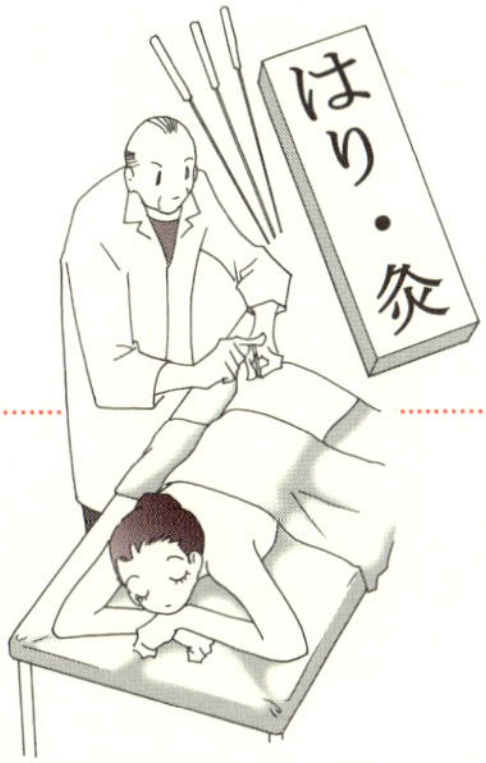

● はり、きゅう

施術する人 ▶ 鍼灸《しんきゅう》師《し》（国家資格）

＊健康保険とほぼ同様に扱われる

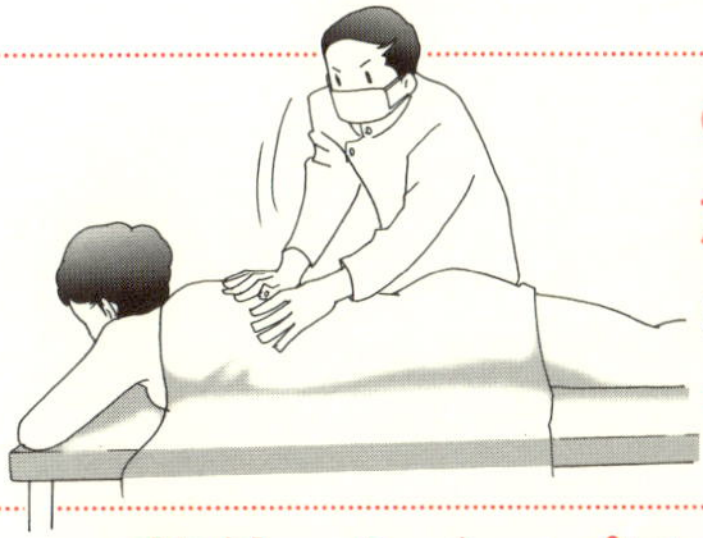

● マッサージ、指圧

施術する人 ▶

あん摩マッサージ指圧師（国家資格）

＊健康保険とほぼ同様に扱われる

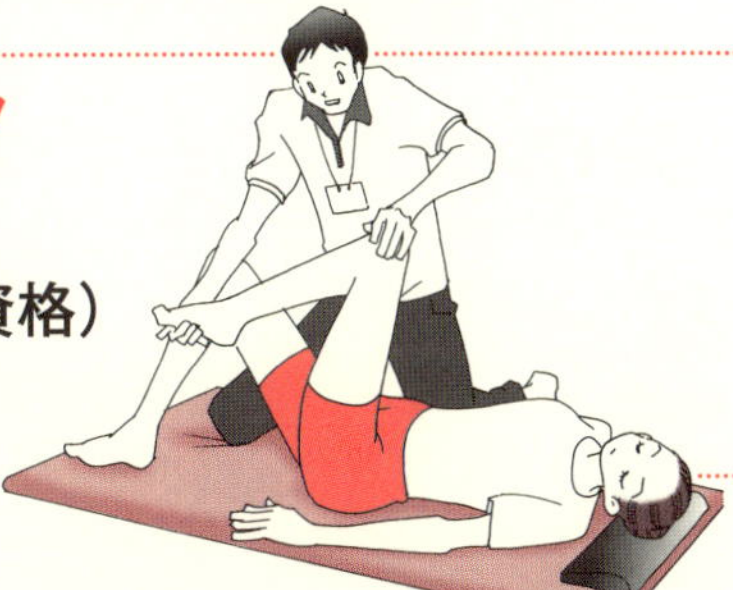

● 整体、カイロプラクティック

施術する人 ▶

整体師、カイロプラクター（民間資格）

＊全額自己負担

10

目に見えない体の痛みは、画像検査だけでは判断できない！

西洋医学では、レントゲン検査で骨に異常がない体の痛みに対して、治療の当てのない患者さんたちを生み続けてきました。そして、民間療法による治療では、健康保険が利かないために料金も割高となり、根治にいたるまで通っていけば、経済的な負担はかさむばかりです。行き場のない患者さんたちは、人づての評判やマスコミ情報などを頼りにして、少しでも症状を改善してくれる場を探しはじめる、というのが現状なのでしょう。

レントゲン検査は、見えない原因をフォローできない

実際、私どもの院にも、何カ所もの病院や治療院で診てもらってきたという患者さんも少なくありません。そのようなケースは、病院での検査画像を山ほど持ってこられます。

骨折などのように、骨そのものに異常がある場合は、レントゲン検査で発見・治療できます。しかし、慢性疾患の場合になると、骨そのものの異常だけではなく、画像検査には写らないほどの小さなヘルニアなどが痛みを引き起こしているケースがあります。画像検査では、こうした〝見えない原因〟はフォローができないわけですね。ですから、「痛みがあるのに、画像検査では異常がない」という人が後を絶たないわけです。反対に、腰痛のない人たちを検査したら、6割の人にヘルニアが見つかったという皮肉な話もあります。体の痛みは、画像検査だけでは判断できないというわけです。

3D姿勢予測装置とは？

仙腸関節《せんちょうかんせつ》のロッキングの原因のなかで、注目すべきは“姿勢の悪さ”です。
世界初の「3D姿勢予測装置」を使い、
あなたの現在の姿勢を測定すれば、
10年後、20年後の姿勢を予測することが可能です。

3D姿勢予測装置による検査は、
いたって簡単。
あごを引いて楽な姿勢で
立つだけでOK。
たちまちパソコンの画面上に、
姿勢が写し出されます。

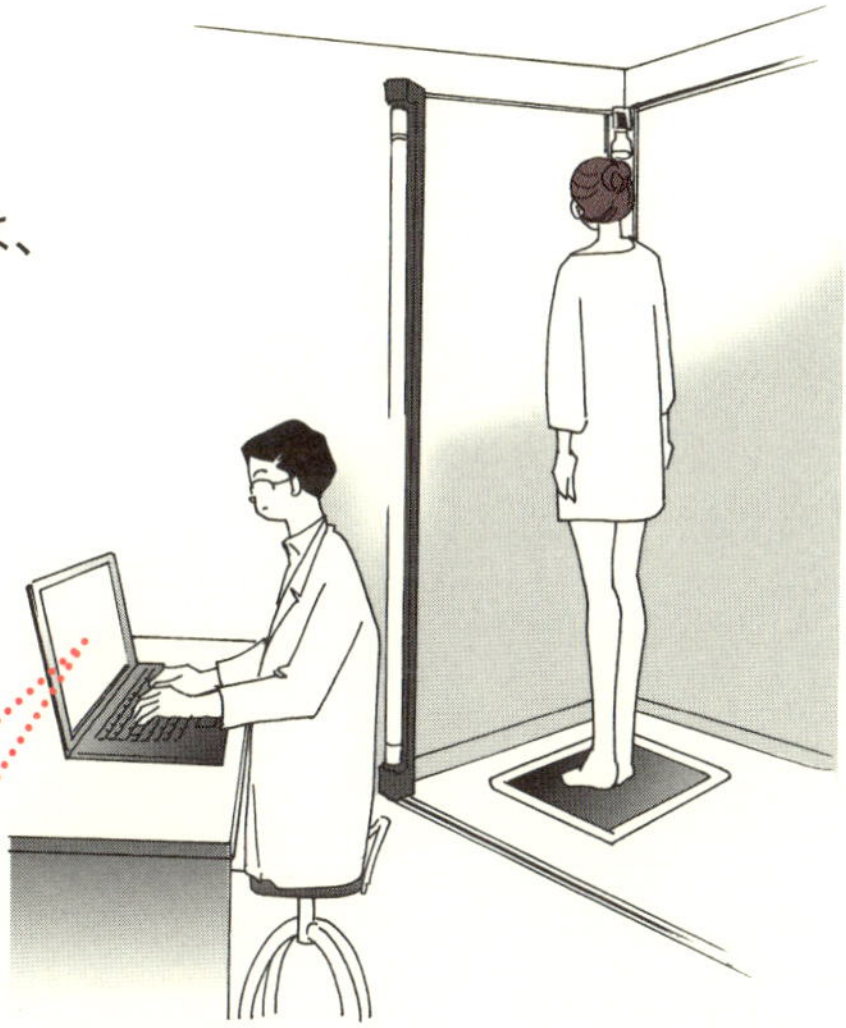

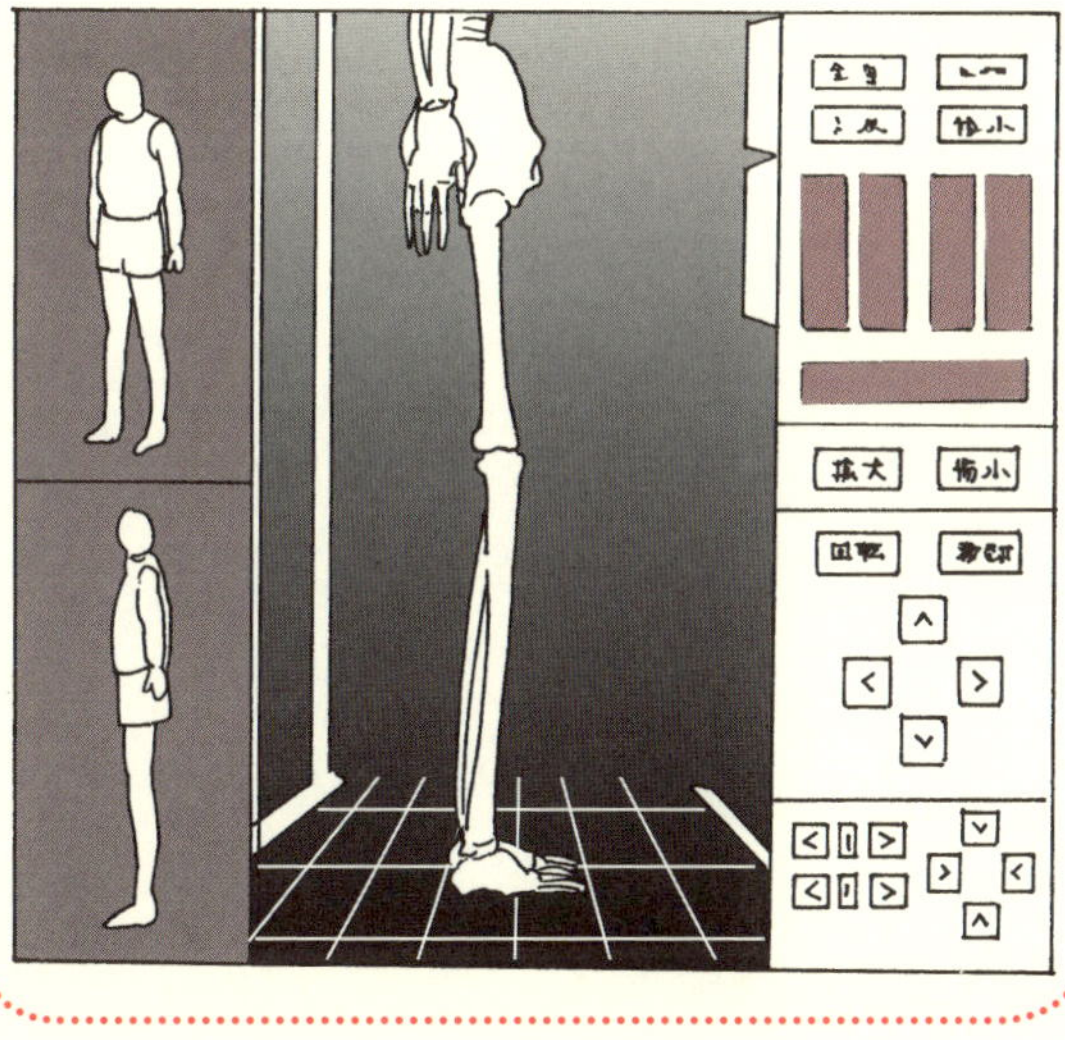

パソコン画面に
写し出された、
ひざ・股関節《こかんせつ》の
アップ。
画面上で10年後、
20年後の
姿勢もわかる

あなたの体の“過去・現在・未来”を問診によって診断する!!

私の場合は、目に見えない体の痛みに対して、徹底した「問診・触診」を行います。「なんてアナログ的」と驚いているでしょう。しかし、人間の関節においては、問診・触診に優るものはないと確信しています。

体の痛みには、それぞれにストーリーがある

問診は、少なくとも30分以上が必要です。まず、患者さんが感じている自覚症状や日常生活の動作を聞き出します。人間は、痛みや違和感に対して敏感です。そして、それを感じる〝五感〟と、それを伝える言語能力を備えています。問診では、これを最大限に生かします。ですから、かすかな痛みや違和感でも話していただきたいのです。

これらがたくさん集まれば、思いもよらなかった原因や対処法がわかるかもしれないのです。また、時間をかけて話しているうちに、お互いの気心もわかってきて、「痛みに一緒に立ち向かう」という気持ちが生まれて、モチベーションが上がります。

なおかつ、触診・視診とともに、従来の理学検査ならびに最新医療検査を組み合わせて立証していけば、痛みの原因を絞り込むことができます。

私が、問診を重要視する理由は、患者さんに生じている目の前の症状のみで診断するのではなく、〝過去・現在・未来〟という時間軸で判断する必要があると考えるからです。みなさんの体の痛みには、一人ひとりに〝ストーリー〟があるのです。

当院のシステム

関節トラブルの原因は、姿勢や歩き方、仕事や行動のパターンなど、日常生活動作がカギを握っています。患者さんが五感でとらえた痛みは、精密機器のＭＲＩも及ばない重要な手がかりを得ることができます。

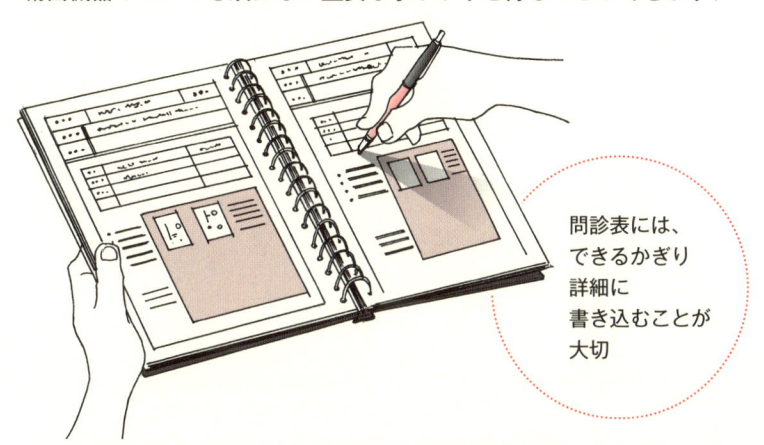

問診表には、
できるかぎり
詳細に
書き込むことが
大切

しっかりした問診

関節包内矯正《かんせつほうないきょうせい》

▼ ▼ ▼ ▼ ▼

最新医療検査機器

姿勢・動作・骨などをチェック

▼ ▼ ▼ ▼ ▼

動脈硬化（脳・心臓病・がんの原因）の予防

姿勢・動作・関節の専門家としてアドバイス

12

アンチエイジング効果で10歳若返る!!

私自身が、首痛、腰痛、ひざ痛のすべてを発症させて、関節包内矯正《かんせつほうないきょうせい》を施術してもらったという経験を通してわかったことは、関節のひっかかりを取りさると、体にいろいろな〝流れ〟がよみがえるという感覚を抱くことです。

関節のバランス的な流れ、血液の流れ、筋肉の連動する流れ、末梢神経の流れ、自律神経の流れ……。それまで滞っていた流れが回復すれば、いつまでも若々しく生きていくことができるのではないかと考えています。

関節包内矯正の副産物は、女性ホルモンが活発になる

関節包内矯正は、体の痛みを取るだけではなく、その副作用として「7つの健康効果」があることは、先に紹介しました。このほか、美容面での〝うれしい副産物〟もあるのです。血行がよくなることで、女性ホルモンの分泌が活発になり、肌の潤いが増して、ツヤやハリが出てきます。髪も潤って滑らかになってきます。女性にとって、美しさを保つために女性ホルモンが大切であることは、科学的に証明されていることです。

実際、女性の患者さんは、施術で訪れるたびに、若返っているように感じることが少なくありません。痛みが消えて表情が明るくなったり、姿勢や歩き方がよくなったために颯爽《さっそう》としていたりするなど、さまざまな効果が複合していると思います。みなさん、治療が終了するときには、10歳くらいは若返ったように感じられるのです。

まだまだある!! 関節包内矯正の副産物

関節包内矯正は、男性の患者さんの場合も活力や覇気のようなものが前面に現れてくることもあります。

女性男性問わずアンチエイジング効果が期待できるでしょう。

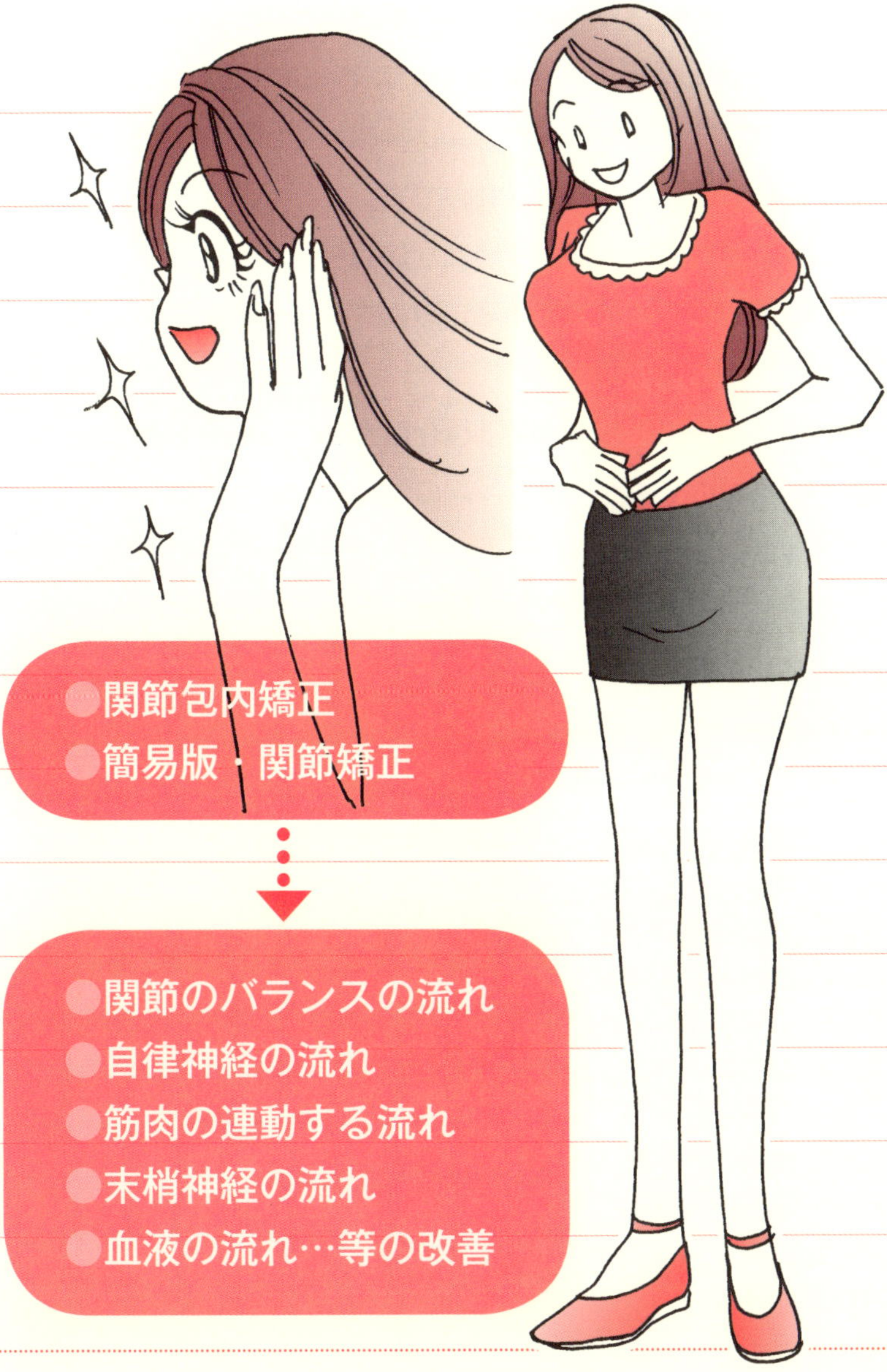
●関節包内矯正
●簡易版・関節矯正
●関節のバランスの流れ
●自律神経の流れ
●筋肉の連動する流れ
●末梢神経の流れ
●血液の流れ…等の改善

column 4

筋肉痛に翌々日になるのは「年齢のせい」ですか？

激しい運動や山登りなどを行った翌日はケロリとしているのに、翌々日になってから筋肉痛におそわれるのは、「年齢のせい」だと、中高年のみなさんは実感していることだと思います。これは、そのとおりなのです。

そもそも筋肉痛は、運動で壊れた筋肉線維を修復している最中に痛むものです。ですから、運動で筋肉線維が破壊されて痛むのではないのです。

若いころは、エネルギーの基礎代謝が高く、筋肉を修復する能力も高いのですが、ある程度の年齢になると、めっきり基礎代謝が落ちてきます。そうなると、当然、筋肉を修復する力が衰えてきて、修復作業に時間がかかるようになるというわけです。

ただし、日ごろから筋力トレーニングなどで筋肉を活性化させている人ほど筋肉痛が早く出て、逆に筋肉が鈍っている人ほど遅く出る傾向にあるようです。

こうした運動や肉体労働による筋肉痛は正常な反応であり、関節の衰えとは関係ありません。ですから、運動で体を鍛えるならば、軽い筋肉痛があっても心配はないので、軽い筋肉痛が出る程度の運動量を目安にするといいでしょう。

第5章

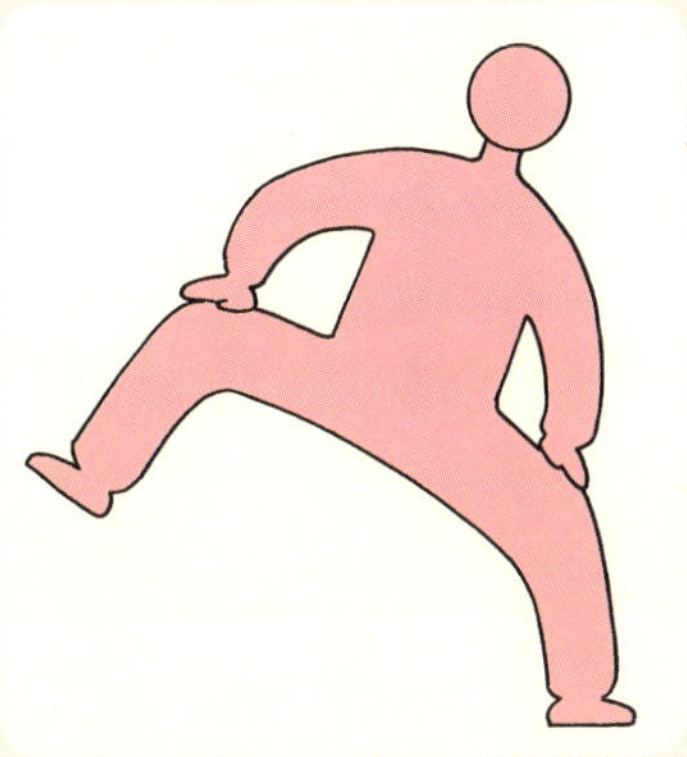

股《こ》関《かん》節《せつ》の痛みを自分で治す体操＆生活習慣

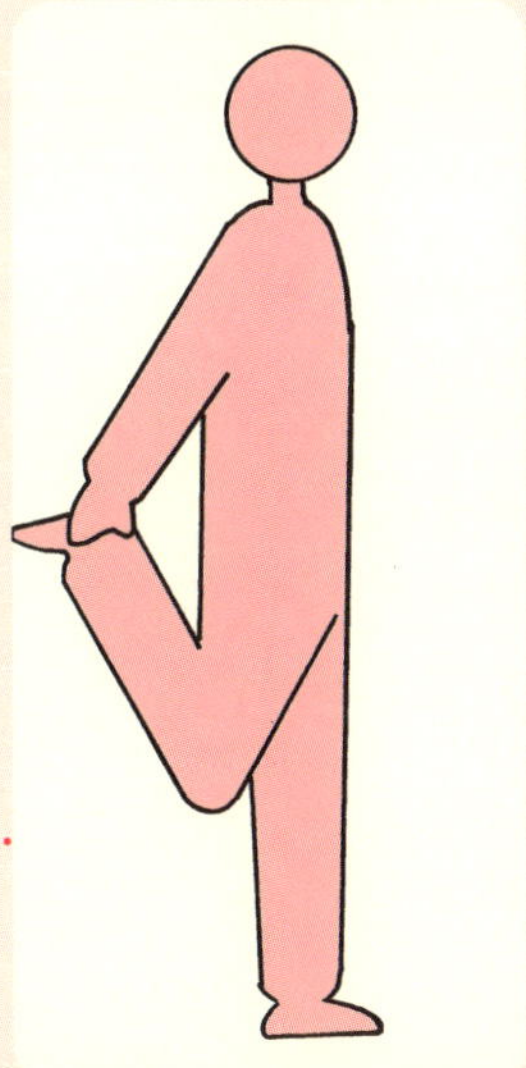

矯正

1

股関節《こかんせつ》の痛みを自分で治す
簡易版・股関節矯正《きょうせい》

私は、かなり前より「痛みを少しでもやわらげるために自分でできることはないだろうか」と、全国の股関節トラブルを抱えている患者さんからリクエストをいただいていました。その声にお応えして編み出したのが、自分でできる「簡易版・股関節矯正」です。

股関節を支える関節や筋肉をほぐすことで痛みを取る

「かかとプッシュ体操」は、関節内の〝ひっかかり〟をはずし、関節の可動域を押し広げるエクササイズです。

朝晩の2回、毎日の習慣にしていれば、〝ロッキング〟した関節が、徐々に柔軟性を取り戻し、本来の滑らかな動きを取り戻すようになります。

軽度の関節痛であれば、これだけで治ることもあります。また、今は痛みがないという人も、予防として習慣にすることをおすすめします。

「中臀筋をゆるめるエクササイズ」は、筋肉をほぐすためのものです。

股関節の位置は、左右のお尻のへこんだところから10㎝ほど奥にあるため、実際に手で触ることができません。そのため簡易版・股関節矯正では、股関節の骨の上や大腿骨《だいたいこつ》の後ろにある筋肉に、テニスボールを当ててこりを取るためのエクササイズを行います。

股関節に異常があると、股関節を支える中臀筋が疲労するようになります。中臀筋にこのエクササイズを行うことで、中臀筋の収縮がゆるんで疲労が解消され、股関節の痛みをやわらげる効果につながります。

簡易版・股関節矯正

ここでは、最も楽な体勢で
股関節の簡易矯正ができる
「かかとプッシュ体操」と
「中臀筋をゆるめるエクササイズ」を
紹介しましょう。
関節をゆるめ、中臀筋の収縮をほぐし、
股関節の痛みをやわらげます。
用意するのは、硬式テニスボール1個です。

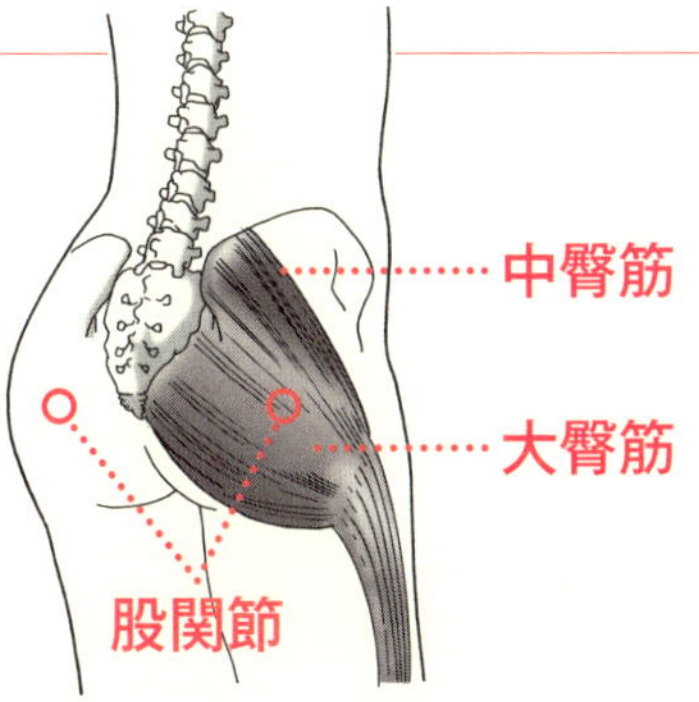

中臀筋は、太ももの大腿骨の外側にある筋肉です。お尻のいちばん大きな筋肉の大臀筋とつながっています。

かかとプッシュ体操

あおむけになり、片方の脚の付け根に、もう片方の足のかかとを当てます。かかとを脚の付け根に30秒間プッシュして、これを3セット行います。

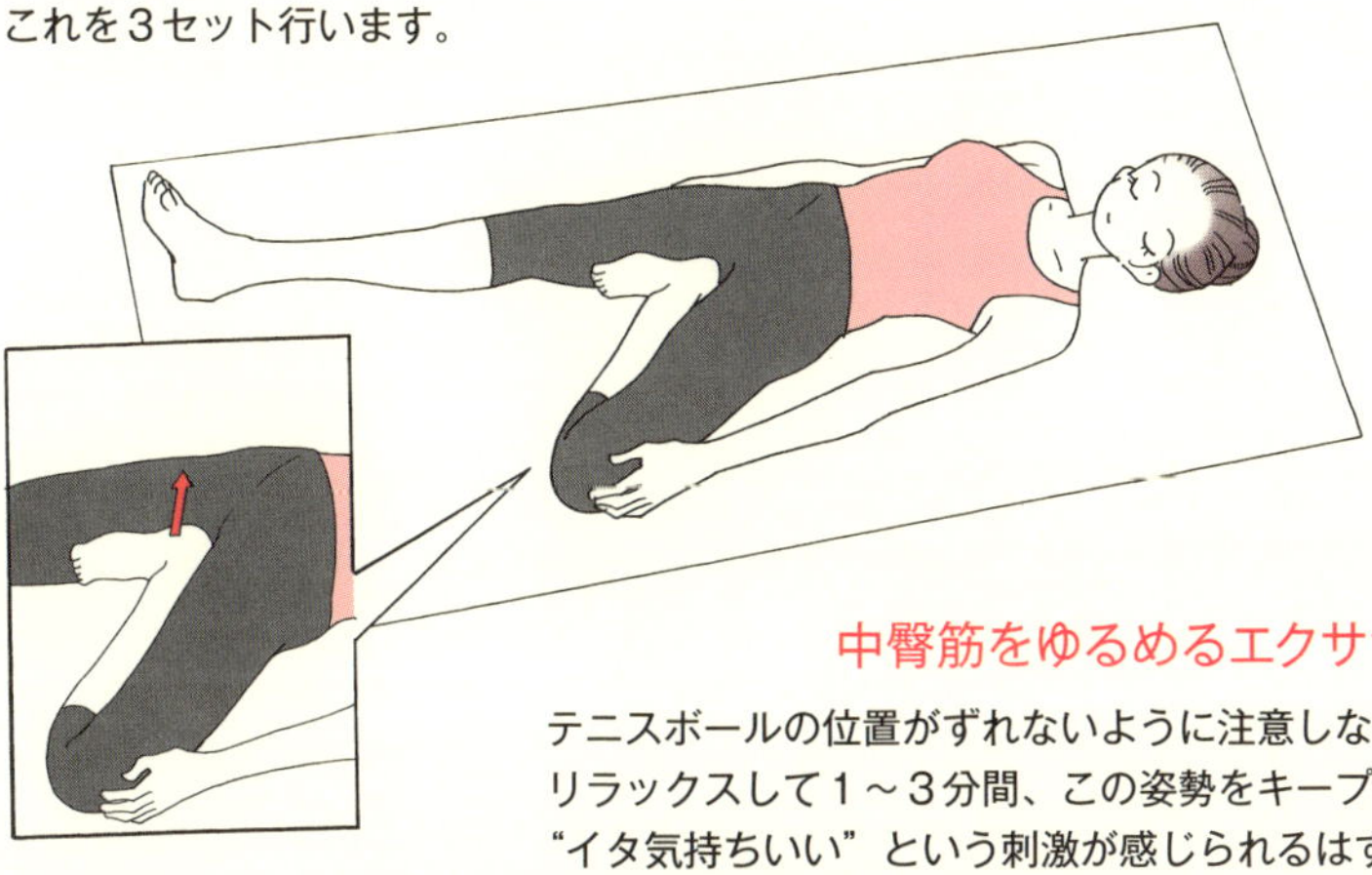

中臀筋をゆるめるエクササイズ

テニスボールの位置がずれないように注意しながら、リラックスして1～3分間、この姿勢をキープします。“イタ気持ちいい”という刺激が感じられるはずです。

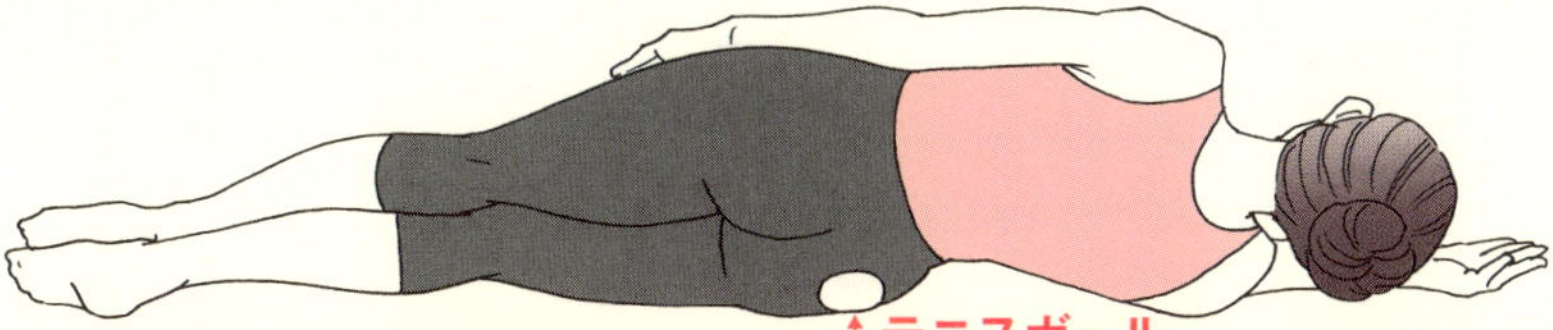

＊POINT
- 硬式テニスボールを1個使用
- 1回3分以内、朝晩の2回行う

体操
1

太ももからひざまでを鍛える
大腿四頭筋《だいたいしとうきん》ストレッチ

「大腿四頭筋ストレッチ」は、太ももからひざのまわりの筋肉を柔軟にして、疲労回復や筋力強化をするためのエクササイズです。

体の中で いちばん強い筋肉

大腿四頭筋は、太ももの前面からひざの下まである大きな筋肉です。人間の体の中でいちばん強いといわれる筋肉です。文字どおり4つの筋肉（大腿《だいたい》直筋《ちょっきん》・外側広筋《がいそくこうきん》・中間広筋《ちゅうかんこうきん》・内側広筋《ないそくこうきん》）で構成されています。

「ひざのバネ」として知られている筋肉ですが、股関節《こかんせつ》は大腿四頭筋が縮むことによって曲げることができるのです。つまり、歩く、走る、ジャンプするなど、ダイナミックな動きを可能にさせている股関節の重要な役割を担っているのが、大腿四頭筋なのです。

そのため、大腿四頭筋ストレッチをしっかりと行うには、ひざの屈曲と股関節の伸展《しんてん》も必要になるわけです。

本来、大腿四頭筋ストレッチは、スポーツや立ち仕事などで疲労して異常収縮を起こした大腿四頭筋炎症などの治療法です。また、子どもに多いオスグッド病や、バスケットボールやバレーボール選手などが発症しやすい膝蓋《しつがい》靱帯炎《じんたいえん》（ジャンパー膝《ひざ》）の予防策としても非常に有効です。

最近は、太ももの引き締め、脚のスタイル維持・向上、ヒップアップなどのエクササイズとしても効果が期待できます。立ち仕事やスポーツをしている方には、おすすめします。

大腿四頭筋を鍛える

太ももからひざまわりの筋肉を
柔軟にするストレッチです。

●大腿四頭筋ストレッチ

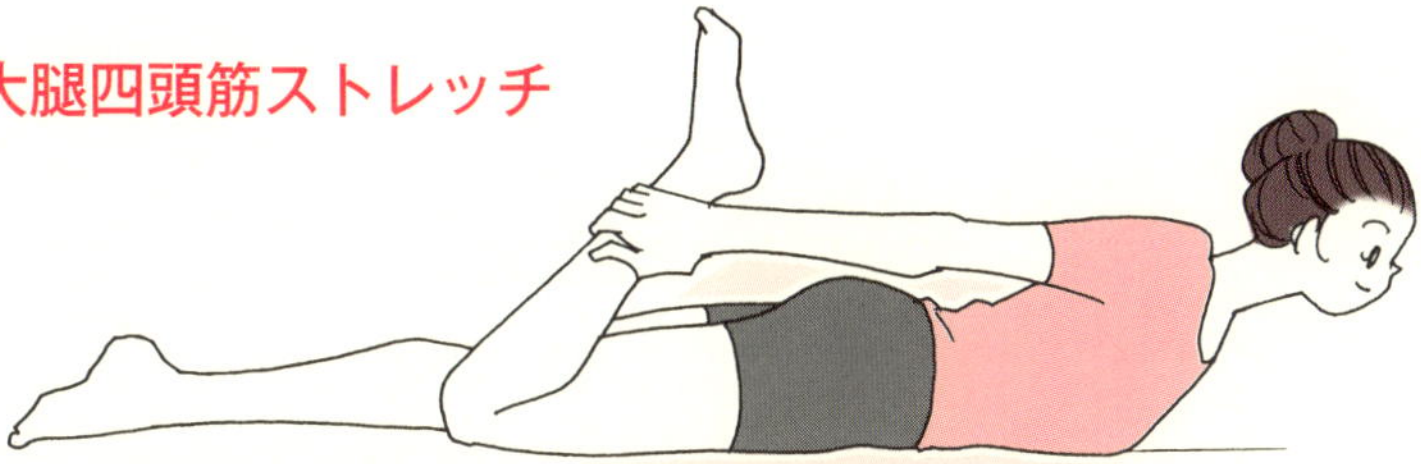

1

床にうつ伏せになり、ひざを曲げて足首を握り、
その手の力に抵抗するようにひざを伸ばそうと努力します。
反対側も同様に行いましょう。

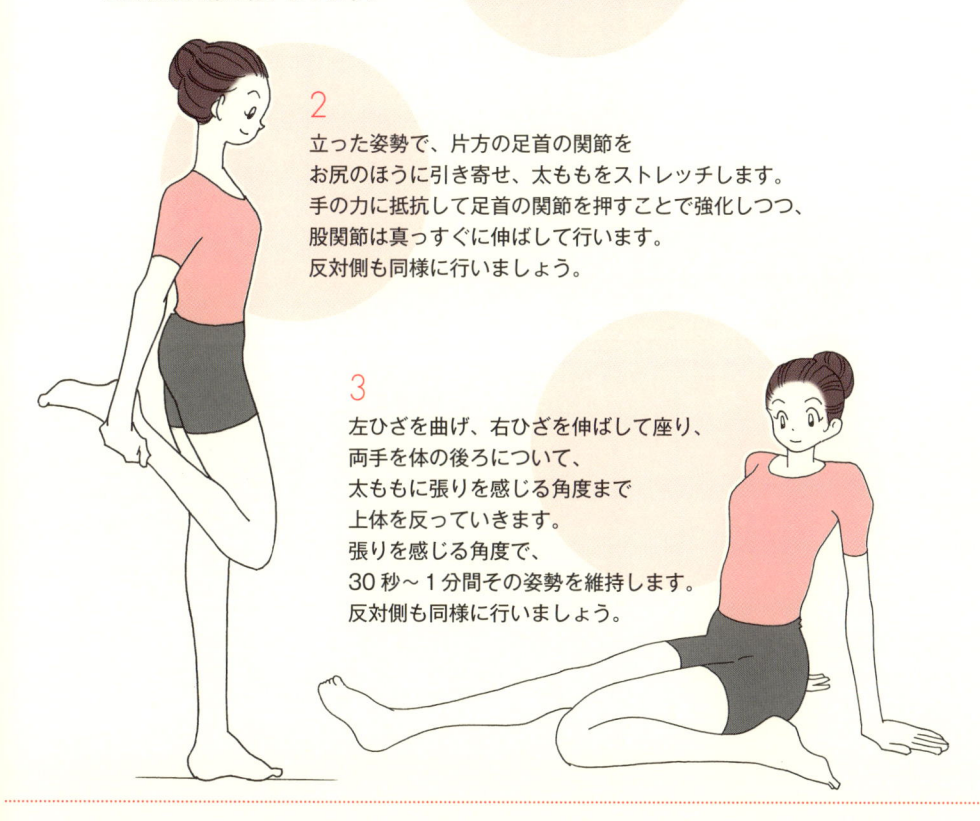

2

立った姿勢で、片方の足首の関節を
お尻のほうに引き寄せ、太ももをストレッチします。
手の力に抵抗して足首の関節を押すことで強化しつつ、
股関節は真っすぐに伸ばして行います。
反対側も同様に行いましょう。

3

左ひざを曲げ、右ひざを伸ばして座り、
両手を体の後ろについて、
太ももに張りを感じる角度まで
上体を反っていきます。
張りを感じる角度で、
30秒～1分間その姿勢を維持します。
反対側も同様に行いましょう。

体操 2

骨盤を引き締めて足腰を鍛える「四《し》股《こ》踏《ふ》みスクワット」

最近、お相撲さんの専売特許ともいえる「四股踏み」が、骨盤を引き締め、股関節《こかんせつ》の周囲の筋肉を刺激して、足腰を鍛えるストレッチとして注目されているのです。

〝四股を踏む〟というのは、力士が土俵の上で片足を高く上げ、強く地を踏む所作です。相撲稽古の重要な基本動作のひとつですが、他方では、地を踏み鎮めるという宗教的な意味を持っています。それはさておき、四股を踏むのは、お相撲さんにとって筋肉トレーニングというわけです。

ひざの故障やO脚の防止に

では、四股を踏むことで、どのようなメリットがあるのでしょうか。考えられるのは、次のようなことです。

①足首、ひざ、股関節の柔軟性を養う、②片足に重心を寄せ、最終的には片足立ちになるため、バランス感覚が養われる、③腸腰筋《ちょうようきん》、臀筋《でんきん》群、大腿四《だいたいし》頭筋《とうきん》、ハムストリングスなど、腰まわりの筋肉が鍛えられる、といった効果が期待できます。

なお、太ももの大腿四頭筋では、特に太ももの内側、足の内転に関連する筋肉群は衰えやすいため、四股を踏むことで、ひざの故障やO脚の防止にもつながります。

四股踏みの簡単な方法は、左ページで紹介しますので、チャレンジをしてみてください。試してみるとわかりますが、10回もやれば、軽く汗ばんでくるはずです。

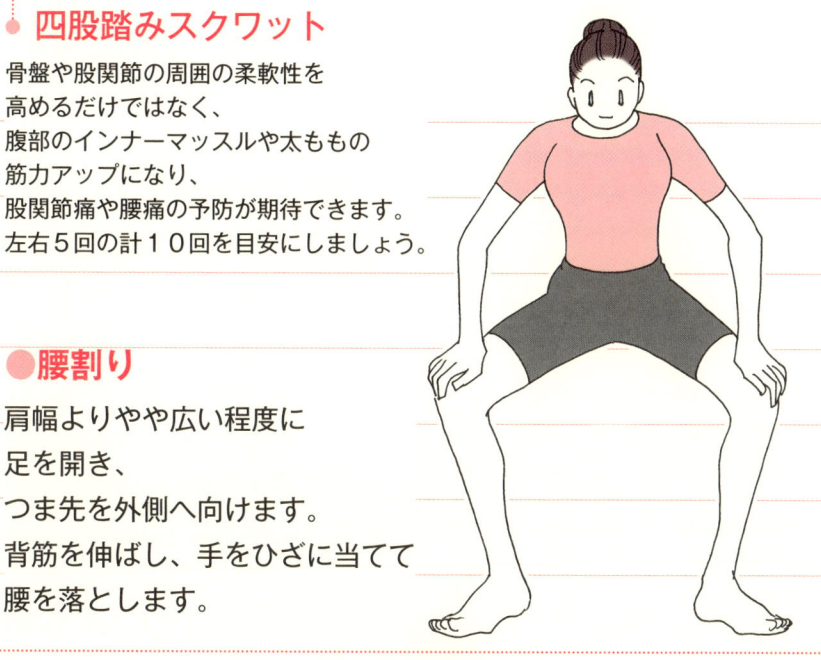

● 四股踏みスクワット

骨盤や股関節の周囲の柔軟性を
高めるだけではなく、
腹部のインナーマッスルや太ももの
筋力アップになり、
股関節痛や腰痛の予防が期待できます。
左右５回の計１０回を目安にしましょう。

●腰割り

肩幅よりやや広い程度に
足を開き、
つま先を外側へ向けます。
背筋を伸ばし、手をひざに当てて
腰を落とします。

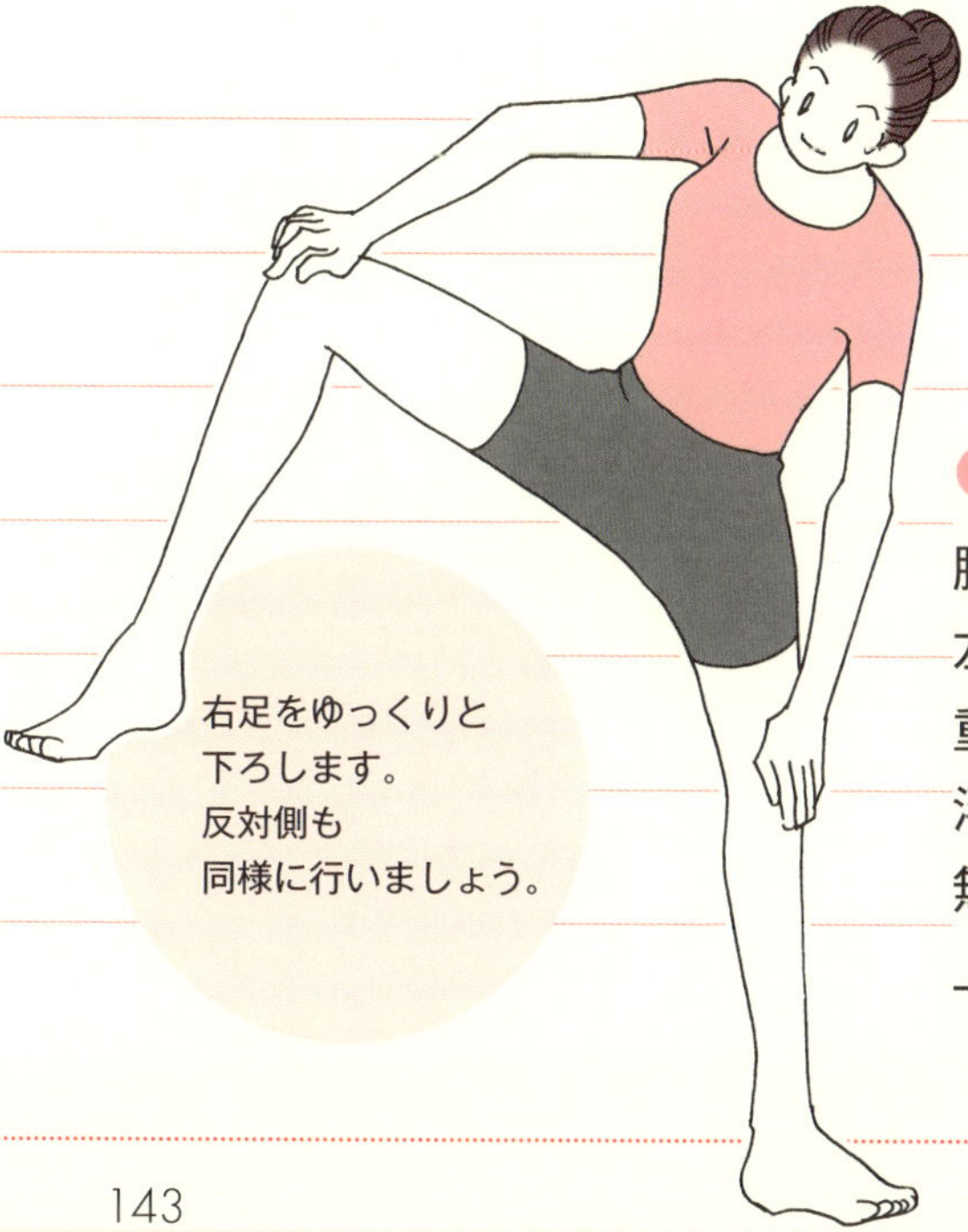

●四股踏み

腰が安定したら、
左足のひざを伸ばしながら
重心を移動させ、
浮いた右足を
無理のないところまで
上げます。

右足をゆっくりと
下ろします。
反対側も
同様に行いましょう。

体操 3

足を引きずるような歩き方は、お尻の筋肉を鍛える！

変形性股関節症《こかんせつ》は、もともと女性に多い先天性股関節脱臼のある人や、ひざに痛みがあって足を引きずるような歩き方の症状のある人に発症しやすい疾患です。また、男女問わず急性の腰痛を治療しないで、がまんしていた人にも見られます。

股関節に機能異常があると、足の付け根に痛みが生じるため、無意識に股関節を動かさなくなってしまいます。すると、股関節の周囲の筋肉は徐々に落ちてきて、なかでも大臀筋、中臀筋、小臀筋というお尻の筋肉が弱くなります。その結果、骨盤をしっかり支えられなくなり、歩くたびに骨盤が上下・左右に揺れるようになり、「足を引きずるような歩き方」が現れるのです。

股関節を支えるのは中臀筋と小臀筋

中臀筋と小臀筋は、主に股関節を支えている筋肉です。足を引きずるような歩き方の症状がある患者さんの中臀筋と小臀筋には、大きな負担がかかるため、筋肉疲労による異常収縮を起こしやすくなり、痛みを生じるのです。

また、腰痛を放置して仕事や運動を行っている人は、脊柱起立筋《せきちゅう》と大臀筋の異常収縮を起こしていて、骨盤に大きな負担がかかってしまいます。これは、非常に危険なことです。したがって、足を引きずるような歩き方を予防するには、大臀筋や中・小臀筋を鍛えればいいということになります。

股関節のためになるストレッチ

関節の可動域を広げ、
筋肉の柔軟性を高める
3つのストレッチを
紹介しましょう。
足を引きずるような
歩き方をする人に
おすすめです。

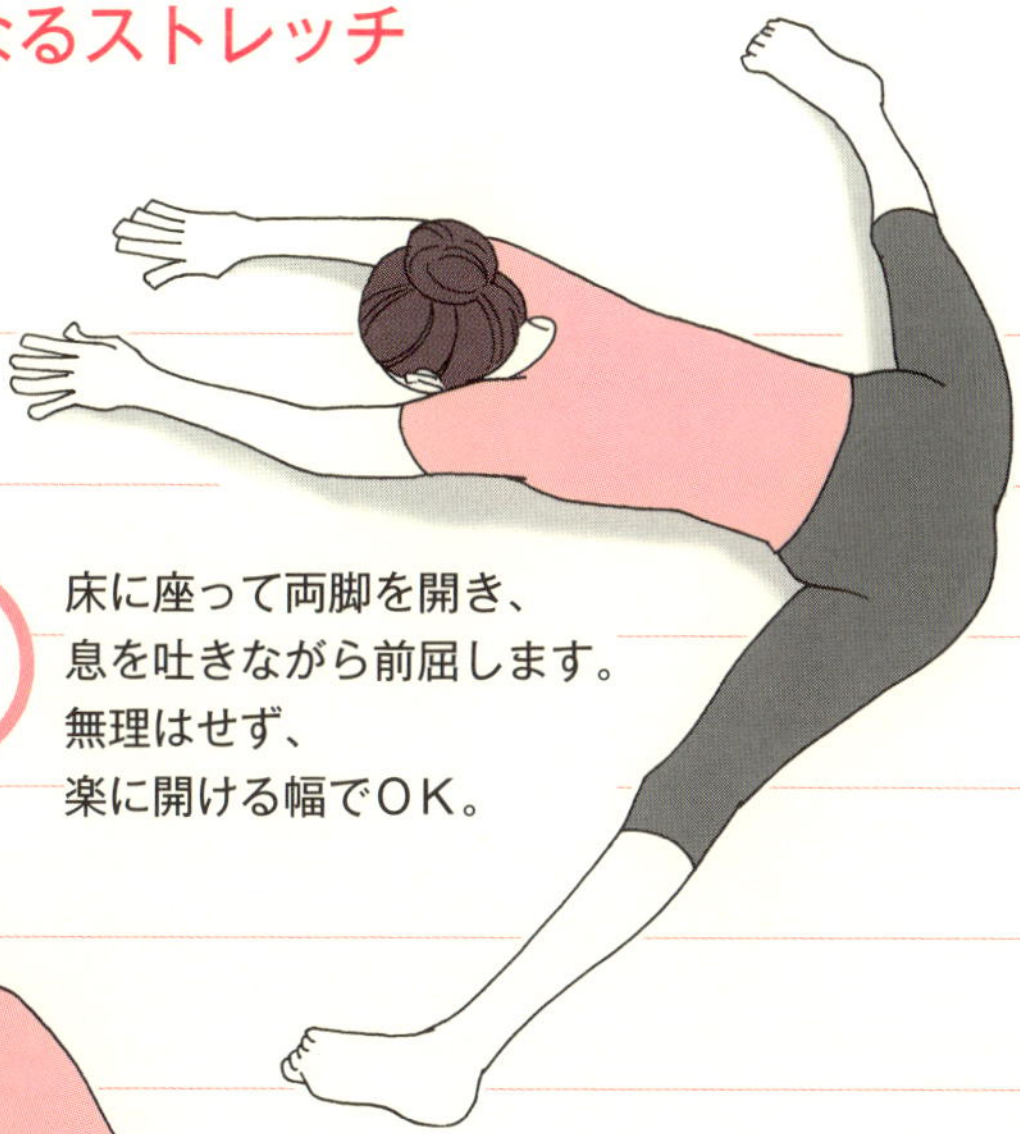

1

床に座って両脚を開き、
息を吐きながら前屈します。
無理はせず、
楽に開ける幅でOK。

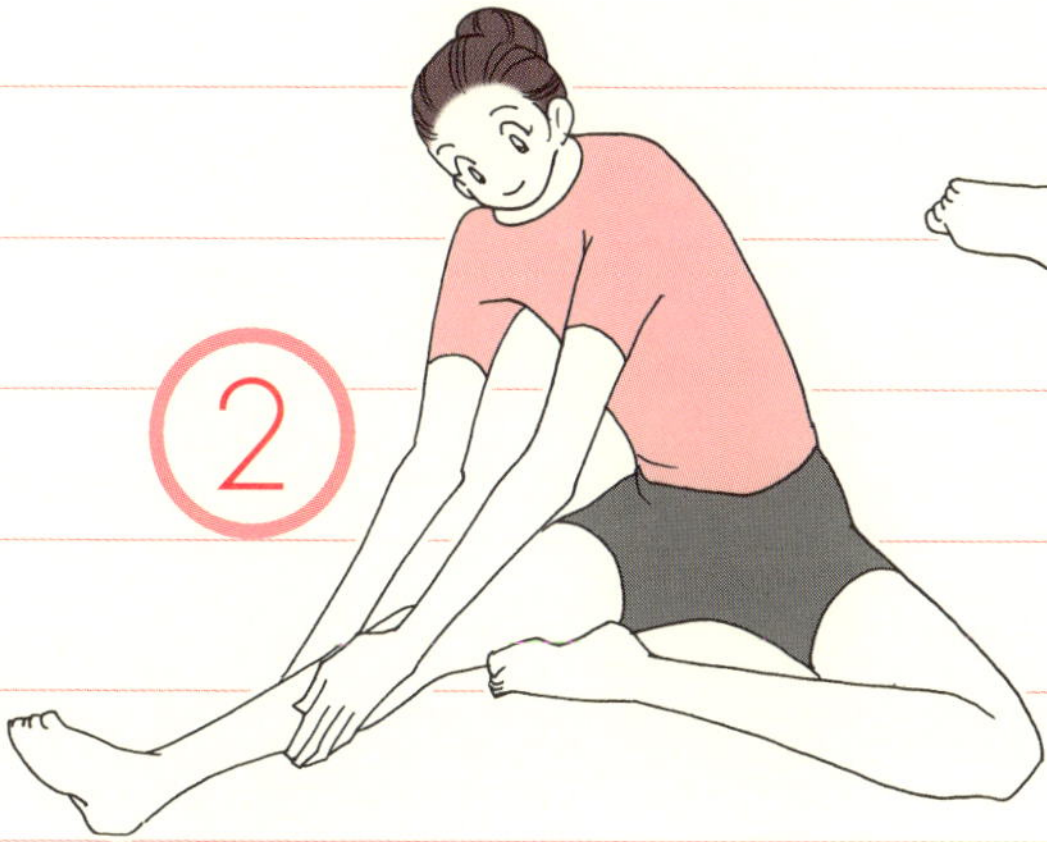

2

片方の脚は伸ばし、
もう片方の脚はひざを曲げて外側に倒す。
背筋を伸ばし、両手が足先に
触れるように上半身をゆっくり倒す。
5秒間静止して元の姿勢に戻す。
反対側も同様に行いましょう。

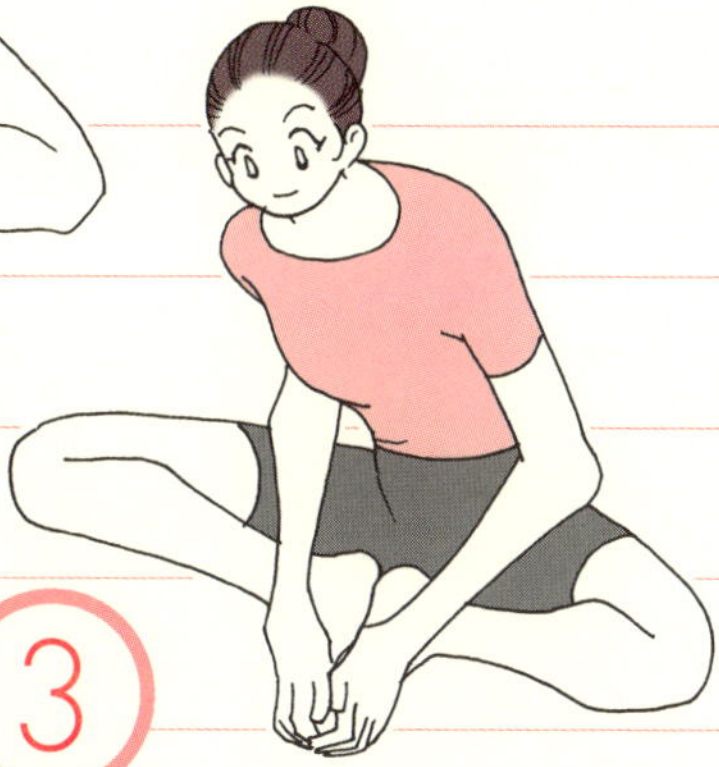

3

床に座って足の裏を合わせ、足首を両手で持ったままで前屈する。
腰が丸まらないように骨盤を立てて、背筋を伸ばした状態で 10 秒ほど静止する。
ゆっくり起き上がって3回繰り返します。

体操
4

無理せず自分が楽しめるもので運動不足を解消する

変形性股関節《こかんせつ》症は、一定期間、安静にしていれば治るという疾患ではありません。股関節が痛んだり、足を引きずるような歩き方になったりすると、どうしても外出をするのがおっくうになったりするものです。しかし、家にひきこもっていれば、ますます筋肉や関節が衰えてしまい、一気に老け込んでしまいます。

筋肉も関節も、私たちの運動器は使わないと、どんどん弱っていきます。筋肉量や関節可動域が低下すると、エネルギー代謝が落ちて、全身の血行も悪くなります。すると、動脈硬化や高血圧、糖尿病など、さまざまな病気になる可能性が高まります。これが、いわゆる「メタボリックシンドローム」ですね。

実際、定年退職した数カ月から半年くらいで、体の運動機能や内臓機能に不調を訴えるケースが非常に多いのです。定年後の生活で注意したいのが、歩くシーンが減ることです。特に男性に見られる傾向です。

無理せず長続きできる運動を楽しむ

自宅でできる運動や体操も大事ですが、気分転換をかねて、積極的に外へ出るようにしましょう。そして、無理をしないで長続きできる運動を積極的に行いましょう。股関節に体重負荷のかからないのは、水泳、ウオーキング、散歩、自転車などがあります。自分が楽しめるものを選んで、どんどんチャレンジしてみてください。

股関節に負担のかからない運動は？

同じような運動でも、股関節に負担のかかる場合がありますので、注意して選びましょう。

クロール

股関節に体重の負荷をかけずにできる最高の運動が水泳です。クロールか、バタ足がおすすめです。

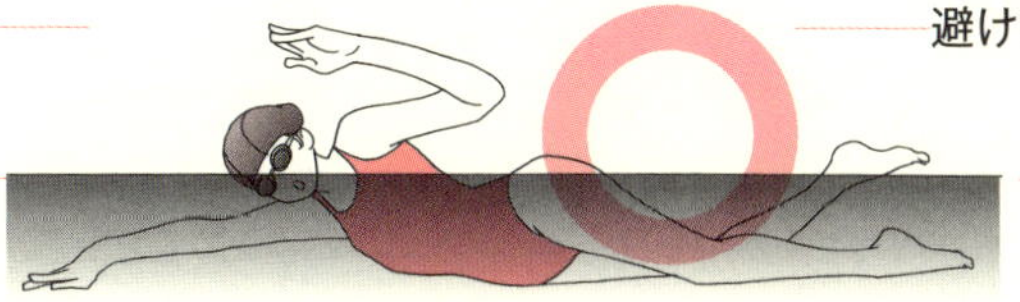

平泳ぎ

水泳はよいのですが、平泳ぎは股関節が十分開く人以外は避けましょう。

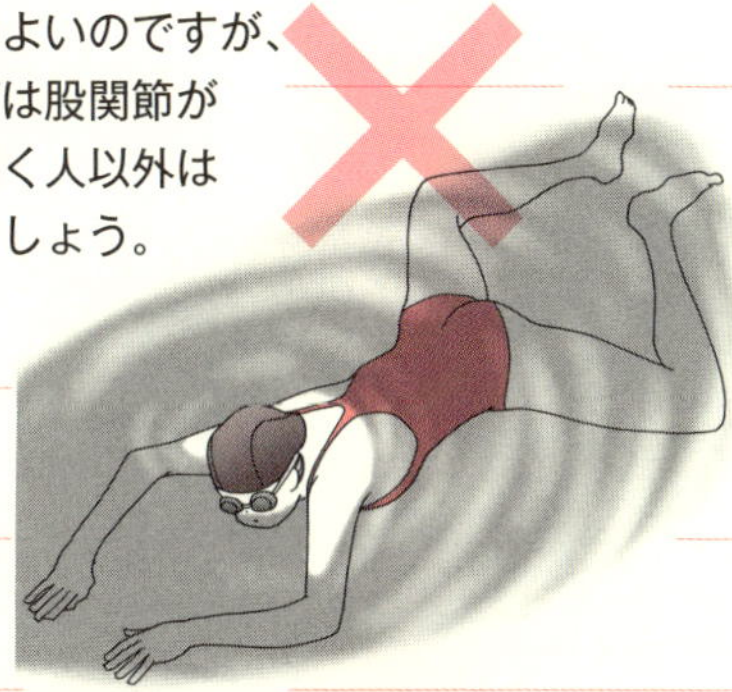

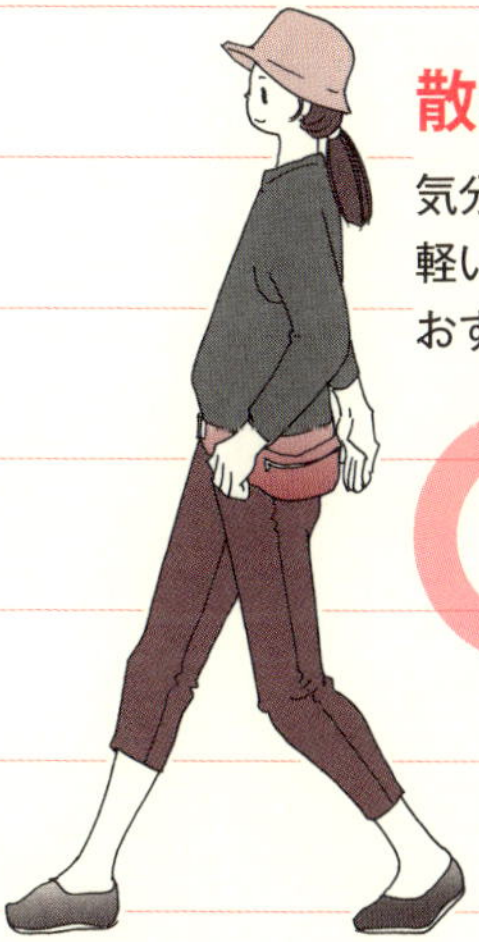

散歩

気分転換になる散歩や、軽いウオーキングはおすすめです。

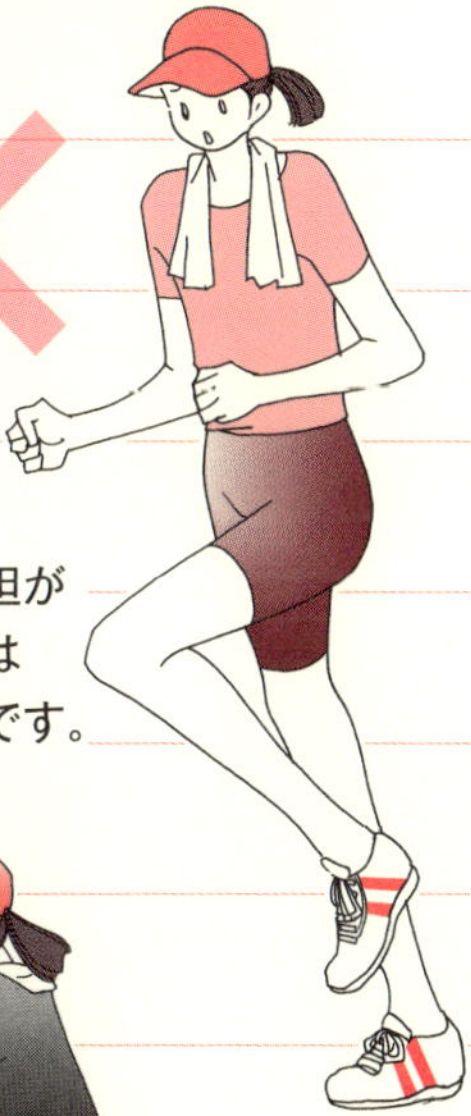

ジョギング

股関節に大きな負担がかかるジョギングは避けたほうが無難です。

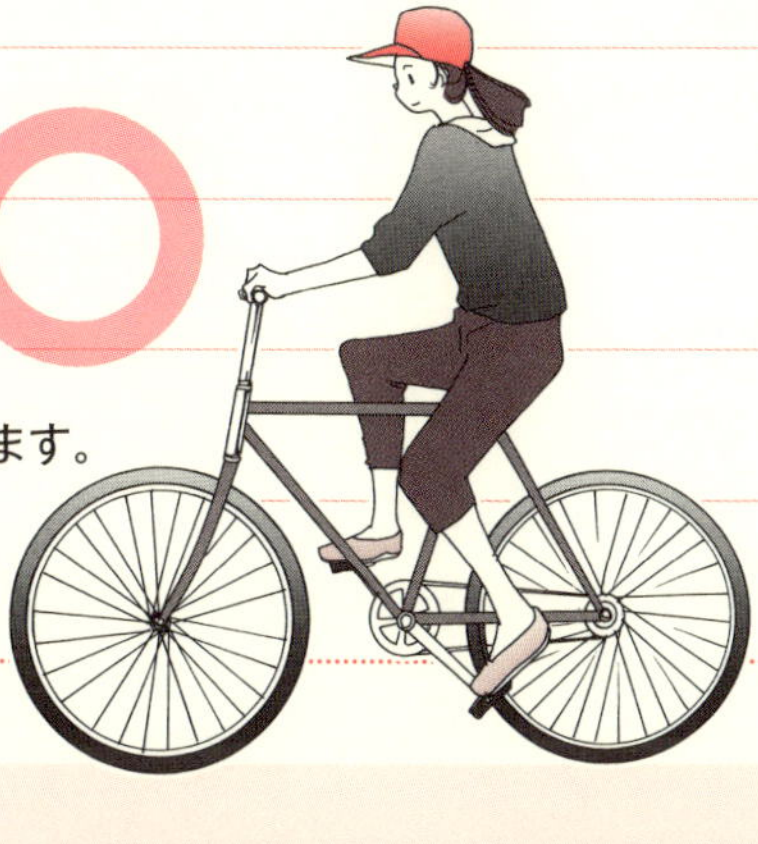

自転車

股関節に負担にならないサドル位置に設定して乗れば、自転車は筋力トレーニングになります。スポーツクラブのトレーニングバイクもＯＫ。

生活習慣

1

患部を温めるのは自分でできる「温熱療法」

股関節《こかんせつ》に痛みがある場合、その痛みをやわらげるために、医療レーザー、赤外線、超音波、ホットパックなどの温熱療法や物理療法が行われることがあります。ところが、股関節は体の深部にあるため、なかなか効果が見られないという難点があるのです。

お風呂のあとの、体操や筋トレが効果的

では、どうすればいいのでしょう。温めるのであれば、自宅でできるのです。それは、お風呂にゆっくりつかったり、患部に温湿布やカイロなどを貼ったりすればいいのです。

一般に、温めることで、次の4つの効果が期待できます。

①組織をゆるめる効果

筋肉や靱帯《じんたい》など、股関節周囲のこわばりが取れます。

②関節をゆるめる効果

関節の拘縮《こうしゅく》を取って、動きやすくします。

③血行を促進する効果

血管が広がって血行がよくなります。

④痛みを緩和する効果

関節のこわばりや痛みが取れたりします。

お風呂でしっかり温まったあとで、体操や筋肉トレーニングをすると、あきらかに関節が動きやすくなっていることがわかります。

自宅でできる温熱療法

関節や筋肉、靭帯のこわばりは、
お風呂や温湿布・カイロなどを利用して、
自分で手当てすることができます。

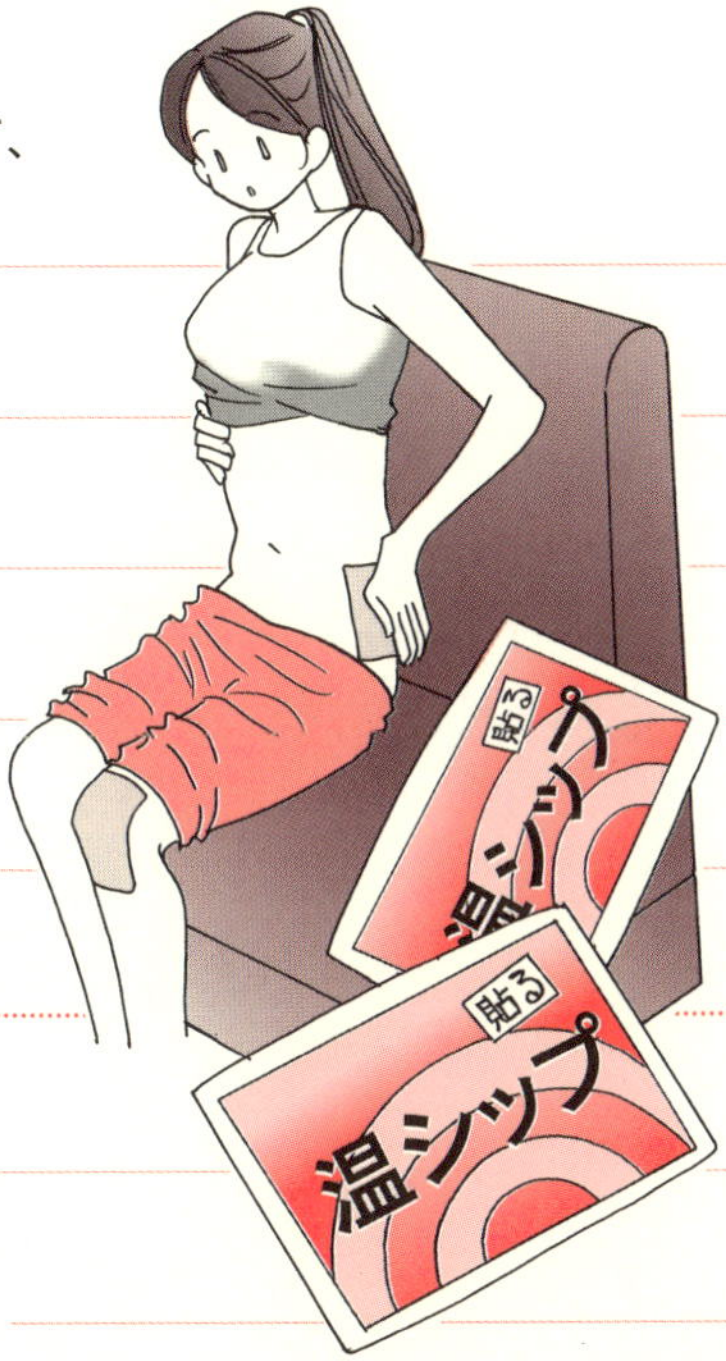

●温湿布

市販の湿布で、患部を温めます。
ただし、炎症して
熱がこもっているときは、
冷湿布で冷やすとよいでしょう。

●お風呂

体全体を温めて血行を
促進します。
ゆっくり温まれば、
リラックス効果もあります。
なるべく耳の下まで
つかる全身浴で、ぬるめの温度で
10 ～ 15 分程度を
目安に。

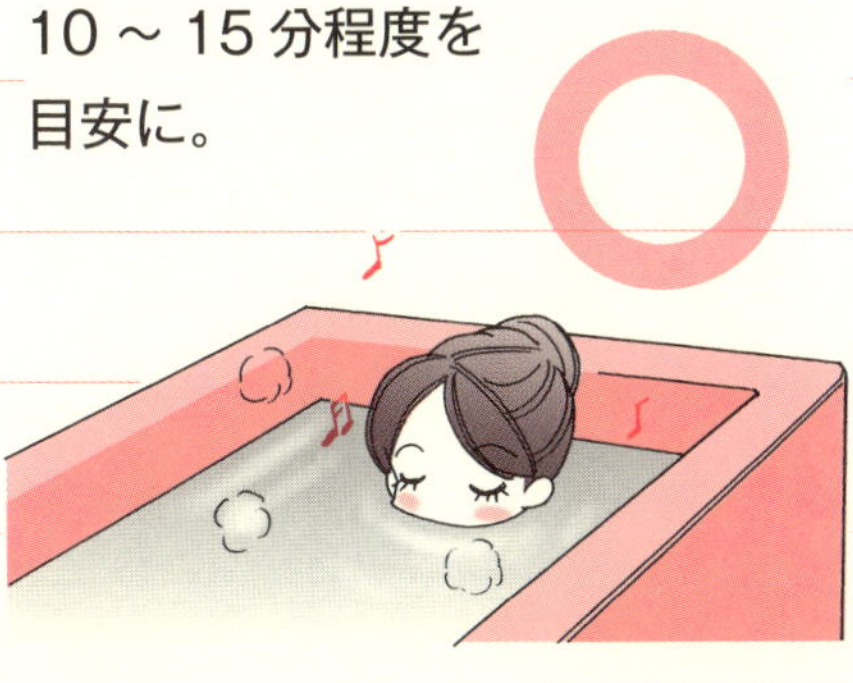

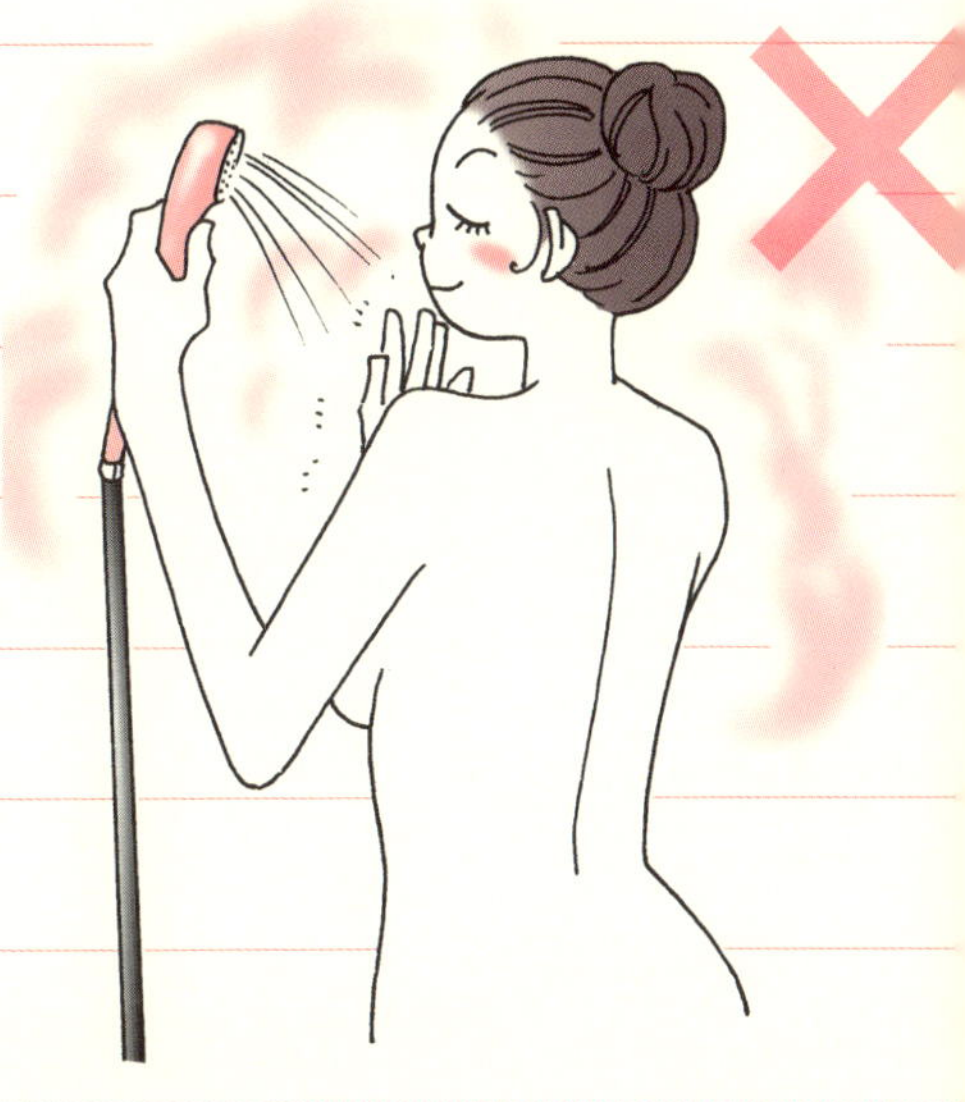

生活習慣
2

体重コントロールは、股関節《こかんせつ》の治療でもある

股関節を健康に保つには、体重コントロールが絶対不可欠です。適切な体重を維持できなければ、どんな治療をしても効果は期待できないと思ってください。太りぎみの人は、運動と食事療法で適正体重に減量することが、股関節の痛みを解消させる第一歩です。

関節にいい栄養素は、食事から摂取できる

〝関節にいい〟とされる「コンドロイチン」「グルコサミン」「コラーゲン」といった成分を摂取するとよいでしょう。これらは、もともと関節軟骨に含まれる主成分で、それを補充してあげるということですね。

これらの成分は、サプリメントとして市販されていますが、毎日の食事から摂取することができます。

たとえば、コラーゲンは、鶏皮や手羽先、フカヒレ、スッポン、アンコウ、ウナギ、煮こごりなどに比較的多く含まれます。コンドロイチンは、納豆、ヤマイモ、サトイモ、オクラ、ナメコなどのネバネバした食べ物と、かまぼこです。カニやエビの殻、干しエビに含まれるグルコサミンは、コンドロイチンの材料となるうえ、関節の痛みにもよいとされています。

また、筋肉の疲れを解消するお酢や、血行をよくする脂肪酸のEPAやDHAが豊富な青背魚などを食卓に並べる機会を増やすといいでしょう。

つまり、高血圧や糖尿病といった生活習慣病になりにくい食生活が、関節にとってもよいのです。

関節にいい食べ物

“関節にいい”とされる成分は、食事からも摂取できます。
体重コントロールと併せて、食事を見直しましょう。

●筋肉の疲れを解消する酢

体を酸性体質からアルカリ性体質に改善することから、疲労が回復します。

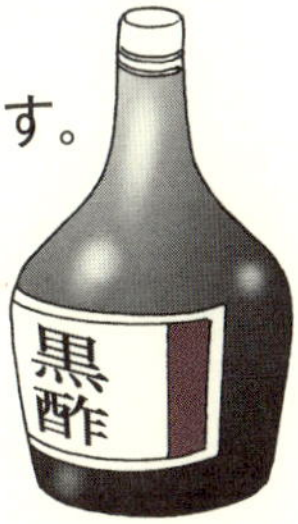

●血行をよくする青背魚

アジ、サンマ、サバ、イワシなどは、脂肪酸のＥＰＡやＤＨＡが豊富で、血行をよくします。

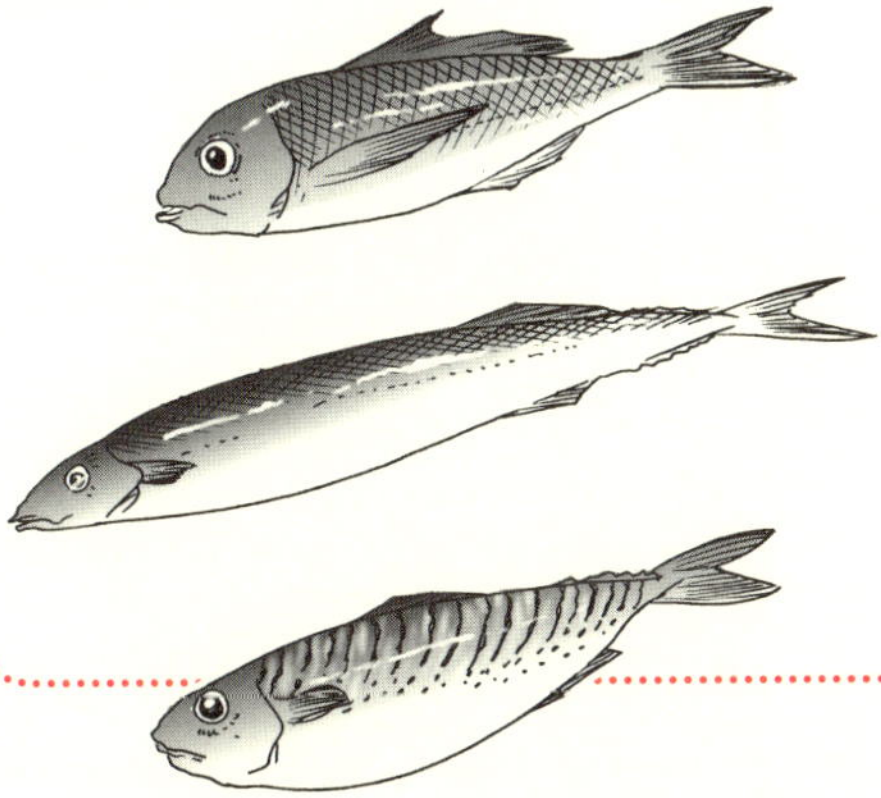

●間食はしない

もちろん肥満は大敵！
高カロリーの食事や、ケーキなどの糖分や脂肪分の多い間食は避けましょう。

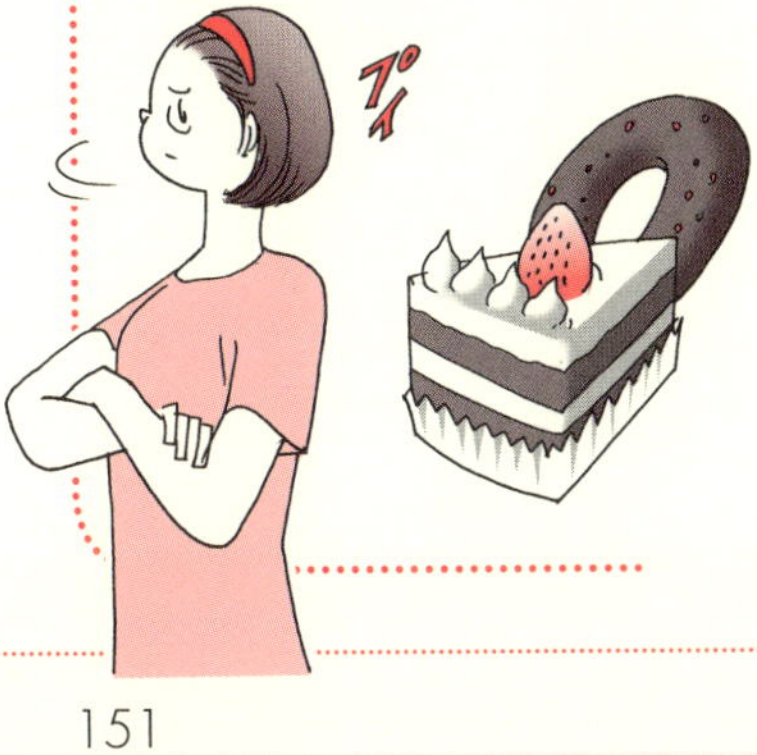

●コラーゲンの多い食べ物

コラーゲンが豊富なのは、鶏皮、手羽先、アンコウ、煮こごりなどです。

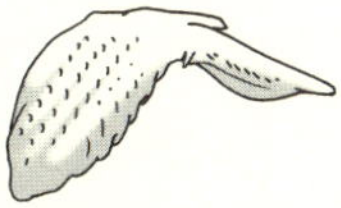

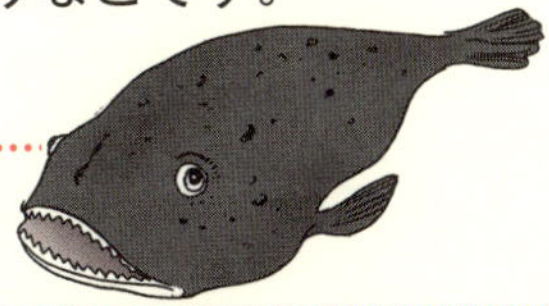

生活習慣
3

股関節《こかんせつ》を悪化させない「生活スタイル」とは？

変形性股関節症は、生涯付き合っていく場合がほとんどです。股関節の痛みを悪化させないためには、日々の生活スタイルを見直しましょう。

家事も立ち仕事を減らし股関節の負担を減らす

具体的には、①寝具は布団からベッドに替える、②畳や床に座らないでいすに座る、③トイレは和式便座から洋式便座に替える、④階段、トイレ、お風呂など、上り下りやしゃがむ動作が多い場所には手すりを取り付ける、などがあげられます。

立ったときと座ったときの〝高低差〟が大きいほど、足の曲げ伸ばしに負担がかかる動作が多くなるのです。ですから、日常生活には洋風のよい点を取り入れ、高低差を少なくするように工夫することが大切です。

食卓はいすとテーブルであれば、立ち上がるときにテーブルに手をつくことができるので、それだけでも股関節への荷重負担が軽くなり、痛みを軽減することができます。

また、変形性股関節症は女性が圧倒的に多いため、よく問題になるのが家事仕事での工夫です。調理やアイロンがけなども、いすに腰掛けると楽になります。家事で1日中立ったままにならないよう、いすや踏み台を利用して負担を減らすとよいでしょう。

変形性股関節症の患者さんは、ひざ痛や腰痛にも悩まされているケースがほとんどです。すべての〝関節〟にやさしい工夫が必要です。

股関節にやさしい生活習慣

股関節の痛みを予防したり、軽減したりできるよう家の中を整え、ちょっとした動作も注意しましょう。

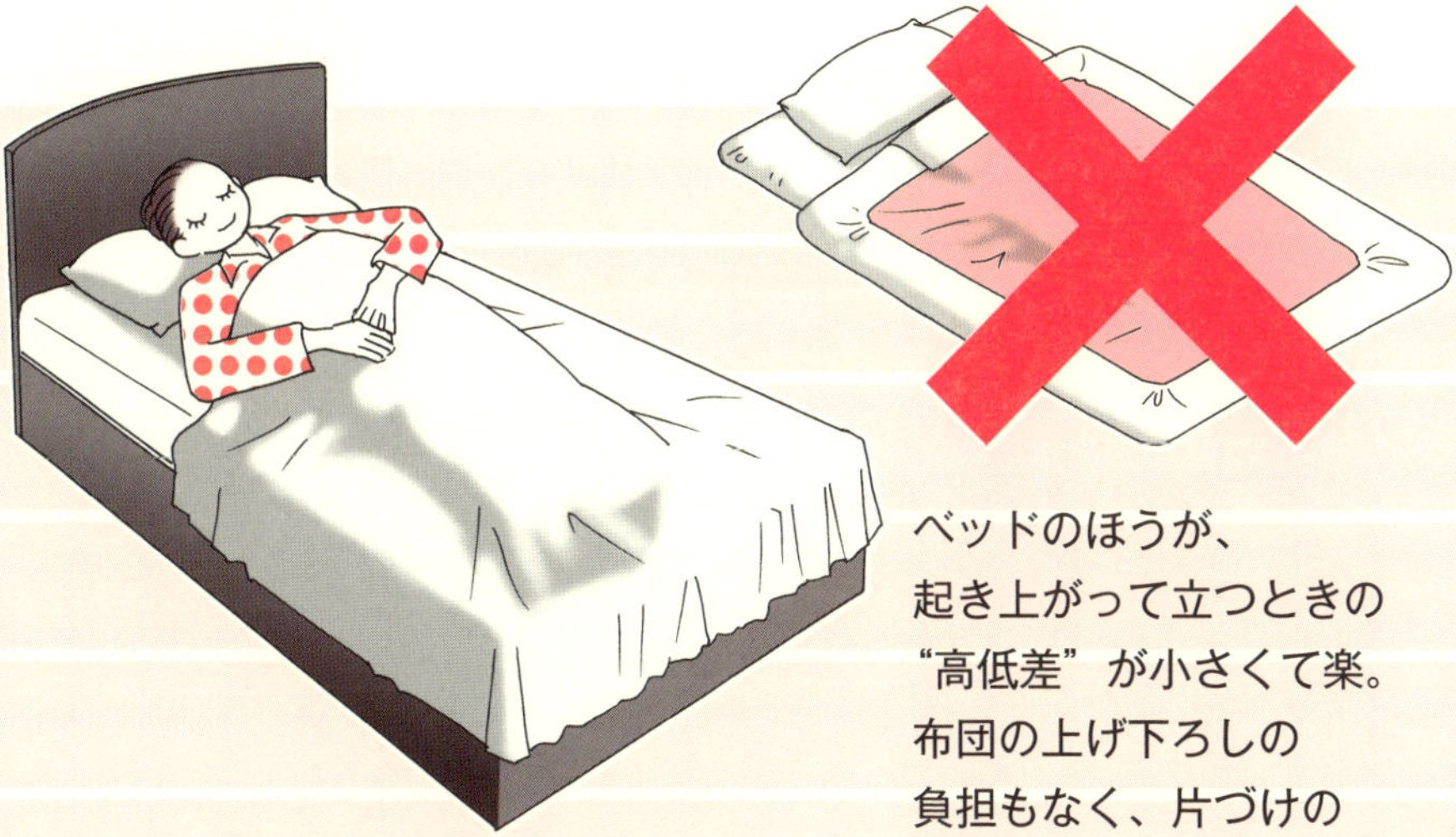

ベッドのほうが、
起き上がって立つときの
“高低差”が小さくて楽。
布団の上げ下ろしの
負担もなく、片づけの
面倒もありません。

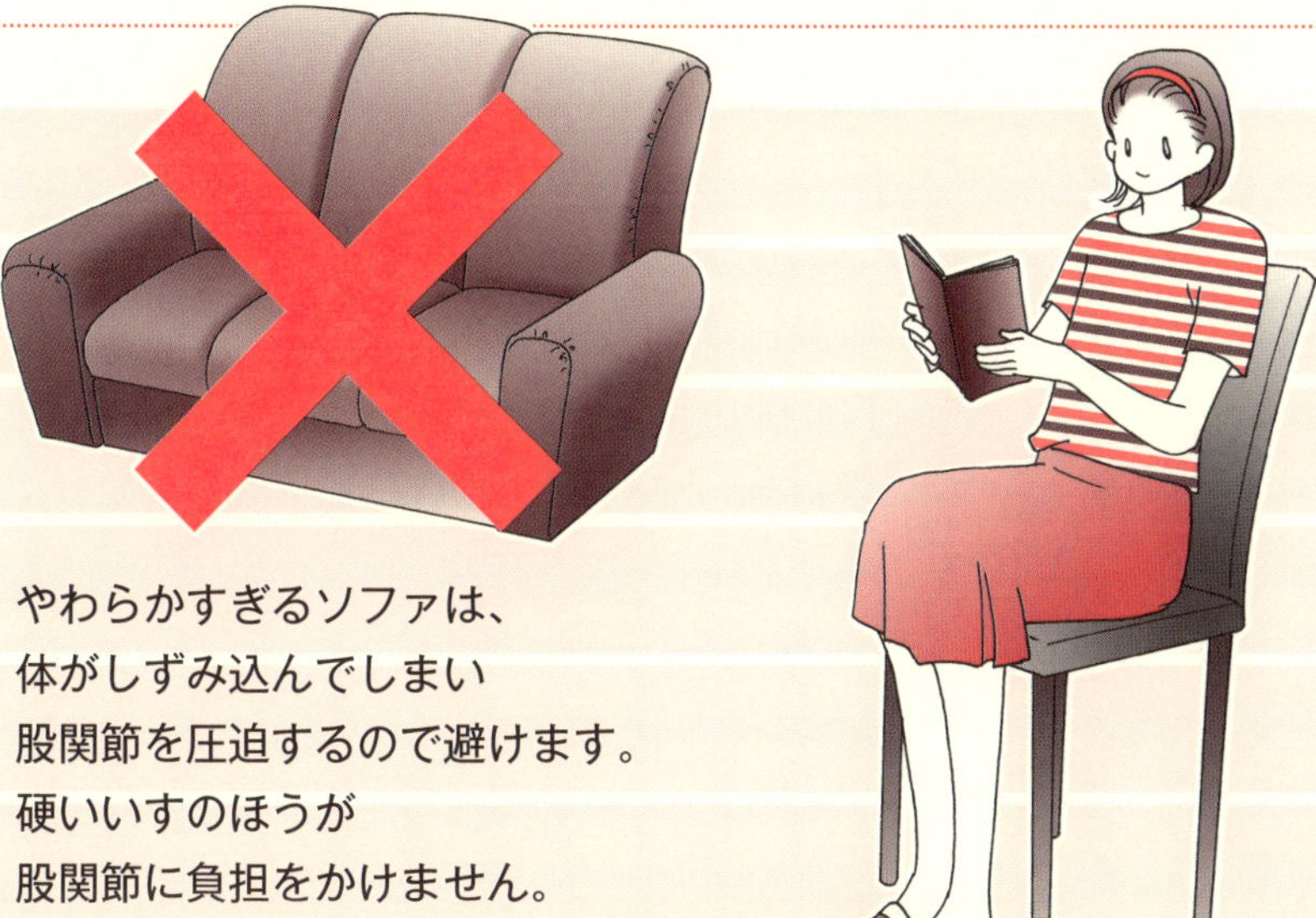

やわらかすぎるソファは、
体がしずみ込んでしまい
股関節を圧迫するので避けます。
硬いいすのほうが
股関節に負担をかけません。

生活習慣

4

股関節《こかんせつ》を悪化させない「生活動作」とは？

日常生活における何気ない「動作」でも、長い時間続けていたり、繰り返し行っていたりすることが、股関節に大きな負荷をかけているのです。

股関節を悪化させないためには、自分自身の何気ない生活習慣や、動作の〝癖《くせ》〟に気づき、それを改善していくことが大事です。

家事も立ち仕事を減らし股関節の負担を減らす

では、どのような動作が、股関節に負担をかけているのでしょうか。

①立つ、しゃがむ動作

急に座ったり、歩いているときに急停止したりするなど、急激な動作は股関節に大きな負担をかけます。

②立ちっぱなしで作業をするとき

家事で長時間立ちっぱなしになるときは、いすに腰掛けて作業をしたり、台に手を置いて作業したりします。

③重い荷物を持ち上げるとき

持ち上げる荷物は体の正面近くまで引き寄せ、かがむときはひざを曲げて腰を落とします。荷物は腕の力ではなく、太もも、お尻、腰の筋肉をすべて使うつもりで、体全体で持ち上げます。

④荷物の持ち方

ハンドバッグなどを、片方の腕や肩に掛けていると重心が片寄ってしまい、関節の変形が進む原因になります。左右の重さが均等になるように、なるべく両手で持ったり、持ち手を替えたりするように意識しましょう。リュックサックやキャリーバッグなどを利用すると便利です。

こんな動作が負担になっている

あなたの何気ない動作が、股関節に負担をかけています。
こうした生活習慣を見直すことで、股関節の痛みは軽減されます。

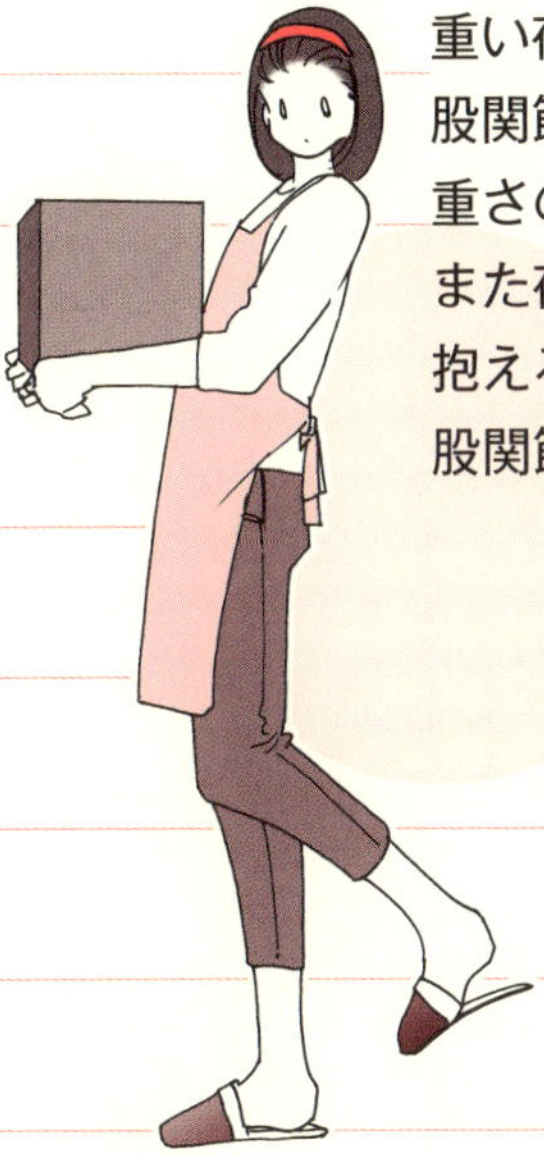

重い荷物を持って歩くのは、
股関節に「体重＋荷物」の
重さの負担がかかります。
また荷物を両手で
抱えるような姿勢も、
股関節に負担がかかります。

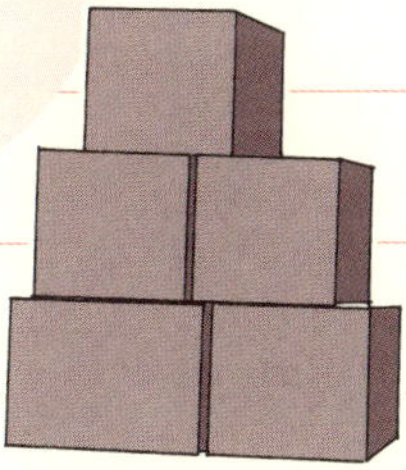

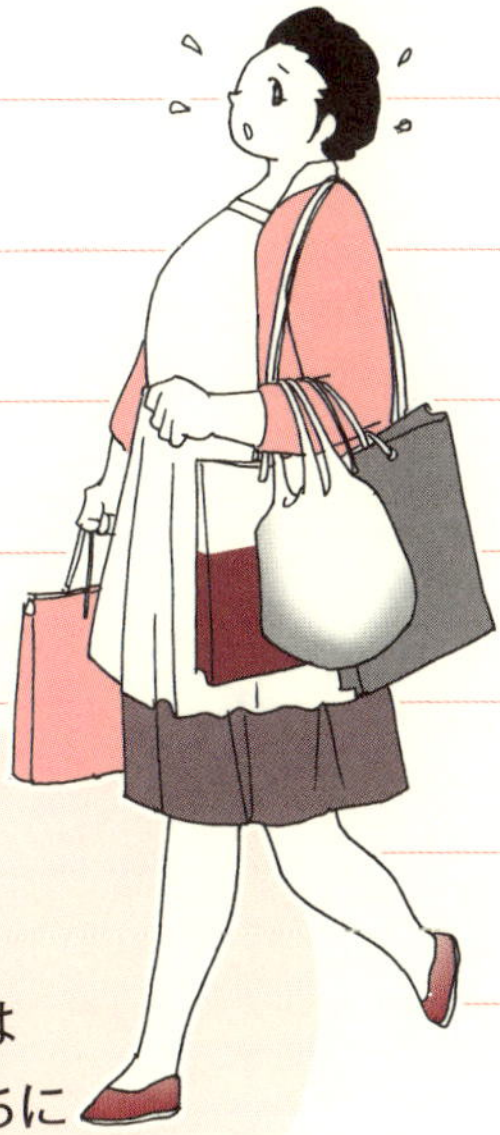

ショッピングは
気づかないうちに
長時間歩きすぎる傾向があり、
重い荷物を一度に
たくさん持って歩くのは、
股関節に負担をかけてしまいます。

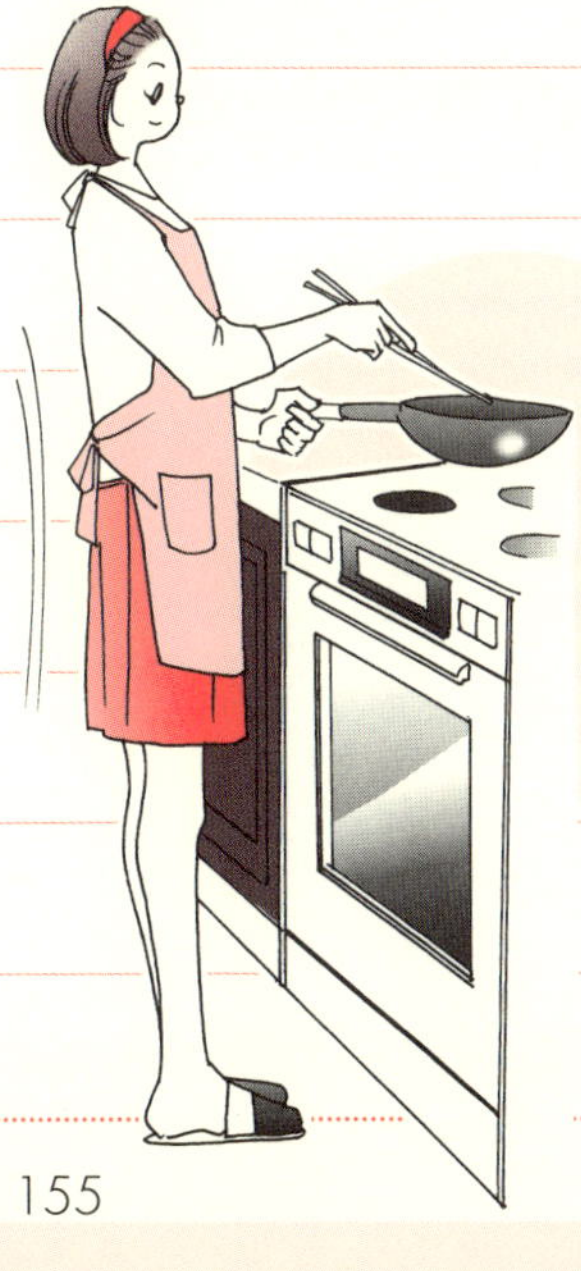

家事には立ち仕事が多く、
１日中立ったままということもあります。
スツールに座るなどして、
立ちっぱなしにならないように注意します。

生活習慣 5

股関節《こかんせつ》を悪化させない「ファッション」とは？

ひざや股関節のトラブルの予防や解消につながるファッションについて紹介しましょう。とにかく下半身の冷えは禁物です。冷えると血行が悪くなり、関節の動きが悪くなります。

腰や首を温めて冬も夏も冷え対策を心がける

ある20代の女性は、職場の冷え対策として、ひざ掛けだけでなく靴下やレッグウオーマーも持参しているといいます。また、外出時はもちろん、家の中でもレギンスや腹巻きを着用していて、暖かくしているというのです。使い捨てカイロを入れられる腹巻きも販売されているようです。冷え症は、若い女性に多いですね。

最近は、温かい部屋の中で冷たいものを摂取することが原因のひとつとなり、腸が冷える「腸冷え」という症状が、女性を中心に急増しているといいます。体や内臓が冷えてストレスがかかることで、副交感神経の働きが鈍くなり、腸の働きを低下させてしまうというので恐ろしいですよね。

腰を温めると、脳が「あまり寒くないかな」と判断し、手足の血管を拡張して、多くの血液を手足まで送ります。血流がよくなると熱も同時に伝わることになり、手足も温かくなります

首も冷やさないことが大切です。首まわりを露出するファッションはなるべく避けましょう。冬場はマフラーやネックウオーマーを装着して首を守り、夏場もスカーフを持っていれば、エアコン対策に便利です。

冷えは大敵!!

関節のセルフケアでは、冷え対策が欠かせません。
首、腰、ひざを冷やさないような
ファッションを心がけましょう。

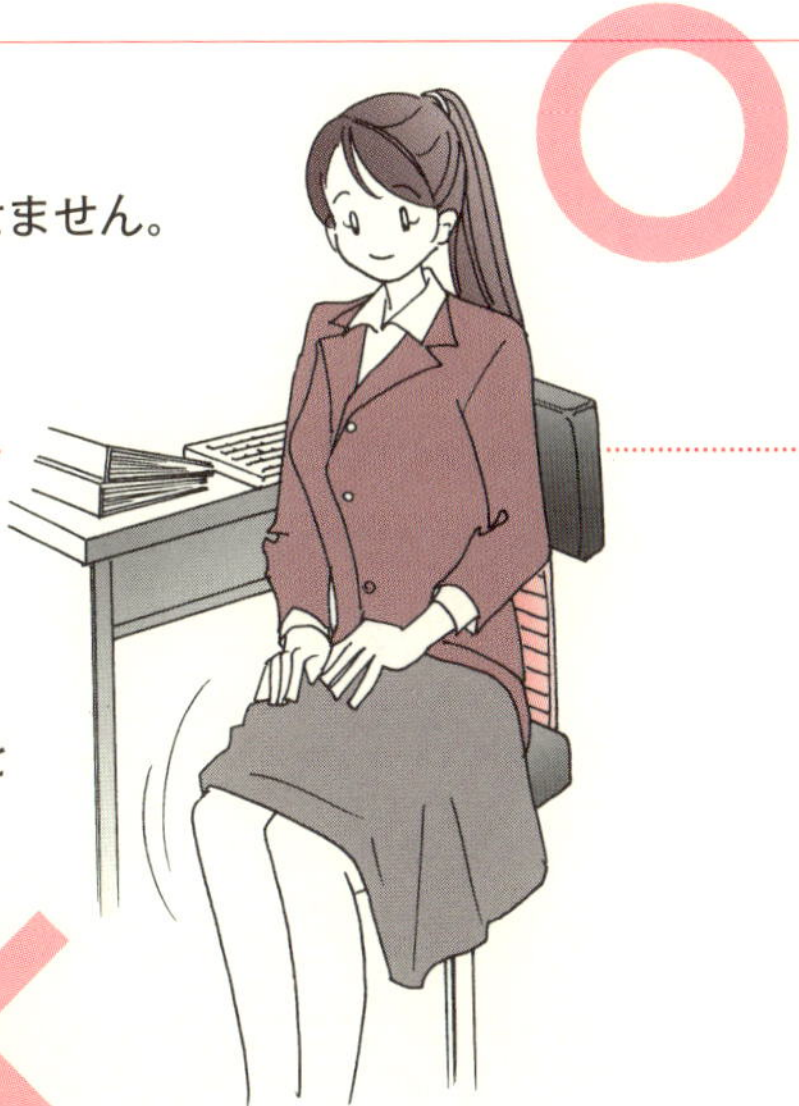

夏のクーラーは大敵。
関節を冷やさないように、
自宅では高めの設定温度にします。
職場では、ひざ掛けやショールなどを
活用しましょう。

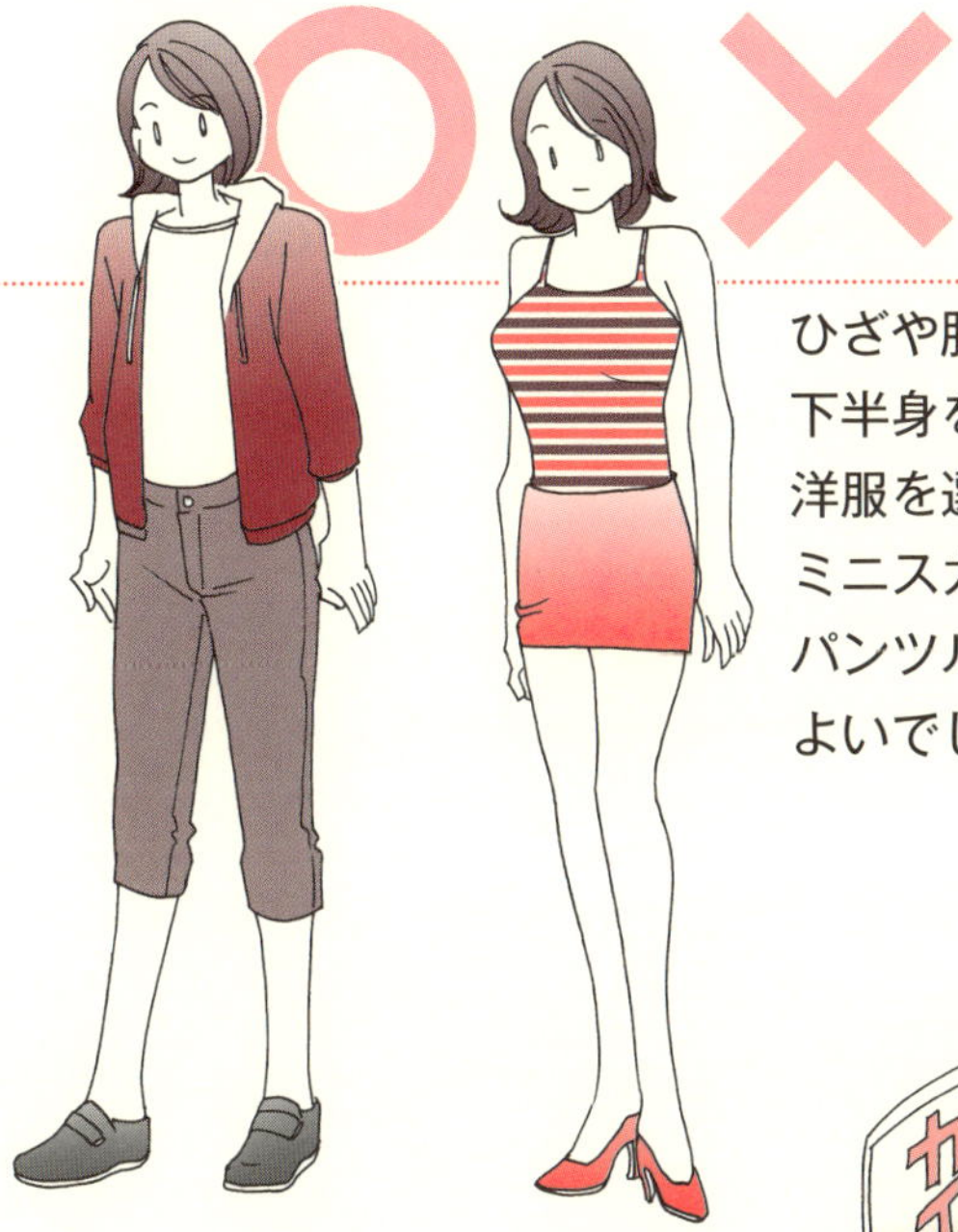

ひざや股関節痛で悩んでいる人は、
下半身を冷やさない
洋服を選ぶことが大切です。
ミニスカートより
パンツルックのほうが
よいでしょう。

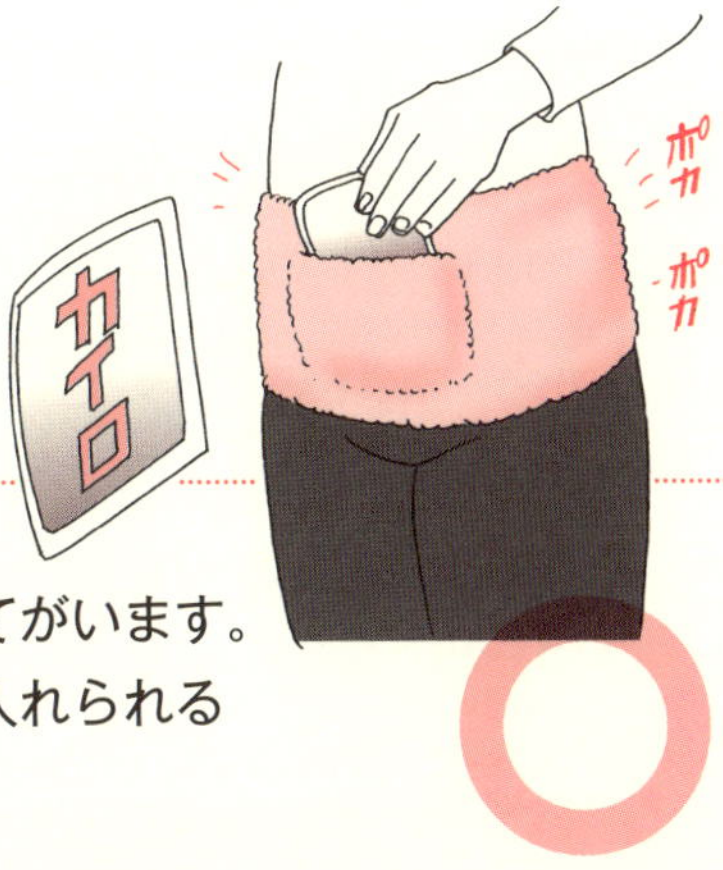

おすすめは使い捨てカイロ。
患部や冷えやすい部位にあてがいます。
最近は、使い捨てカイロを入れられる
腹巻きもあるようです。

column 5 グルコサミン、コンドロイチン etc. サプリメントは有効なのか？

現在、グルコサミン、コンドロイチン、コラーゲンといった成分が含まれたサプリメントが、市場をにぎわせています。これらを配合しているものもあり、相乗効果が期待できるというわけですね。

ひざ痛をはじめ、関節トラブルを抱えている人には、サプリメントを飲んでいらっしゃる方が少なくありません。

コンドロイチンは、軟骨や靱帯《じんたい》の弾力を増やして関節を強くするとされ、グルコサミンは軟骨の主成分のひとつであるため、関節を丈夫にするとされています。また、コラーゲンも関節の炎症や痛みにいいとされています。

いずれも、私たちの体内にある成分なので安全ですが、やはり品質は気になります。また、毎日摂取することで効果が期待できるものなので、値段も気になるところです。サプリメントを利用する場合は、信頼のできる会社のものを、大きな負担にならないよう予算に合ったものを選ぶといいでしょう。なお、これらの成分は、食事からも摂取することができます（詳しくは１５０ページ）。

ただし、どれを摂取しても、関節の痛みを根本的に解消するような効果は期待できません。ですから、「これさえ飲んでいれば安心だ」と考えるのは禁物。サプリメントは、楽しみながら利用していくぐらいがいいんですね。関節の痛みを解消し、滑らかに動かしていくための原動力となるのは、適正な治療とセルフケアです。

第6章

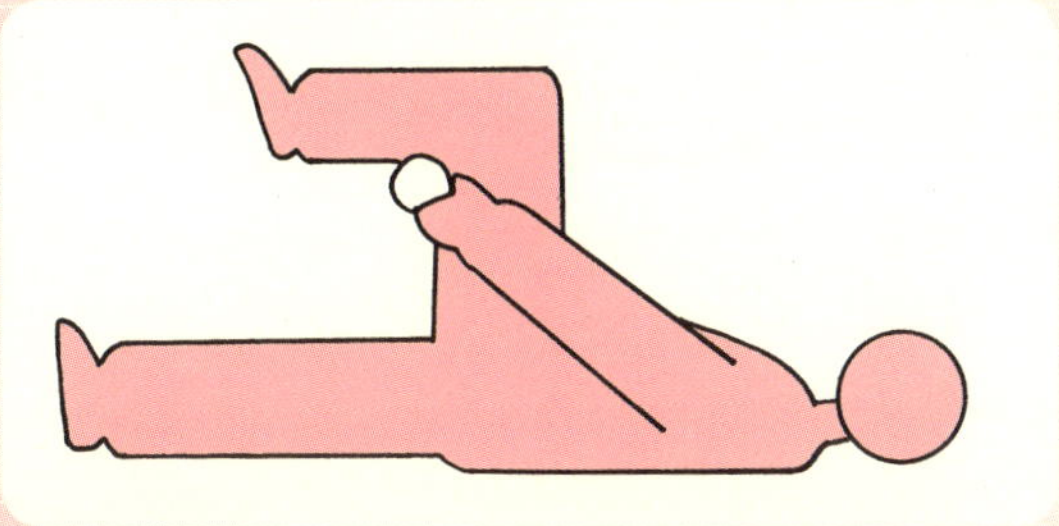

ひざ関節の痛みを自分で治す体操&生活習慣

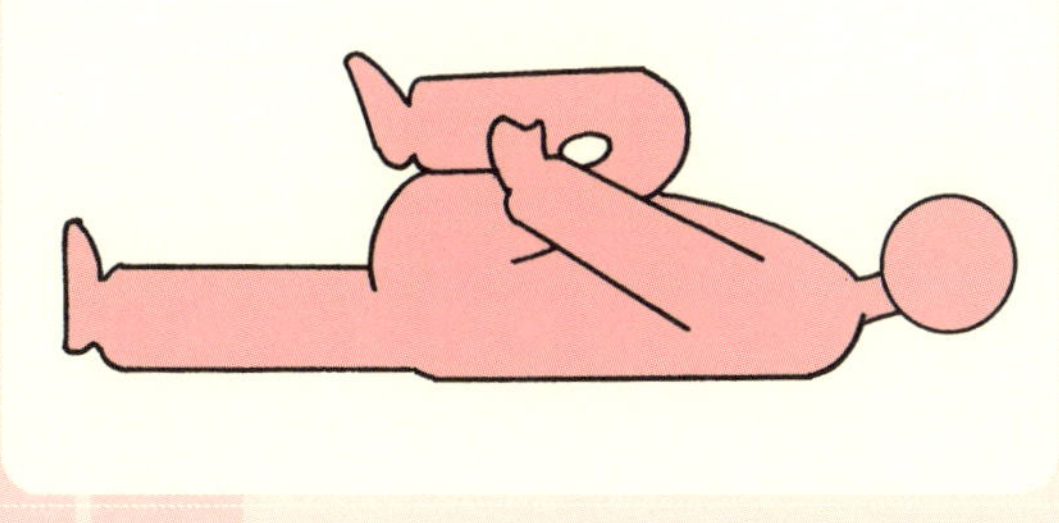

矯正
1

ひざの痛みを自分で治す「簡易版・ひざの関節包内矯正《かんせつほうないきょうせい》」

この章では、ひざ関節の痛みを解消させ、いつまでも健やかに保つための〝セルフケア〟を紹介していきます。自分ができるものからチャレンジをしていただき、習慣にすれば、ひざの動きは着実によくなるはずです。そして、将来、ひざ関節痛に見舞われるリスクも少なくなるでしょう。

ひざの痛みをなくし、O脚やX脚の改善・予防になる

軽度の変形性ひざ関節症であれば、自分でできる「簡易版・ひざ関節包内矯正」で解消することが可能です。

ひざが痛くなったり、曲げ伸ばしがつらくなったりするのは、ひざ関節のすき間が狭くなって、関節包内の骨や軟骨同士がぶつかったり、関節可動域が狭くなったりするのが大きな原因です。それならば、狭くなってきた関節のすき間を押し広げるようなエクササイズをすればいい。こうした発想から生まれたのが、「簡易版・ひざ関節包内矯正」（やり方は左ページ）です。

この簡易矯正で使用するのは、硬式テニスボール1個です。テニスボールの硬さが、〝イタ気持ちいい〟という感覚になりますが、関節が刺激されている証拠です。関節が刺激されると、固まっていた関節組織や神経、筋肉がやわらぎ、ひざの動きがよくなるのです。ひざのバランスをよくすることにもつながるため、O脚やX脚の改善や予防にも役立つはずです。ただし、やりすぎはいけないので、左右1セットを1日3回までにしましょう。

簡易版・ひざの関節包内矯正

ひざ関節の可動域を広げるためのエクササイズです。
ひざに不安を持っている人は、
生活の一部に取り入れるつもりで習慣にしましょう。

1

フローリングや畳などの
平らで硬い床に
あおむけになり、
片方の足を上げ、
ひざの裏の奥に
ボール 1 個を挟みます。

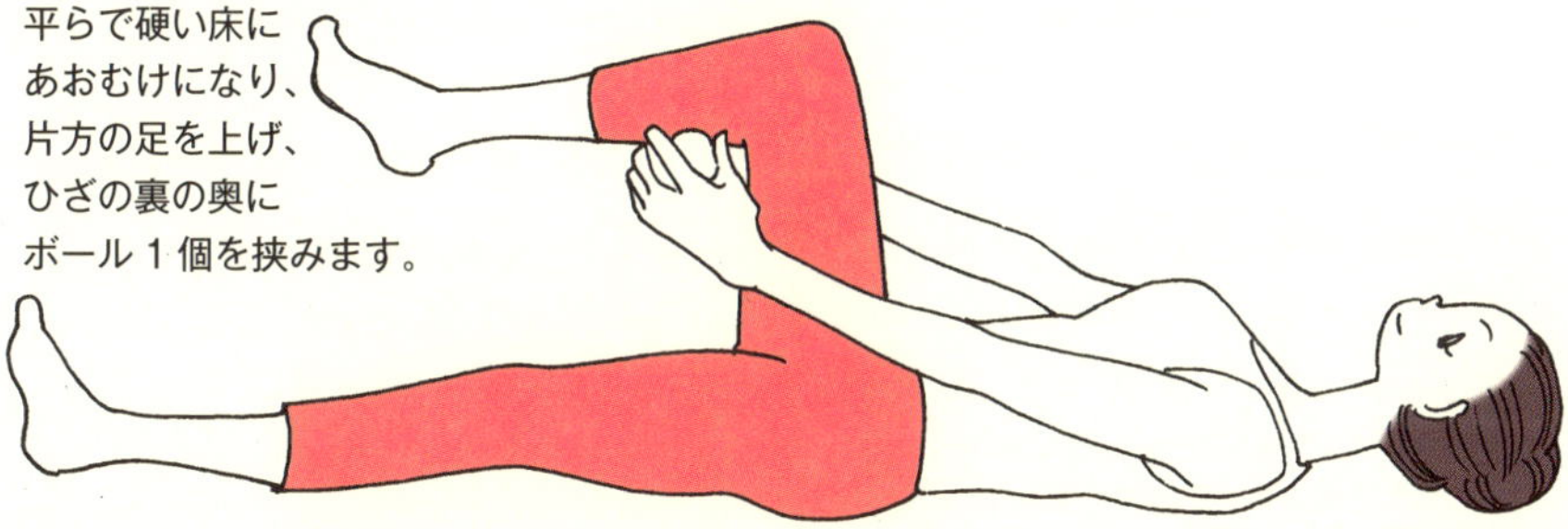

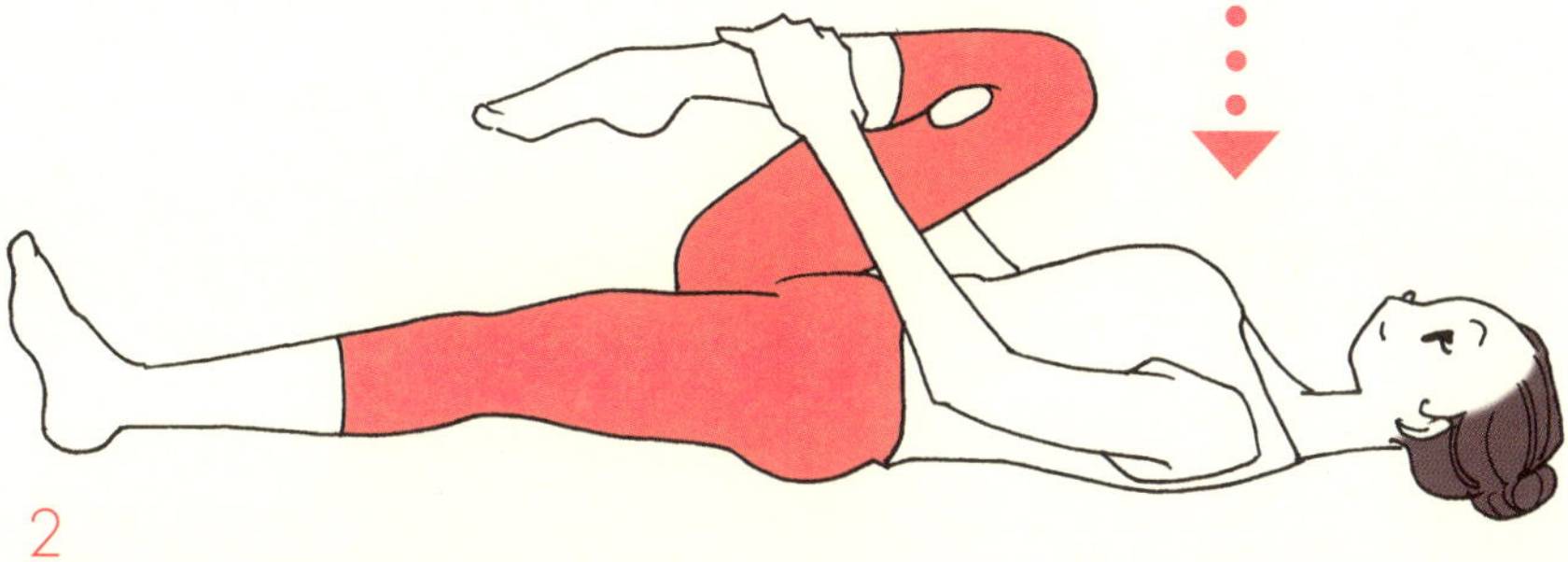

2

両手で足を抱え込むようにしながら、
挟んだボールを押しつぶすようにひざを曲げます。
徐々に力を入れていき、“イタ気持ちいい”と感じるところで
30 秒キープします。同様に、もう片方の足も行います。

＊POINT
●硬式テニスボール 1 個使用
●30 秒ずつ、左右 1 セットを 1 日 3 回まで

矯正
2

毎日朝晩セットで行いたい「簡易版・腰の関節包内矯正《かんせつほうないきょうせい》」

ひざ痛を抱えている人は、腰の問題がある人も多いので、ひざの簡易矯正と併せて「簡易版・腰の関節包内矯正」(やり方は左ページ)も行ってください。

仙腸関節《せんちょうかんせつ》をゆるめるためのエクササイズ

「簡易版・腰の関節包内矯正」は、骨盤の仙腸関節をゆるめるためのエクササイズです。仙腸関節は、体全体のクッション機能を果たしている重要な関節です。すべての荷重関節を正常に機能させるうえでも、ぜひとも習慣として身につけてほしいと思います。

この簡易矯正では、硬式テニスボール3個を使います。2個のボールは、しっかりガムテームで固定します。このボールを仙腸関節に押し当てるわけですが、ひざ同様に〝イタ気持ちいい〟という刺激が感じられるのがポイントです。ただし、気持ちいいからといってやりすぎないでください。1回3分以内、1日3回までです。

注意してほしいのは、仙腸関節の位置を間違わないことです。お尻の割れ目のすぐ上にある尾骨の出っ張りにボール1個を当てて、その上に2個のボールをセットすれば、2個のボールの位置がちょうど仙腸関節です。

仙腸関節は、下半身の健康のカギとなる関節ですから、毎日続けていれば、足腰が軽く感じられてくるはずです。ひざの簡易矯正と併せて、起床後と就寝前に行うのが、もっとも習慣化しやすいのではないでしょうか。

簡易版・腰の関節包内矯正

骨盤の仙腸関節を
ゆるめるためのエクササイズです。
ひざの簡易矯正と併せて行いましょう。
ひざ痛、腰痛の予防に
つながります。

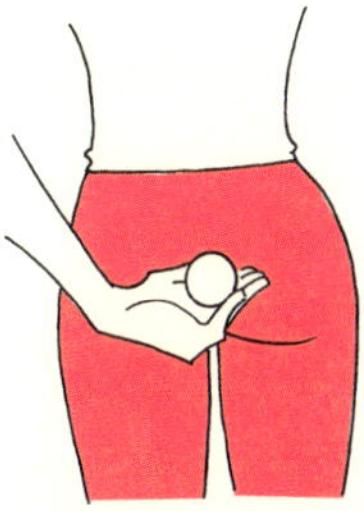

1
仙腸関節の位置を探しましょう。
指先で尾骨（お尻の割れ目の上）に
硬式テニスボールを１個当てます。

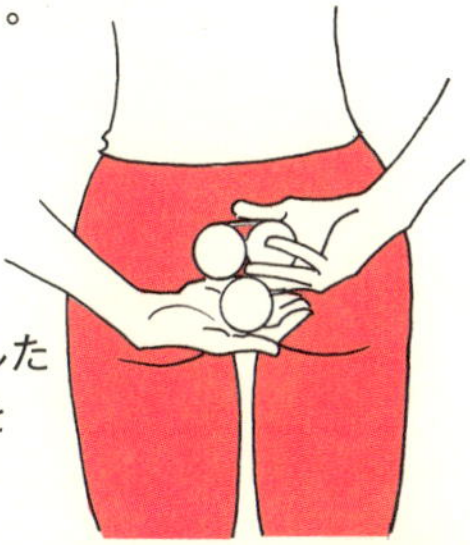

2
その上に、
ガムテープで
ぴったり固定した
２個のボールを
セットします。

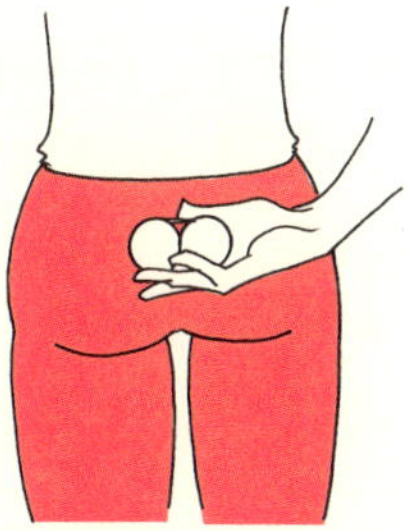

3
ここが、仙腸関節
（仙骨と腸骨の
つなぎ目）に
なります。

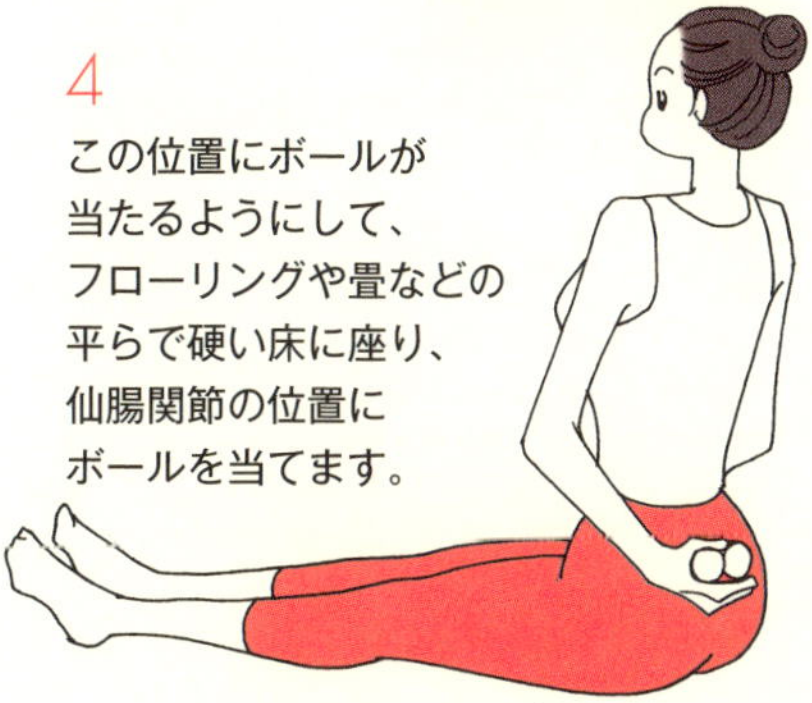

4
この位置にボールが
当たるようにして、
フローリングや畳などの
平らで硬い床に座り、
仙腸関節の位置に
ボールを当てます。

5
ボールの位置がずれないように
注意しながらあおむけになり、
ボールから手を放します。
この姿勢でリラックスします。

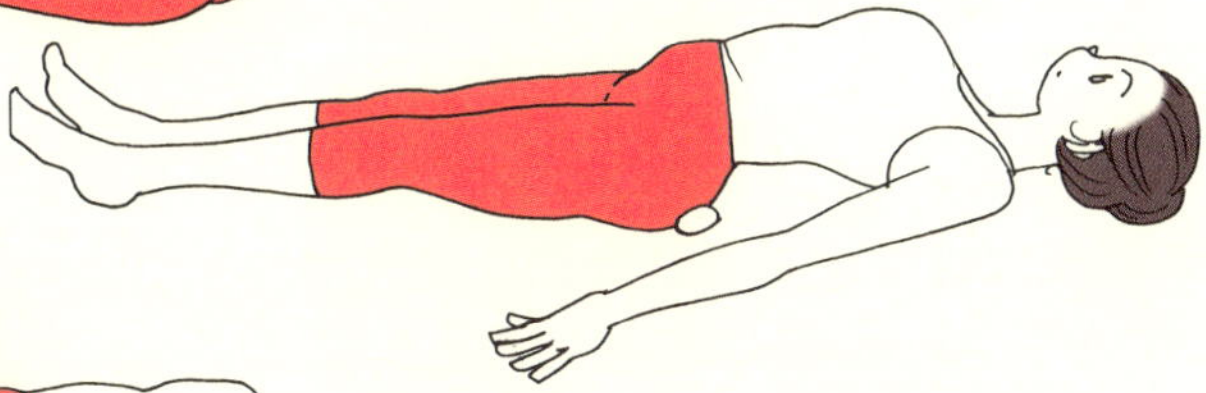

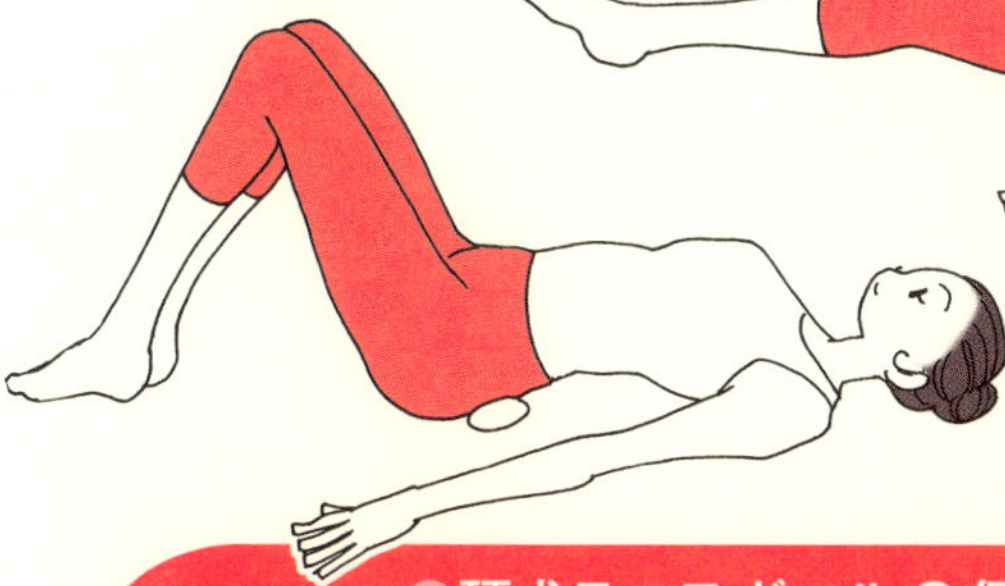

6
あおむけの状態を維持するのが
苦しい人は、
ひざを曲げた姿勢をとりましょう。

＊POINT
●硬式テニスボール３個使用
（２個つなげたもの＋１個）
●１回３分以内、１日３回まで

体操

1

心身がリラックスできるお風呂での「ひざの曲げ伸ばし体操」

お風呂で温まりながら行う「ひざの曲げ伸ばし体操」は、いちばん手軽で効果的です。ぜひ、毎日のバスタイムを有効利用してみてください。最初のうちは少し痛みがあっても、続けていれば、ひざ関節の可動域が広がって、曲げるのも伸ばすのも楽にできるようになります。

関節は、冷えると動きが悪くなり、温まると動きがよくなります。よく温めてから動かせば、関節の硬さがほぐれ、関節や周辺筋肉への血行もよくなってきます。

関節は、冷えると硬くなり温まるとやわらくなる

この体操には、浴槽内でひざを繰り返し屈伸させる「曲げ伸ばしバージョン」と「正座バージョン」の2種類があります。

まずは、お風呂にゆっくりつかってリラックスしましょう。体が芯まで温まってきたところで、ひざの体操をはじめましょう。どちらも浴槽内で行いますが、十分に温まったあと、洗い場で「曲げ伸ばしバージョン」を行ってもいいでしょう。

お風呂の温度設定は、39度くらいの少しぬるめがベストです。42度以上の熱いお湯になると、炎症が悪化してしまうこともあります。また、湯冷めや転倒には十分注意しましょう。お湯につかる時間は、10～15分程度にして、のぼせないように気をつけましょう。

ひざを温めることが重要ですので、入浴中の運動が自主訓練になります。

「ひざの曲げ伸ばし体操」

お風呂につかりながら、ひざが滑らかに動くようにする体操です。
水中ウオーキングよりも、こちらのほうが、手軽でずっと効果的でしょう。

●曲げ伸ばしバージョン

1
お尻を浴槽の底につけ、
ひざを真っすぐに
伸ばします。

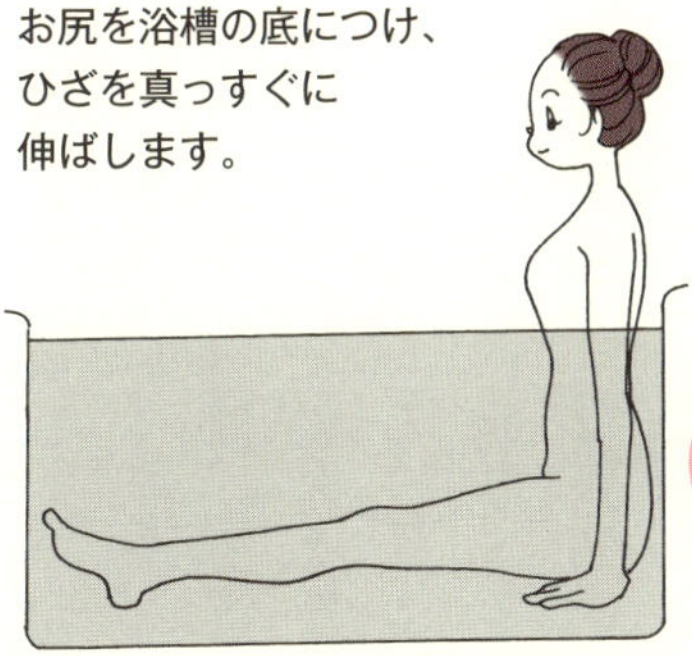

2
今度はひざを曲げ、
手でひざを抱えるようにしながら、
かかとがお尻につくくらいまで
曲げきります。

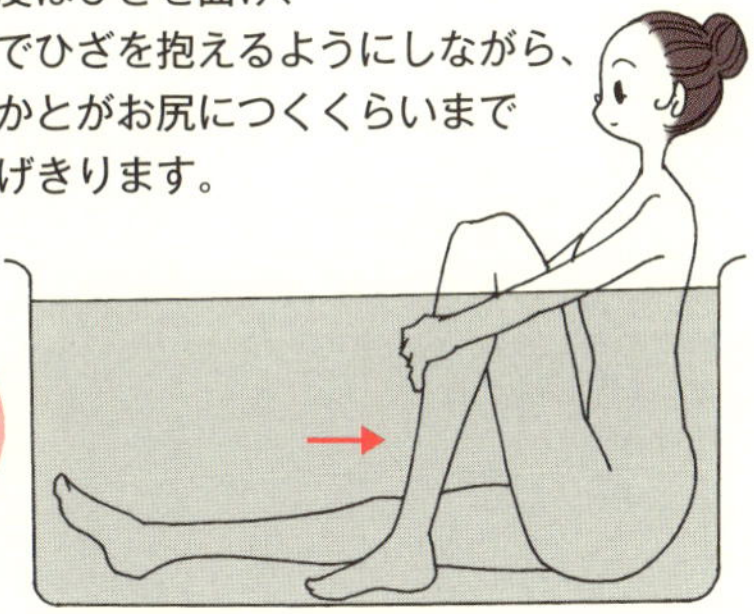

●正座バージョン

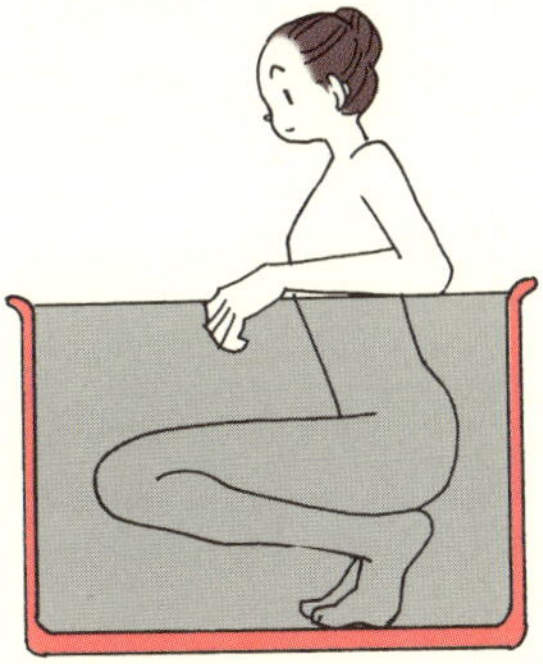

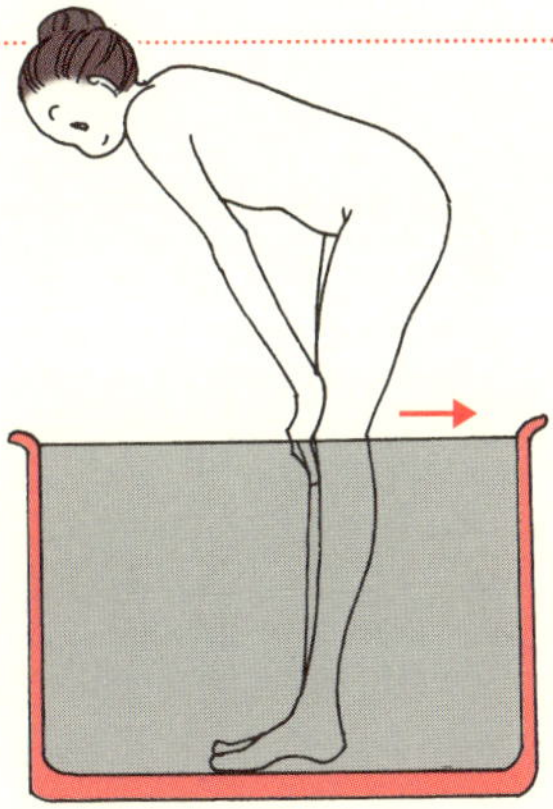

1
30秒正座をしたら、一度足を崩します。
それを数回繰り返します。
正座ができない場合は、
図のように痛くない範囲で最大限に曲げたら、
その体勢を10秒間保ちます。

2
浴槽の中で立って
ひざを伸ばし、両ひざに手を当てて、
ひざが伸びるように
10回ほど押します。

体操 2

ひざ痛を防ぐ座り方「アヒル座り」とストレッチ

ひざ痛を抱えていると、正座はできない、という人がたくさんいます。

日本の生活様式では、正座をしなければならないという状況は意外とあるものです。そんなときにどう座ったらいいのか、と途方に暮れてしまう人も多いのではないでしょうか。

私は、畳や床に座る際は、正座が基本だと考えています。ただし、ひざの痛みが強いときは、がまんしなくていいのです。周りの人に言って、足を崩したり、伸ばしたり、あるいは座布団やいすを用意してもらったりするのがいいと思います。お尻の下に、丸めたバスタオルなどを敷いて、腰を少し高くして座るだけでも違うはずです。

実は、脚を崩す横座りがよくないのです。正座よりも楽なのですが、脚の骨や背骨に負担をかけてしまうのは、想像すればわかることですね。

背筋が伸びた姿勢は関節を痛めず、見た目も美しい

なお、正座に疲れてきたら、左図のような「アヒル座り」をするのもおすすめします。この座り方は、ひざ関節の外側に力が加わって〝O脚の逆の動き〟になり、意図せず、ひざ関節の内側を広げることができるのです。そして、この座り方のまま、上半身を後ろへ倒せば、ひざ関節を広げるためのストレッチになります。

ひざの座り方のコツは、前かがみや猫背を避け、背筋を伸ばすことです。背筋が伸びた姿勢は、関節を痛めないだけでなく、見た目にも美しいのです。

アヒル座りストレッチ

ひざの関節を守るための座り方と、そのストレッチを紹介します。

●アヒル座りストレッチ

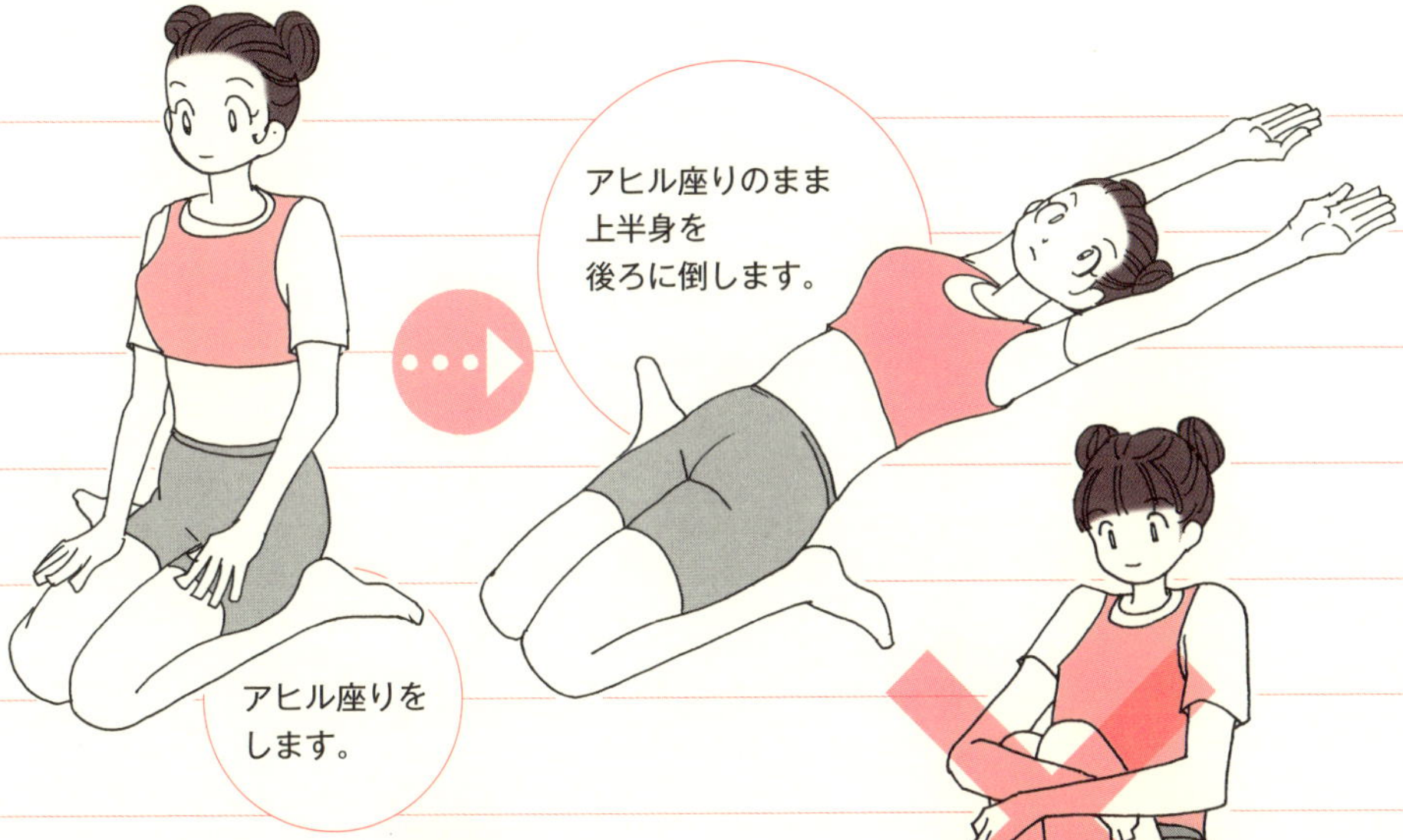
アヒル座りを
します。
アヒル座りのまま
上半身を
後ろに倒します。

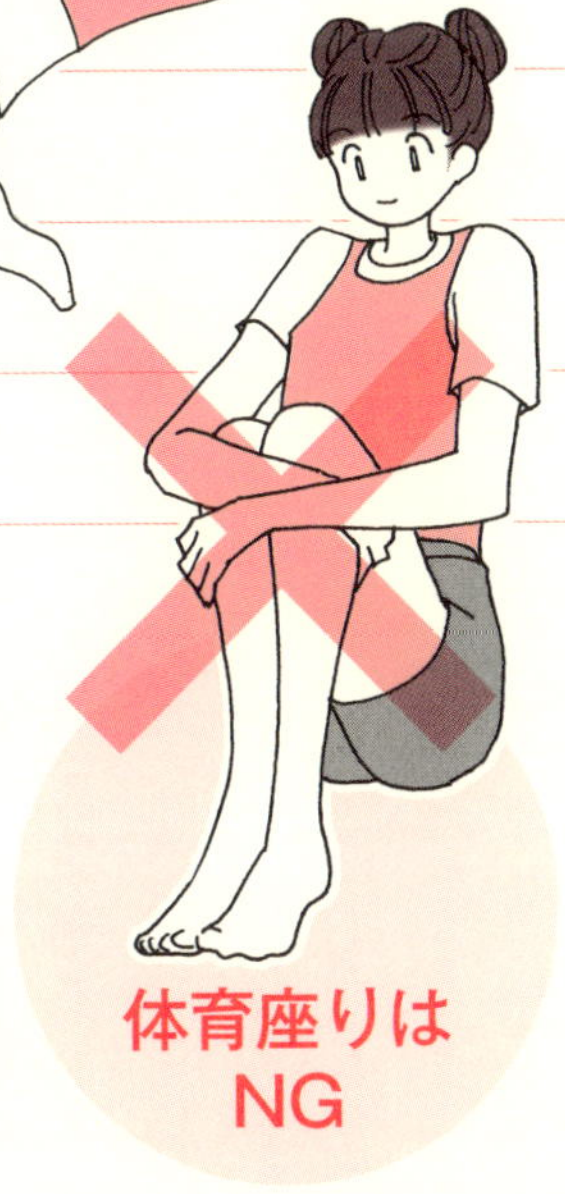
体育座りは
NG

●ひざ伸ばし ストレッチ

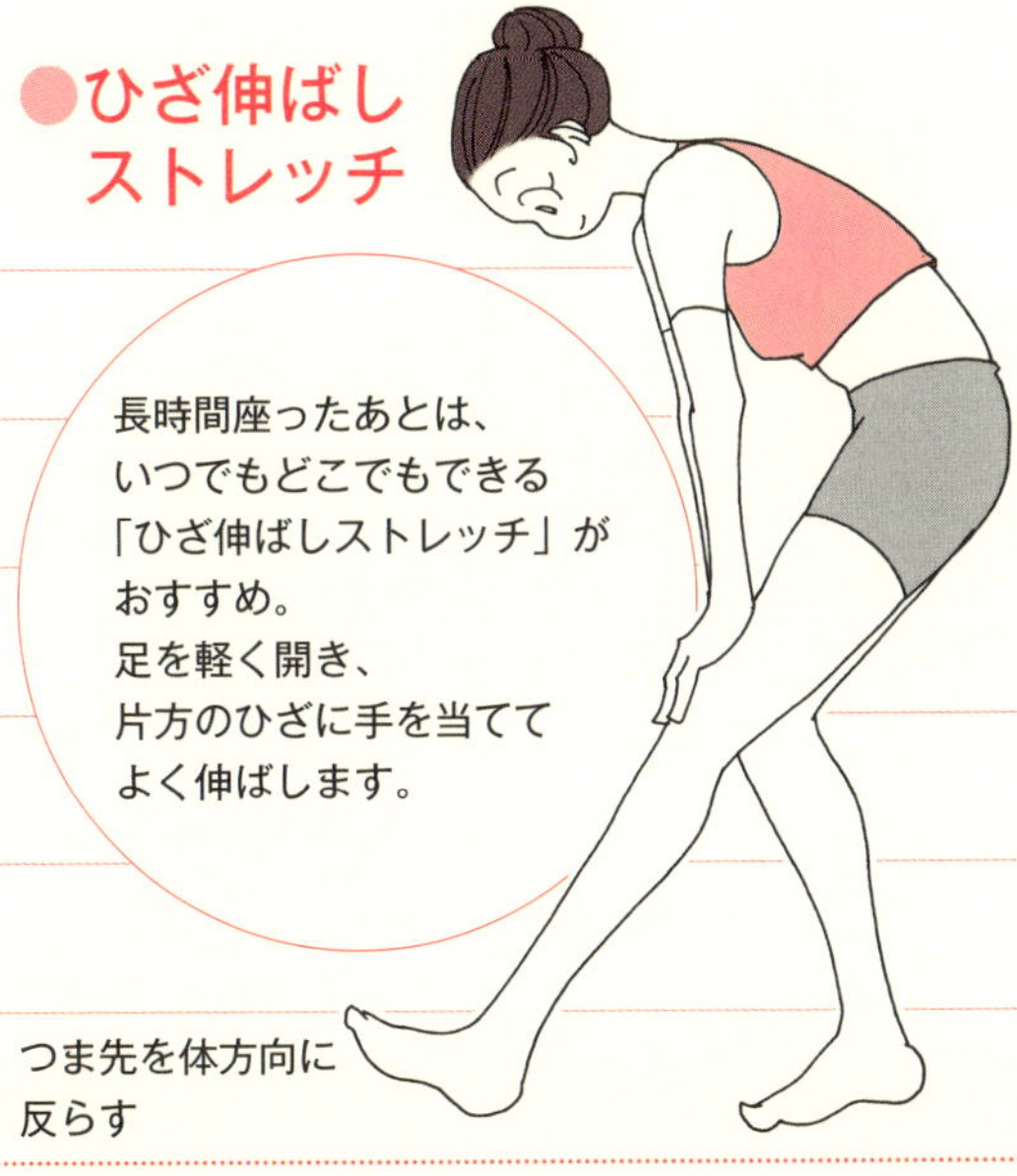
長時間座ったあとは、
いつでもどこでもできる
「ひざ伸ばしストレッチ」が
おすすめ。
足を軽く開き、
片方のひざに手を当てて
よく伸ばします。
つま先を体方向に
反らす

体操
3

O脚とひざ痛を効果的に防ぐ「タオル縛り運動」

変形性ひざ関節症になる人は、ほとんどがO脚です。外国人の場合は、X脚が原因でひざ痛になるケースもありますが、日本人にはまれです。

そもそも日本人はO脚のほうが多く、その割合は8割とも9割ともいわれています。つまり、O脚でないほうが珍しいのです。日本人に美脚の人がいないというわけではありませんが、少ないというのが現実でしょう。

O状に曲がっている足を真っすぐに引き戻す矯正《きょうせい》

では、O脚の矯正に効果的な「タオル縛り運動」を紹介しましょう(やり方は左ページ)。

用意するのは、タオルか手ぬぐい1本だけです。いすは、硬めの安定したものを使いましょう。両脚の脛骨《けいこつ》は、なるべくぴったりと閉じて、両太ももの大腿骨《だいたいこつ》を外へ押し広げていくような感覚で行うのがポイントです。

この体操を行うと、縛られているすねの部分には「外側から内側へ」の力が働き、両腕で押し広げている太ももの部分には「内側から外側へ」の力が働くのです。つまり、O脚を進行させている状態とは〝逆のベクトル〟で脚に力が加わることになります。そのため、O状に曲がった足を真っすぐに引き戻す効果があるというわけですね。

毎日、朝晩1回の習慣にすれば、個人差はありますが、1週間ほどで劇的に変化します。O脚の改善はもちろん、ひざ痛の緩和や予防にも大いに役立ってくれるはずです。

タオル縛り運動

「タオル縛り運動」は、日本人に多いＯ脚を改善させ、ひざ痛を緩和させてくれるエクササイズです。

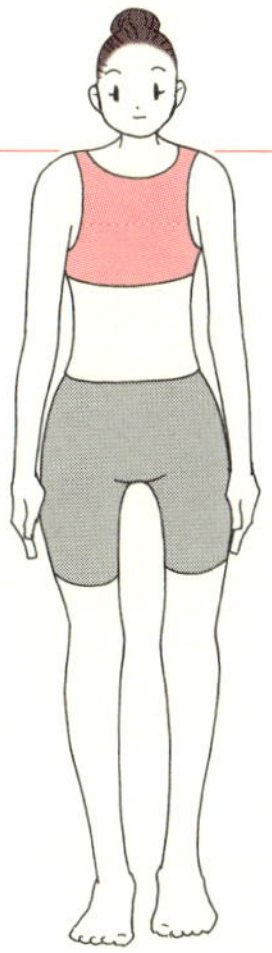

1

いすに浅く座り、
両脚のすねのあたりを
タオルで、ややきつめに縛ります。
このとき、両脚の脛骨は
しっかり閉じます。

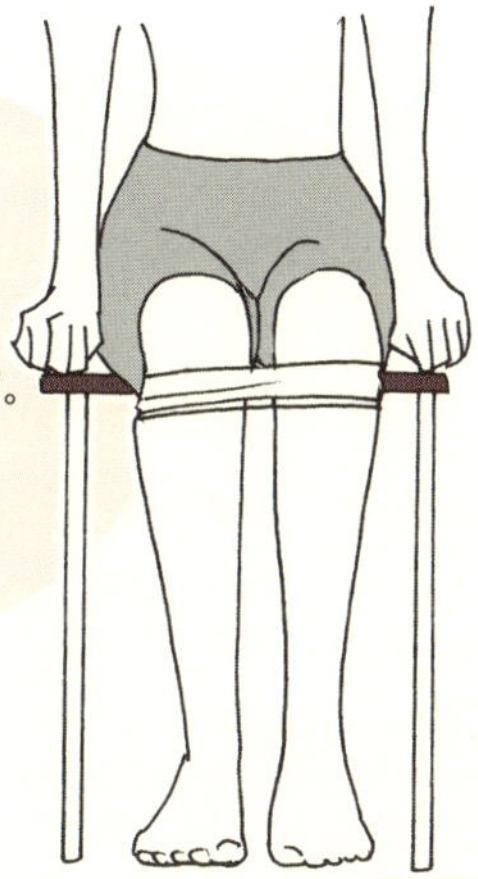

2

座ったまま、
両ひざの間に両腕を差し込んで
太ももを広げます。
背を丸めながら、
徐々に腕を深く入れていきます。

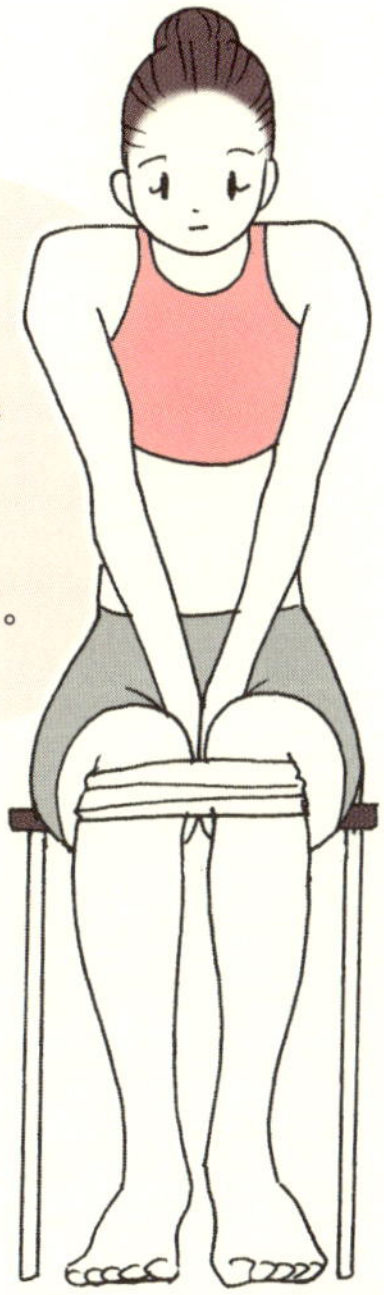

3

両ひじが太ももの
位置にくるまで入れたら、
腕に力を込めてひじで
太ももを押し広げます。
これを２～３回繰り返します。

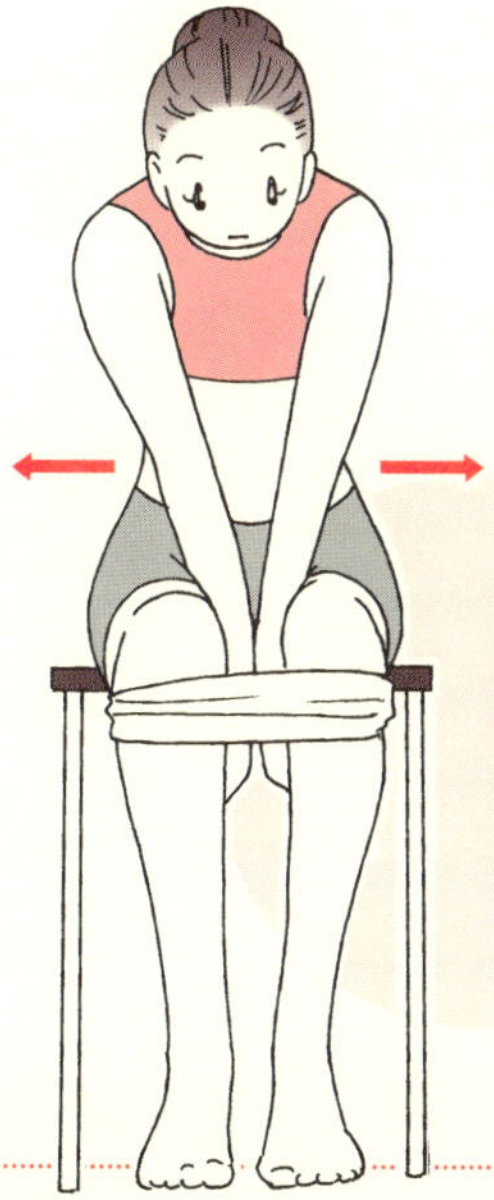

体操
4

ひざの内側広筋を鍛える「クッション挟み体操」

変形性ひざ関節は、大腿四頭筋《だいたいしとうきん》の筋力低下が大きな原因となります。なかでも衰えやすいのが、ひざの内側にある「内側広筋」です。

そのため、整形外科では左図のような「足首にウエイトをつける運動療法」が行われています。足首におもりをつけて、足を曲げ伸ばししていくトレーニングです。しかし、私は、この運動療法はあまり効果がないと思います。

過酷な筋トレはかえって筋肉を痛める!!

その理由は、この運動療法で鍛えられる筋肉は、「太ももの真ん中の筋肉」である点です。変形性ひざ関節症で衰えるのは「ひざの内側の筋肉」であるわけですから、太ももの真ん中の筋肉を鍛えても意味がないのです。

もうひとつの理由は、ハードトレーニングであることです。筋肉量の多い男性はいいのですが、筋肉量の少ない女性には、かなり過酷です。途中で挫折してしまうか、一生懸命になりすぎて、かえって筋肉を痛めてしまうようなケースもあるのです。

ひざの内側の筋肉は、「クッション挟み体操」(やり方は左ページ)で鍛えることが可能です。

用意するのは、厚めで弾力のあるクッション1個です。このほか、子ども用のサッカーボールやドッジボールなどもおすすめです。どちらを使うにしても、毎日1~3回を習慣にすれば、内側広筋が着実に鍛えられ、ひざ痛やO脚の予防になるはずです。

クッション挟み体操

ひざの内側の筋肉は、日常生活の動きでは、あまり使われることがありません。次の「クッション挟み体操」で、手軽に鍛えることができます。

平らな場所であおむけになり、
両ひざを立て、ひざの間にクッションを挟みます。
ひざの内側の筋肉を使うのを意識しながら力をギューッと込めて、
そのままの姿勢で30秒間キープします。
その後、力をスーッとゆるめます。
この緩急をつけて
3回繰り返します。

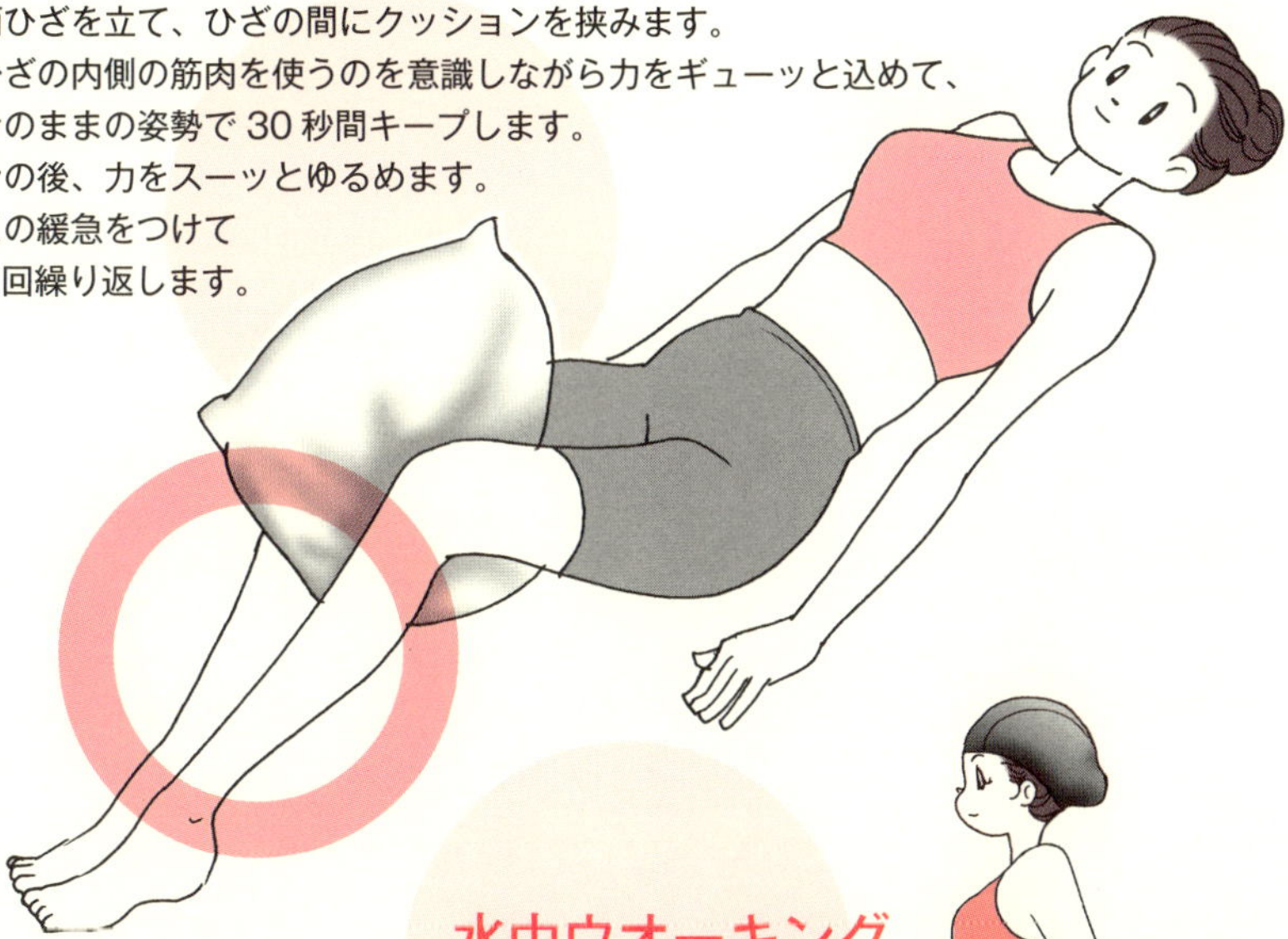

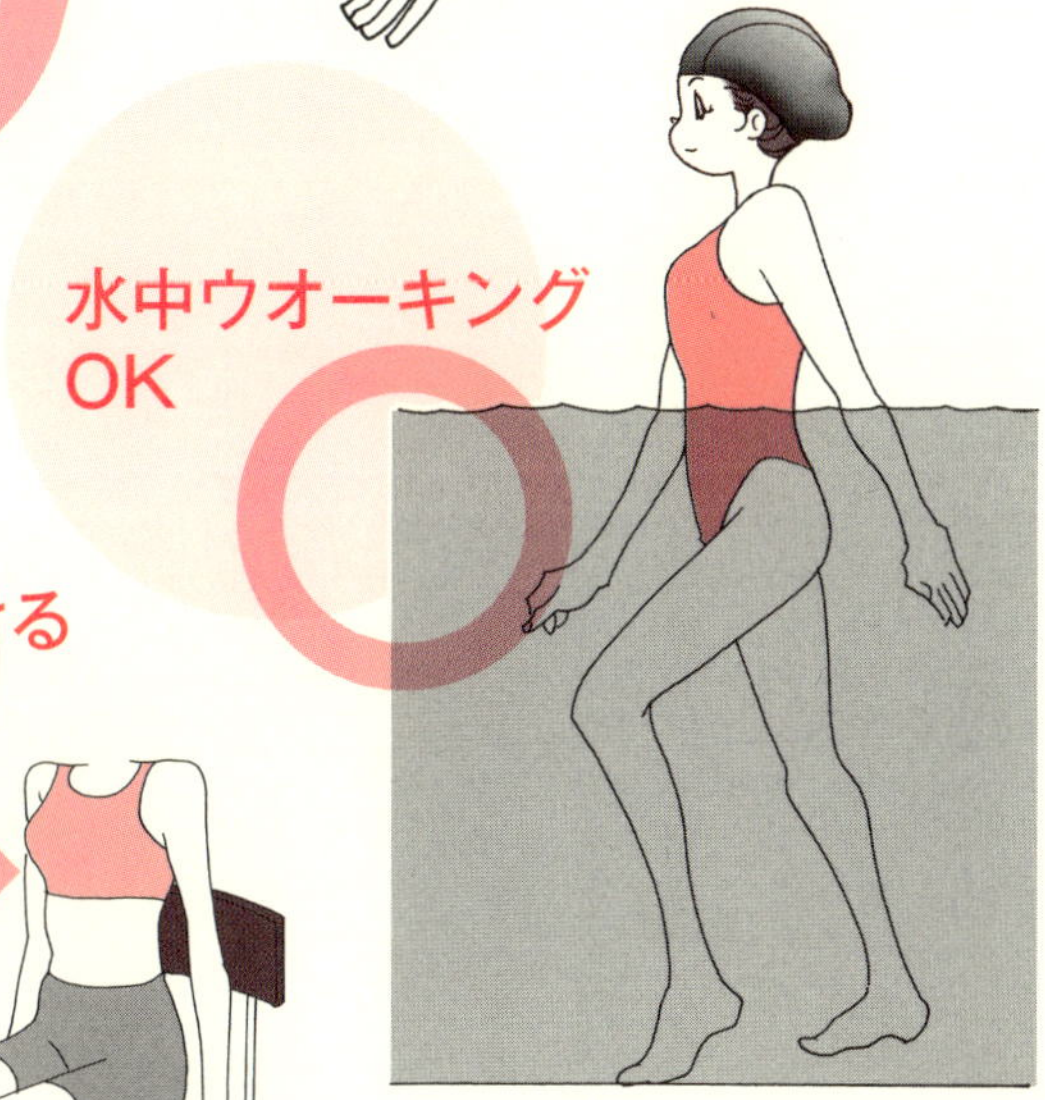
水中ウオーキング
OK

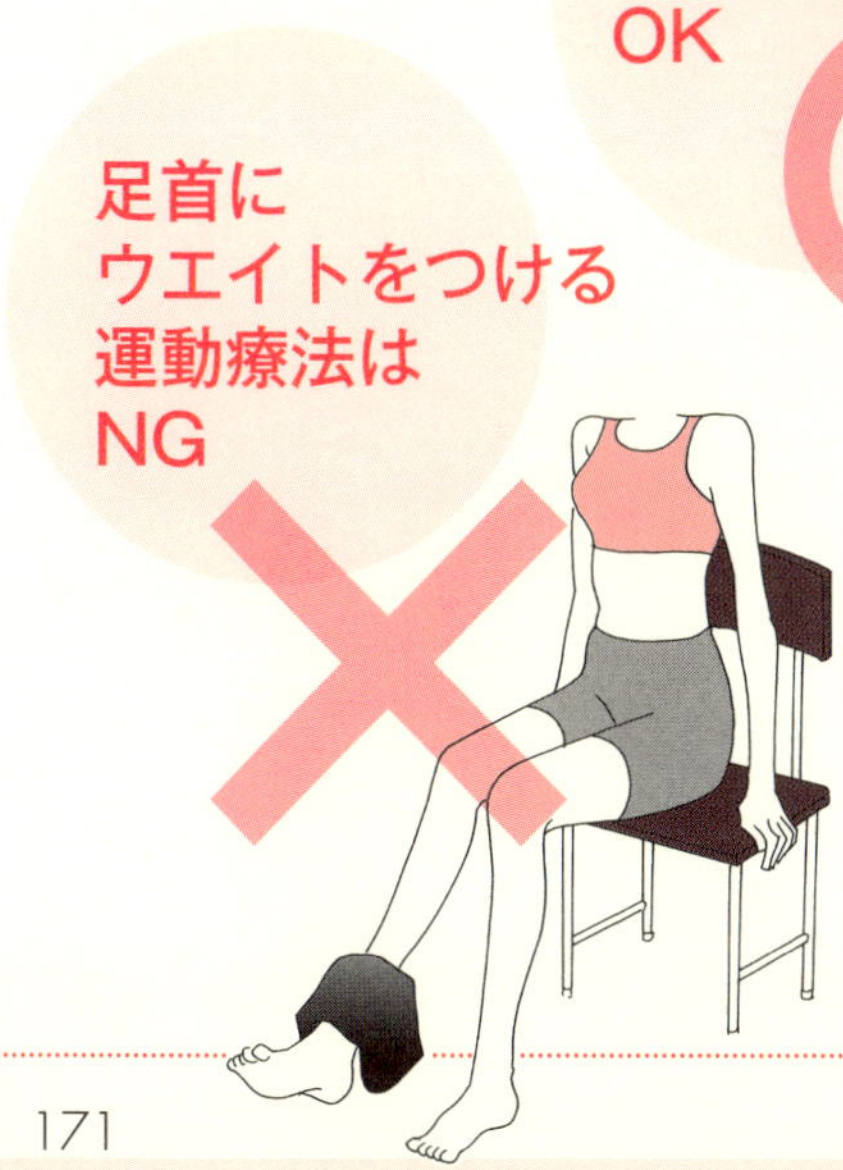
足首に
ウエイトをつける
運動療法は
NG

体操 5

ハムストリングスを刺激して体をやわらかくする「8の字体操」

ひざ痛になりやすい人は、体が硬い傾向があります。

特に、お尻から太ももの裏側にあるハムストリングス（大腿《だいたい》二頭筋《にとうきん》・半腱様筋《はんけんようきん》・半膜様筋《はんまくようきん》などの総称）と呼ばれている筋肉が硬いと、ひざを曲げたり、腰を曲げたりするときの伸縮性に影響が出やすくなります。そして、それは腰痛の原因にもなります。

また、長時間座りっぱなしで硬くなりやすい筋肉が、このハムストリングスです。ここが縮んで引っ張られることで骨盤が後傾すると、〝猫背〟になって胸郭《きょうかく》の動きが悪くなります。

そこで、ハムストリングスを刺激して、体をやわらかくするストレッチである「8の字体操」を紹介します（左ページ）。

関節が動くには体が柔軟なことも必要

「横8の字」を描いている最中に、ハムストリングスが刺激されているのが感じられたのではないでしょうか。

この「8の字体操」をはじめる前とあとに、立位体前屈《りついたいぜんくつ》（ひざを伸ばした状態で上体を前に倒し指先を下げる動き）を行うことをおすすめします。おそらく、ストレッチ前とあとでは、体が曲がる深さが違ってくるはずです。そして、体がやわらかくなったことを実感できるでしょう。

関節という〝歯車〟を滑らかに動かすには、体がやわらかくほぐれていることも大切な要素です。これも実践していただきたいストレッチです。

8の字体操

ハムストリングスを刺激するストレッチです。
体がやわらかくなります。

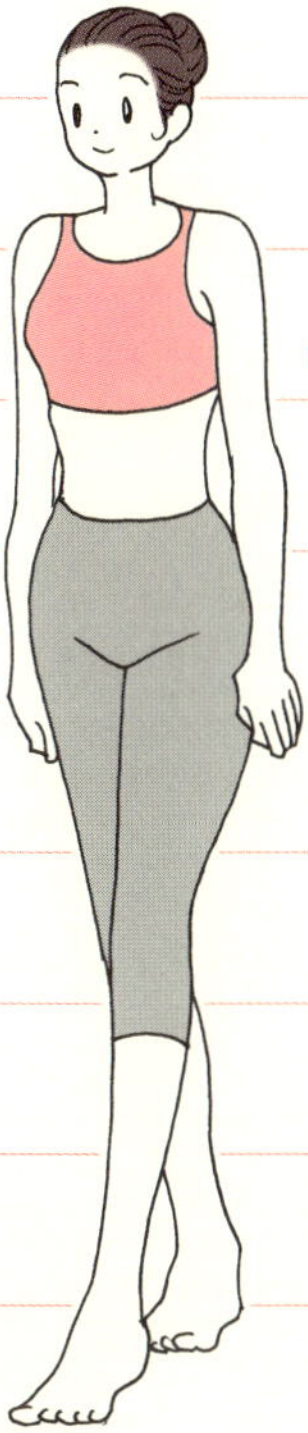

1
左右の足を
交差させて
立ちます。

2
左右の手を
ひねって組み、
腕を伸ばしたまま
前屈します。

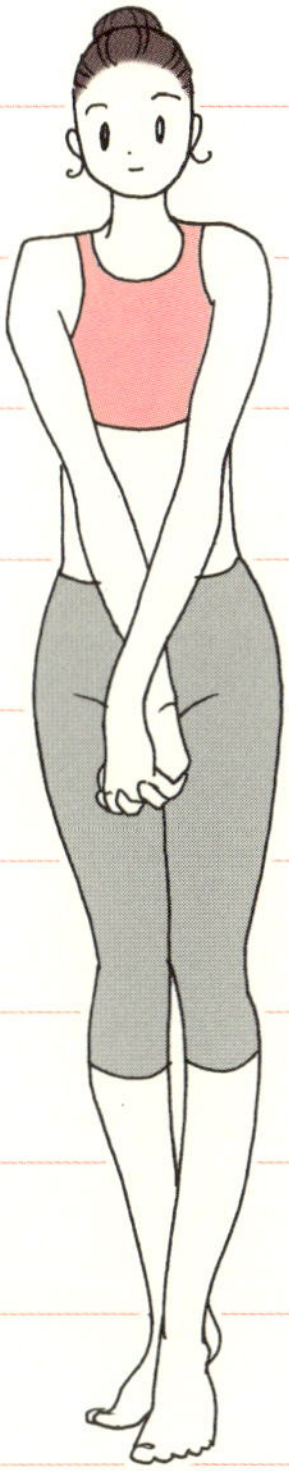

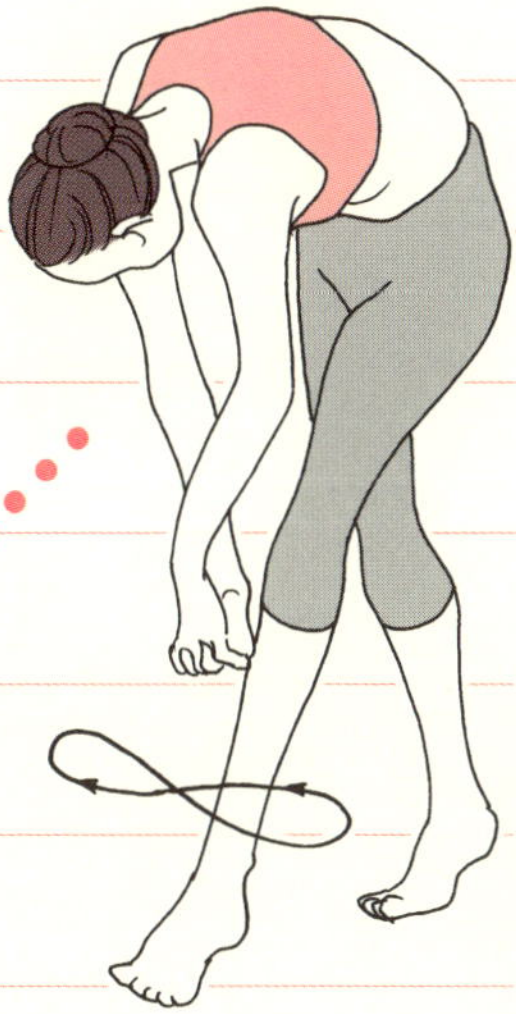

3
手を下に伸ばして
組んだまま、
大きく「横8の字」を
描くように
10回ほど回します。

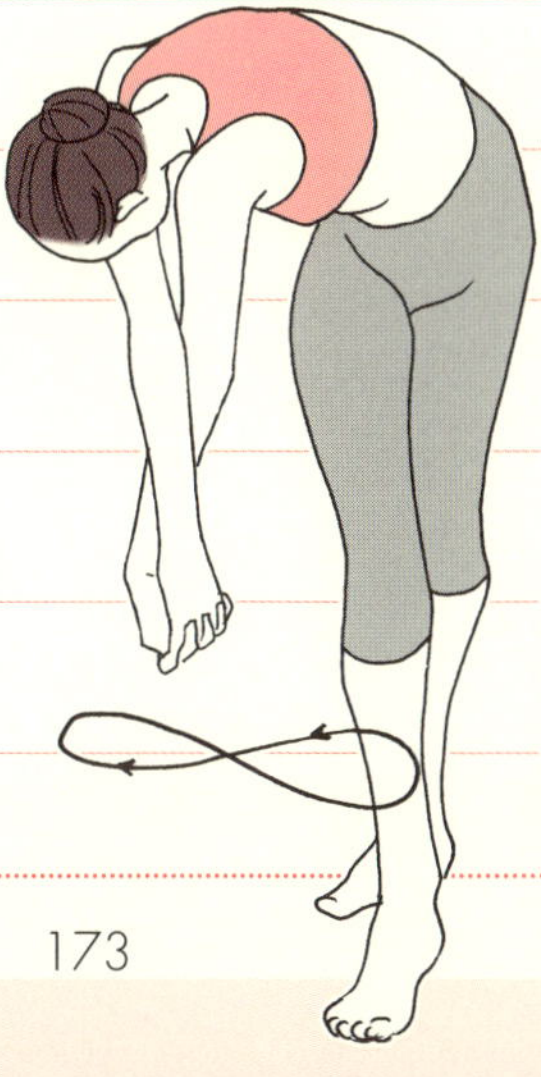

4
足の交差、手の組み方を逆にして、
同じように前屈して
逆回りに「横8の字」を描くように
10回ほど回します。

生活習慣
1

ひざの痛みを悪化させない生活スタイルとは？

ひざの痛みは、生活習慣も大きく影響します。具体的には、①生活様式、②体重をコントロールする食生活、③日常の姿勢や動作、④ファッション、⑤運動などを見直すことで、ひざの痛みの悪化防止につながります。これは、股関節《こかんせつ》にも共通することですね。

ひざの痛みの少ない楽な生活 ただし、なるべく動かす!!

ひざ痛を抱えている人は、ひざを深く曲げたり伸ばしたりする動きが、いちばんつらいのです。ひざの痛みを悪化させない工夫として、生活様式から見直してみましょう。

家の中は、和式トイレから洋式トイレに替えましょう。そのほうが無理なく立ち座りができます。また、正座はなるべく避けましょう。畳中心の和式生活は立ったりしゃがんだり、ひざを屈伸させる動作が多くなります。座卓で畳に座るより、いすへ座るほうが、ひざへの負担が軽くなります。

この2つを見直すだけでも、ひざの負担を減らすことができるのです。また、掃除は雑巾がけよりもモップや掃除機を使うほうが楽ですね。つまり、生活スタイルを洋式にしたほうがいいというわけです。

ただし、ひざに楽をさせすぎるのも問題です。関節は、日常的に動かしていないと動かなくなってしまいます。ひざの痛みを感じない楽な生活を選ぶのはいいのですが、あまり甘えさせすぎないよう、なるべく動かすことを意識しておくようにしましょう。

ひざ痛を悪化させない生活様式

生活様式は、“床の生活”よりも“いすの生活”を選ぶほうが、
ひざの痛みは感じずに過ごせます。

和式トイレ ▶▶▶▶▶▶ 洋式トイレ

NG

和式トイレも
少なくなりました。
家だけでなく外出先でも
洋式トイレを
利用しましょう。

OK

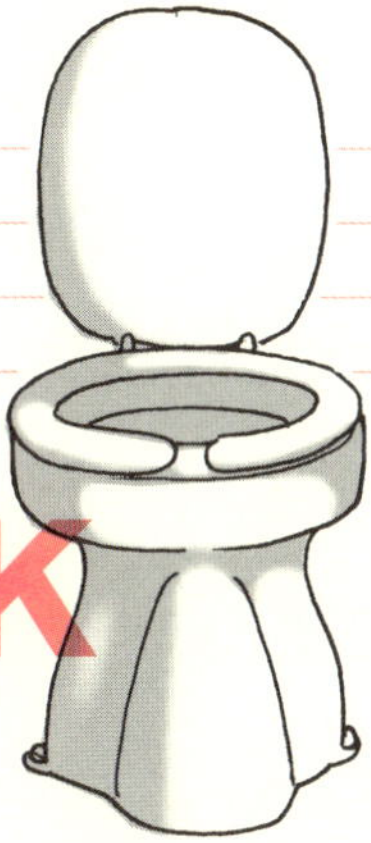

床・畳の生活 ▶▶▶▶▶▶ いすの生活

NG

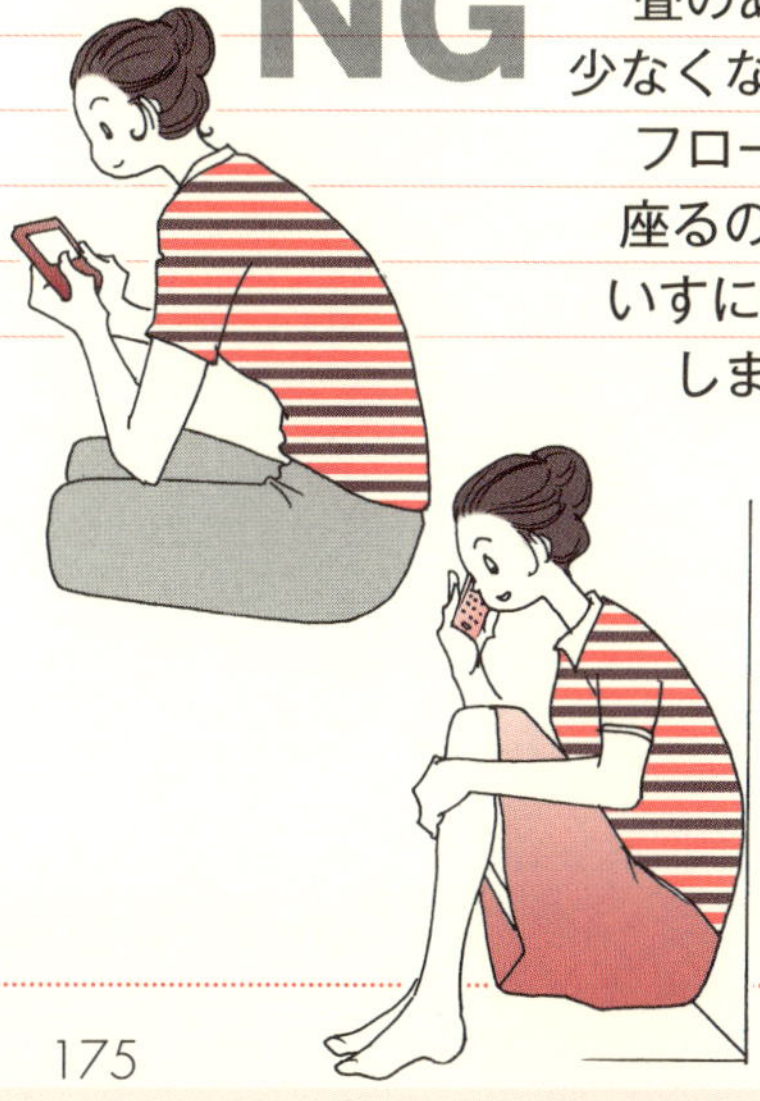

畳のある部屋も
少なくなりましたが、
フローリングに
座るのではなく、
いすに座るように
しましょう。

OK

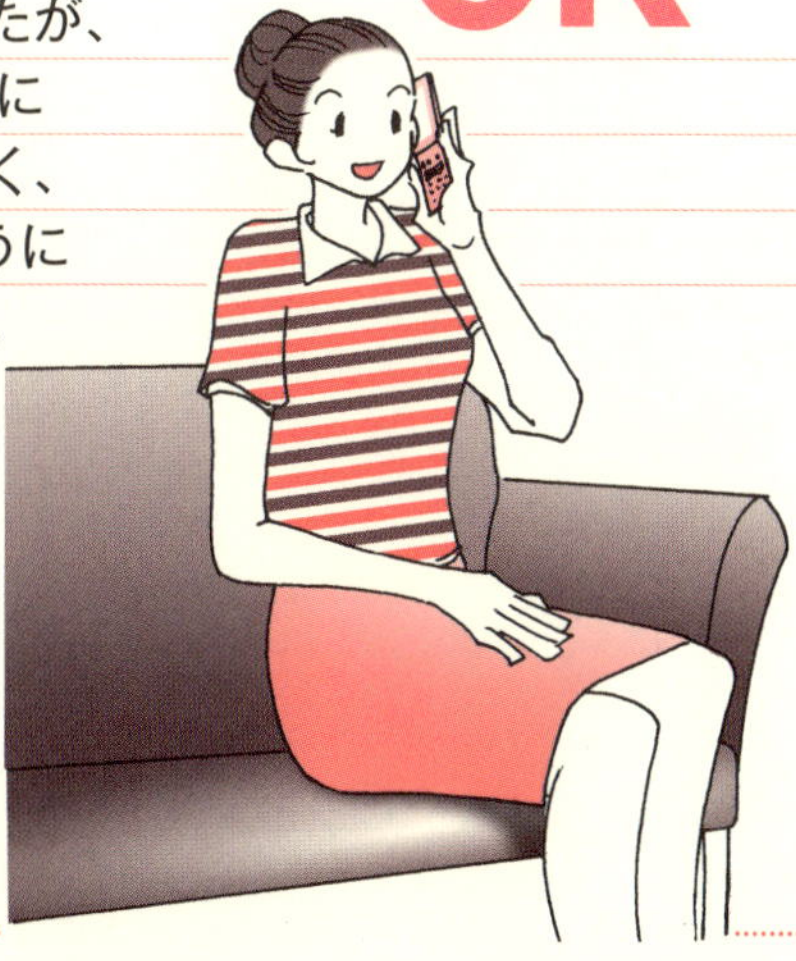

生活習慣
2
ひざの痛みを悪化させないファッションとは？

街に出かけると、履きなれていないハイヒールで、ぎこちない歩き方をしている女性をよく見かけます。そういう人は、たいていの場合、上半身を前に突き出し、お尻を後ろに残した「くの字」のような姿勢で、しかも、ひざが曲がっています。

ハイヒールは、ひざ痛を招く要因のひとつ

ハイヒールを無理に履いていると、てきめんに足腰を痛めます。外反母趾《がいはんぼし》にもなりやすく、ひざ痛を招く要因のひとつです。足首をくじいたり、ひざをねじったりすることもありますね。

立つときや歩くときは、体重をかかとに乗せるのが基本です。しかし、ハイヒールをはじめ、かかとが固定されていない靴は、足を上げたときに不安定な体勢になります。しかも、かかとでの着地が安定しないため、歩くたびにつま先に体重を乗せて着地するような歩き方になります。すると、バランスを安定させようとして、ぎこちない歩き方になるわけですね。

なお、O脚の進んでいる人は、左図のような「足底板」を靴の中に入れると、ひざが内側に押し込まれる格好になるため、関節内の骨や軟骨同士がぶつかりにくくなります。O脚の人は、靴底の小指側が早くすり減ってきますので、すり減る前に新しい靴に替えるようにすれば、ある程度、O脚やひざ痛の進行を防ぐことにつながります。

ひざ痛が気になる人は、日ごろ、どんな靴を履いて歩くかも重要です。

ひざを守る靴を履こう!!

足腰の健康を考えたら、かかとがしっかりとホールドされた靴で、
何よりも歩きやすい靴を選びましょう。

ハイヒール ▶▶▶▶▶▶ ヒールの低い歩きやすい靴

NG

OK

ひざが気になる人は、
ハイヒールやミュール、
サンダル、つっかけなどは
避けたほうが無難。
歩きやすい靴を
選びましょう。

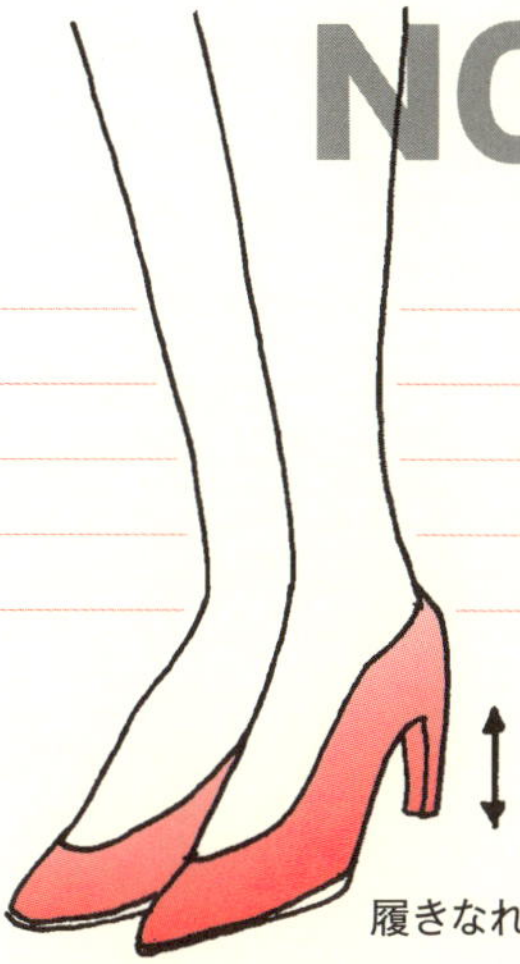

履きなれないハイヒール

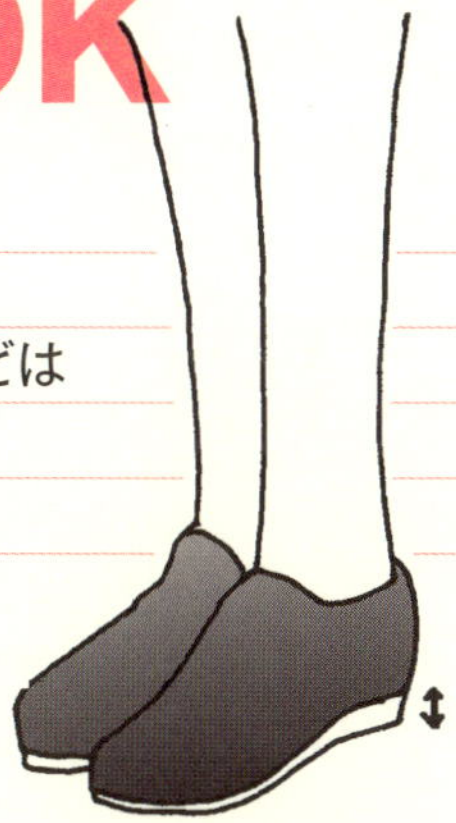

ヒールの低い履きやすい靴

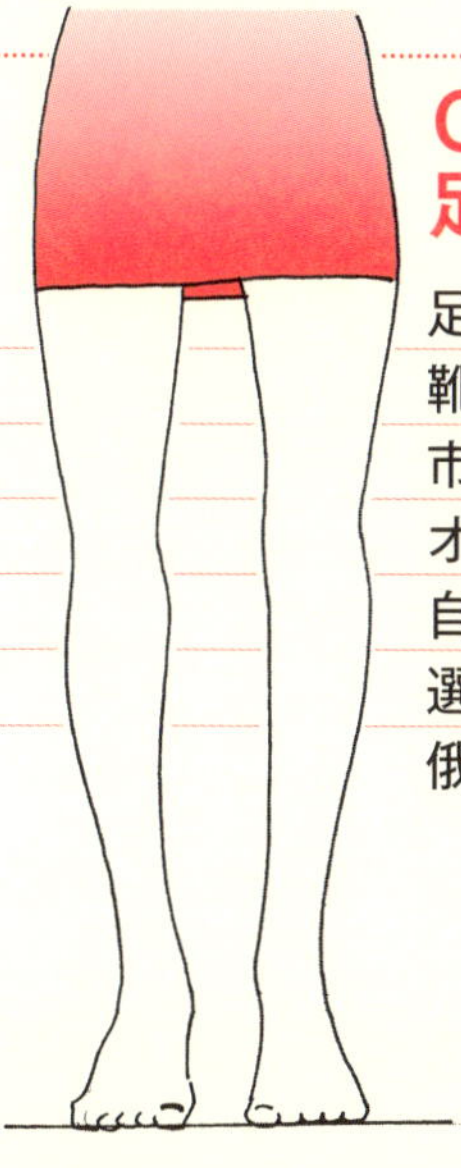

O脚を改善する足底板

足底板は、
靴の中敷き（インソール）です。
市販品から
オーダーメイドまでさまざま。
自分の症状に合わせて
選んで使いましょう。
俄然、歩きやすくなります。

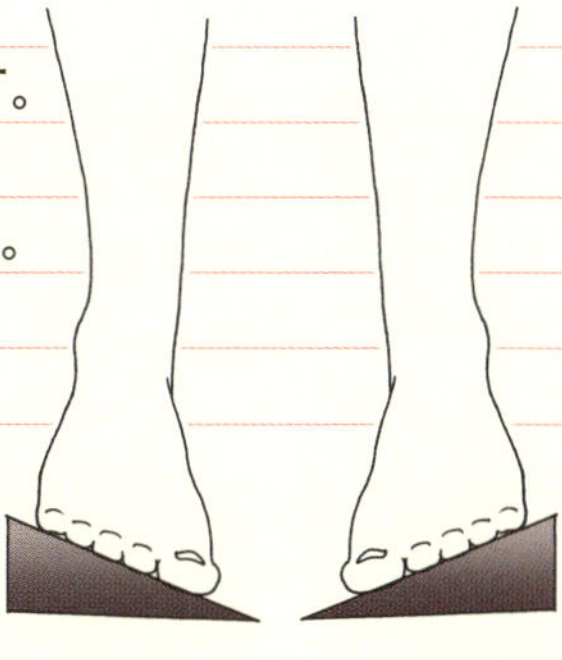

生活習慣

3

ひざの痛みを悪化させない階段の上り下りとは？

ひざ関節が痛んだり、衰えてきたりすると、駅やビルなどの階段の上り下りが困難になってきます。

先述のとおり、階段の上り下りは、ひざ関節には体重の3倍以上の重さがかかる瞬間があります。しかも、駆け上がったり駆け下りたりすると、瞬間的には体重の7〜8倍の重さが加わることもあるのです。特に、下り階段のほうがつらいものなんです。上り階段のほうがつらそうと思うかもしれませんが、実はそうではないのです。

上りは筋肉、下りは関節に負担がかかる

階段を上る場合は、主に筋肉に負担のかかる動作であるため、歩けるだけの筋肉があれば苦労はしないはずです。ただ、1段ずつ上がるときに、足元を見るため背中が丸くなりひざが曲がります。また、おなかが前に出やすいため重心は下がり、下がった重心に逆らって体全体を1段上げるのですから、パワーが必要です。そのため疲れてしまうわけですね。

一方、下りる場合は、主に関節や椎《つい》間板《かんばん》に負担がかかる動作になります。しかも、脚を下ろすたびに1本の脚、曲げたひざ関節に全体重が乗ることになるのです。だから、下りのほうがずっとキツイのです。

階段の上り下りは、重心を上げることを意識して、背筋を伸ばしたまま慎重に脚を運びます。不安なら手すりを利用するのもいいことです。足腰に安全に美しい姿勢で利用したいものです。

階段の上り下りのコツ

上るときと下りるときでは踏み出す脚が違いますので、
はじめは戸惑うかもしれませんが、慣れると楽になります。

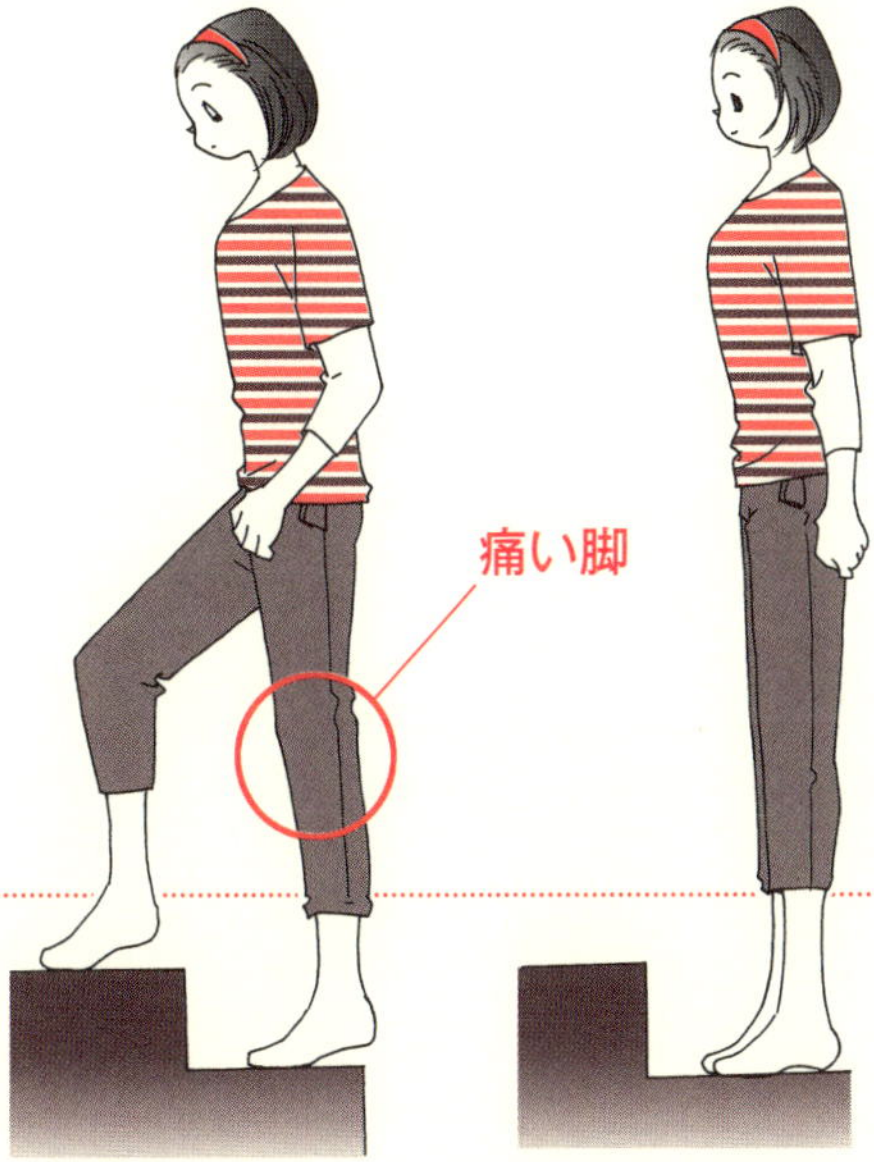

●階段の上り方

健康な脚から１段上り、
痛むほうの脚をそろえます。
痛むほうの脚を
引き上げるときは、
健康な足に体重を
かけるようにします。

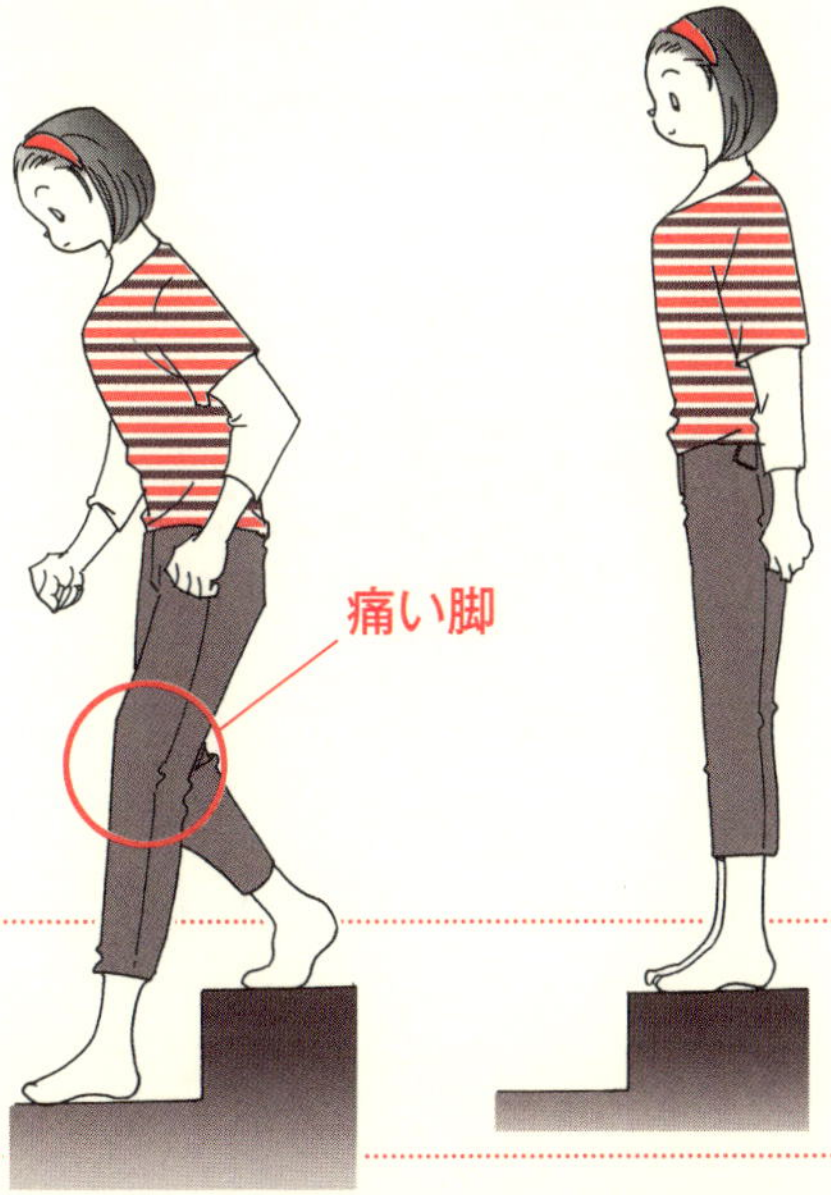

●階段の下り方

痛むほうの脚を先に１段下ろし、
健康な脚をそろえます。
痛むほうの脚を下ろすときは、
つま先から下ろしていき、
少しずつ体重をかけていきます。
そのとき健康な脚に体重をかけて
体を支えるようにします。

column 6

肩こり、腰痛には、温湿布と冷湿布ではどっちがいい？

「肩こりや腰痛のとき、冷やしたほうがいいのか？　それとも温めたほうがいいのか？」と、患者さんに聞かれることがあります。

打撲や捻挫《ねんざ》、ぎっくり腰（急性腰痛症）の直後で炎症があるときは冷やします。しかし、市販の冷湿布では冷えません。冷やすためには、ぬれたタオルや、氷をビニール袋に入れたもので患部に当てるのが確実です。炎症がおさまったら、冷湿布でも温湿布でもどちらを利用してもかまいません。

冷湿布が冷たく感じるのは、水分が含まれているのとスーッとする成分（メントール）が含まれるからです。一方、温湿布が温かく感じるのは、カラシ成分（カプサイシン）が入っているために皮膚を刺激するからです。温湿布の場合は、皮膚を刺激するせいか、かぶれる方が多いようです。このほか、インドメタシン配合の湿布薬には、消炎鎮痛剤が含まれるので、痛みを抑える効果があります。慢性的な痛みにはよいでしょう。

以前、ＮＨＫの『ためしてガッテン』というテレビ番組でも、サーモグラフィー（熱画像カメラ）で、温湿布と冷湿布を貼った場所の皮膚体温は変わらないと実証していました。これは昔からの常識なのですが、意外と知られていないものです。ただ、湿布薬には、冷たく感じる、温かく感じるという精神的な効果が高いようです。

結論はあなたの気持ちいいと感じるものを使いましょう。

第7章

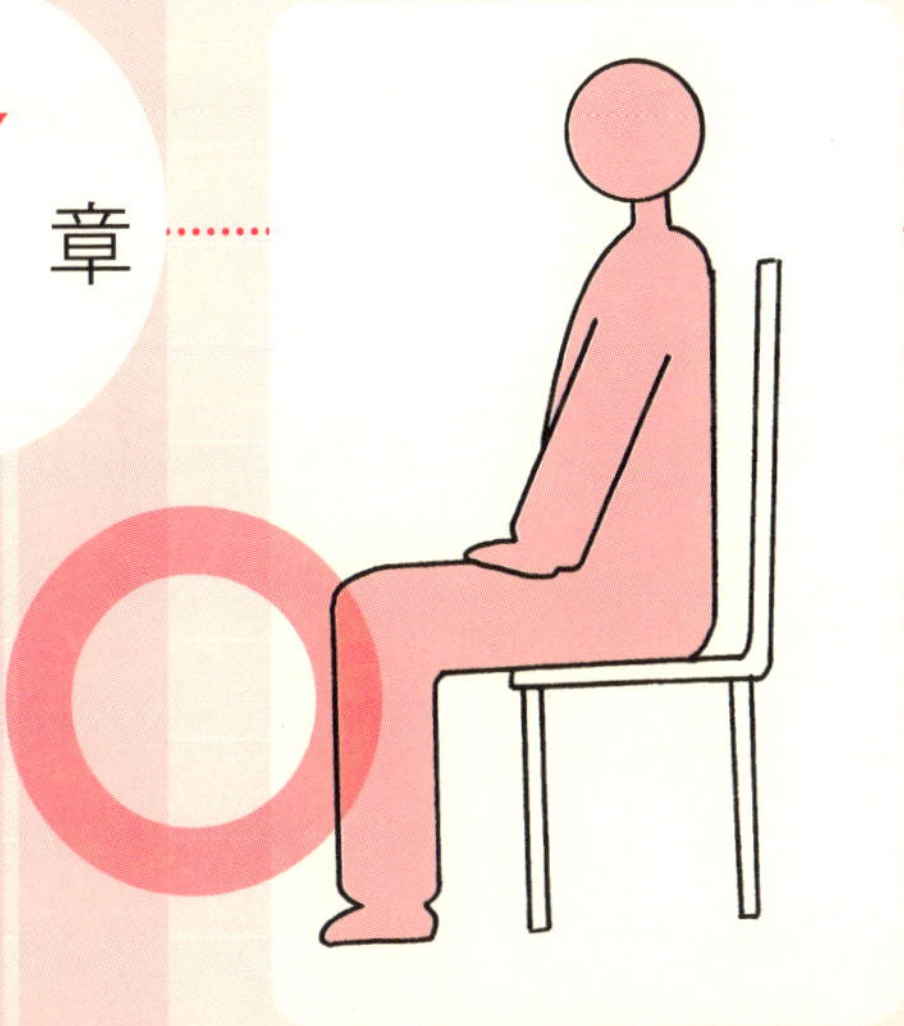

股《こ》関節《かんせつ》・ひざ関節の痛みを治す「姿勢と歩き方」

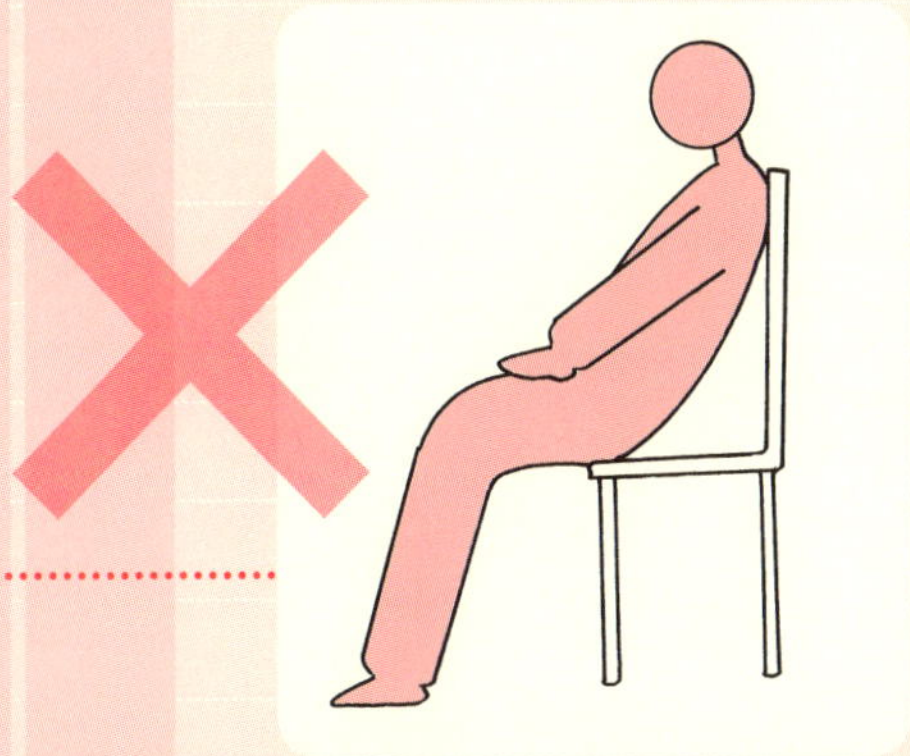

姿勢
1

ここをチェックして、「正しい姿勢」に直そう

あなたは、正しい姿勢がとれていますか？　左図のように、壁を背にして楽な姿勢で真っすぐに立ったときに、後頭部・肩甲骨・お尻・かかとの4カ所が一直線になるのが正しい姿勢です。

ポイントは、①あごを引く、②腰を反らせる、③ひざを伸ばす、④重心を後ろにかける、の4つ。

正しい姿勢は、あごが引かれ、頭が真っすぐ脊椎に乗せられています。すると、〝脊椎の歯車〟が正しく回り、胸を前へ押し出し、背筋がピンと伸びます。さらに、腰が反って骨盤が真っすぐ立つようになり、骨盤や股関節《こかんせつ》の歯車も正しく回り、ひざが真っすぐ伸びるのです!!　こうして、頭から足まで荷重の重心が真っすぐに伸びた「きれいな姿勢」がつくられるわけですね。

S字カーブの骨格が、体の重みや衝撃を分散する

脊椎は、左図のように「ゆるやかなS字カーブ」を描いて、体にかかる衝撃や荷重負担を分散させて、バランスをとっています。1カ所に過度な負担がかかっても、脊椎全体でその負担を散らしてくれます。このバランスがあるからこそ、7kgもある頭を支え、運動をすることができるのです。しかし、このS字カーブが失われてしまうと、体はあっという間にバランスを崩して、首こりや肩こり、腰痛などに直結してしまうのです。

体を保つうえで脊椎は重要ですが、脊椎がゆがむ原因は、骨盤にある「仙《せん》腸関節《ちょうかんせつ》」が大きくかかわっています。

正しい姿勢で立つ

さっそく、自分の姿勢をチェックしてみましょう。
壁などを背に、全身をリラックスさせ、
楽な姿勢で真っすぐ前を向いて立ち、確認しましょう。

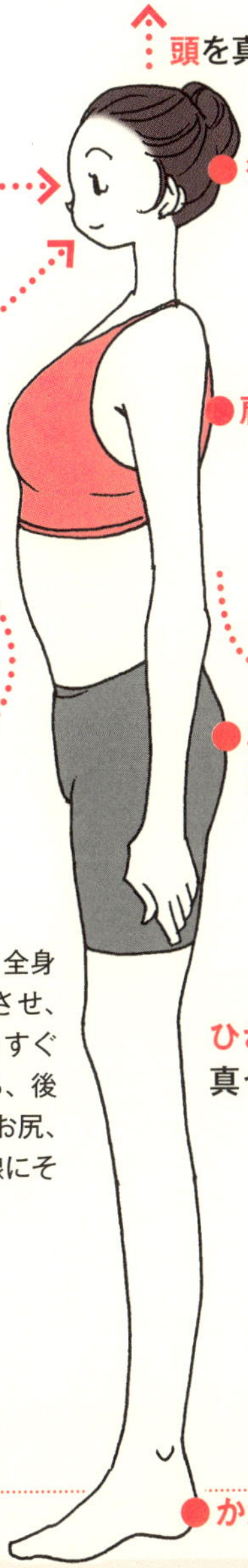
頭を真上に引っ張られているイメージ
視線は
真っすぐ
前に向ける
後頭部
あごを引く
肩甲骨
体全体は
リラックス
する
腰を
反らせる
お尻
(仙骨)
ひざは
真っすぐ
かかと

壁などを背に、全身をリラックスさせ、楽な姿勢で真っすぐ前を向いて立ち、後頭部、肩甲骨、お尻、かかとを一直線にそろえます。

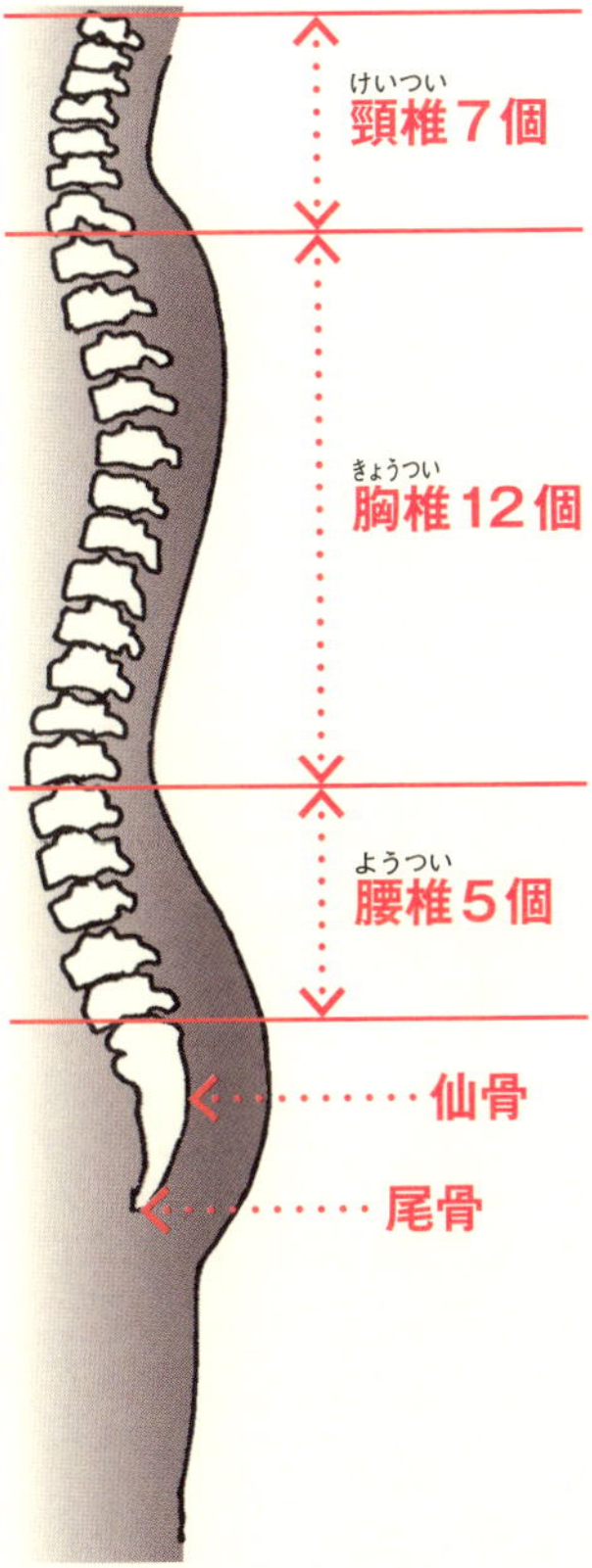
頸椎《けいつい》7個
胸椎《きょうつい》12個
腰椎《ようつい》5個
仙骨
尾骨

脊椎（7個の頸椎、12個の胸椎、5個の腰椎）は、図のような「S字カーブ」を描いているのが正しい状態です。姿勢が悪いと、S字カーブが崩れます。

姿勢
2

関節の痛みなどのトラブルは、「悪い姿勢」が元凶である

ここでは、「悪い姿勢での立ち方」を見ていきましょう。陥りやすい悪い姿勢は、次の5タイプに分けられます。

ストレートネックが深刻な症状を引き起こす

①ねこ背タイプ

背中から腰にかけて丸まって前かがみになるタイプです。あごが前に出ている典型的なストレートネックです。重心が前にかかりすぎて、首や腰への負担が大きくなります。ストレートネックとは、本来は前方向に湾曲しているはずの頸椎《けいつい》が真っすぐな状態を指します。関節痛だけでなく、頭痛、めまい、耳鳴り、イライラなどの深刻な症状を引き起こします。

②下腹が前に出るタイプ

上体の重心が後ろに倒れるため、ひざを曲げてバランスをとります。腰やひざ関節が痛みやすくなります。

③腰が反りすぎるタイプ

背骨が前に反りすぎているため、重心が後ろにかかります。おなかを突き出した感じです。背中と足の筋肉、腰の関節に余分な負担がかかります。

④肩の高さが違うタイプ

あきらかに左右の肩の高さがそろっていません。片側の腰椎に体重が傾きヘルニアを発症しやすくなります。

⑤前後にねじれているタイプ

体が前後にねじれて、片方の肩が前に出ています。背骨がねじれているため、どこかに負担がかかります。アスリートのほか、同じ作業を長年続けてきた人に見られます。

悪い立ち姿勢

自分の姿勢の悪さは、なかなか気づかないものです。
あなたの姿勢は、５つのうち、どのタイプですか？

① ねこ背

- 頭が前に出る
- 肩が前に出る
- 背中が丸まる
- 腰が落ちる

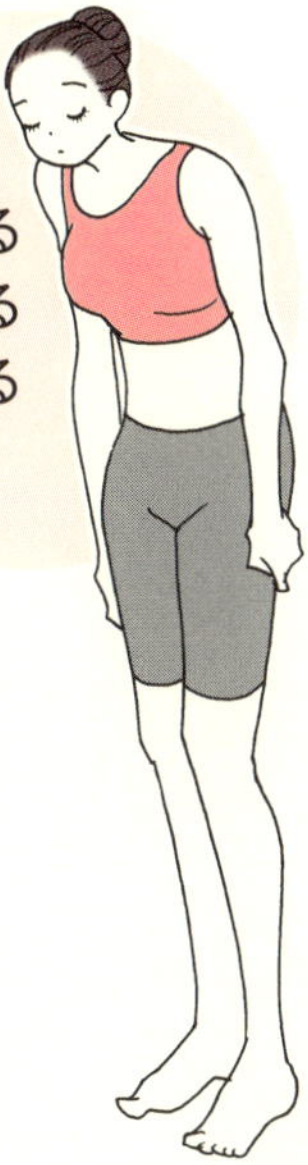

② 下腹が前に出る

- 頭が前に出る
- 肩が後ろに出て倒れぎみ
- 下腹が出る
- ひざが曲がる

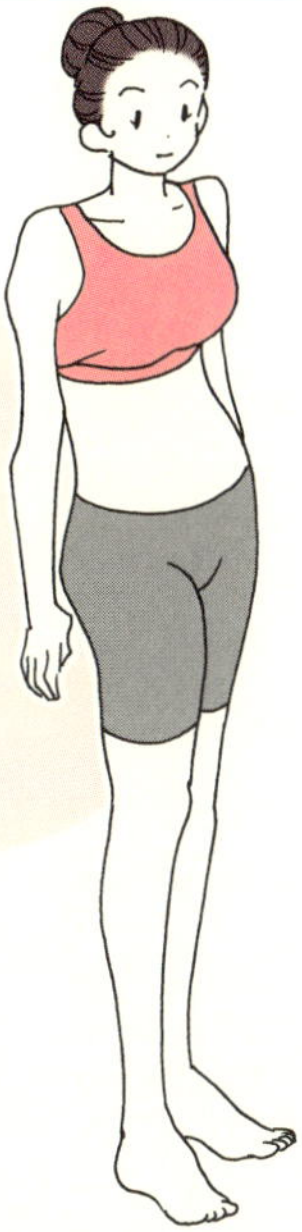

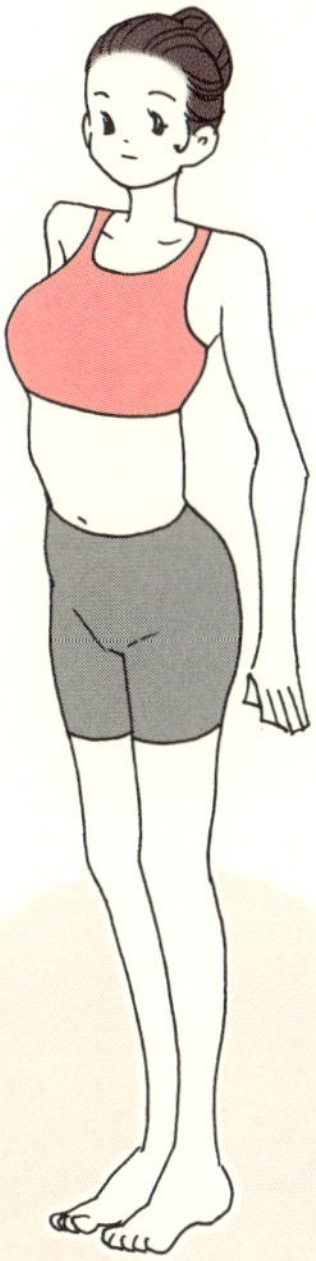

③ 腰が反りすぎる

- 肩が後ろになる
- 腰が反りすぎ

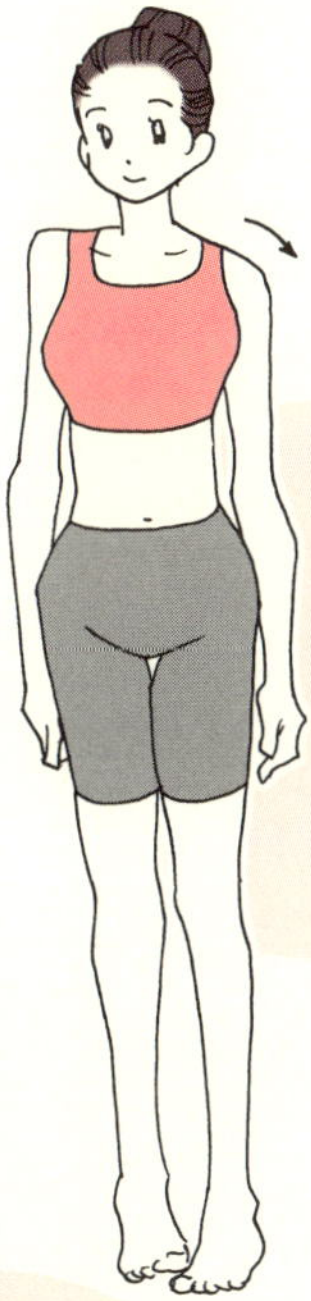

④ 肩の高さが違う

- 左右の肩の高さが違う
- 腰の位置がずれている

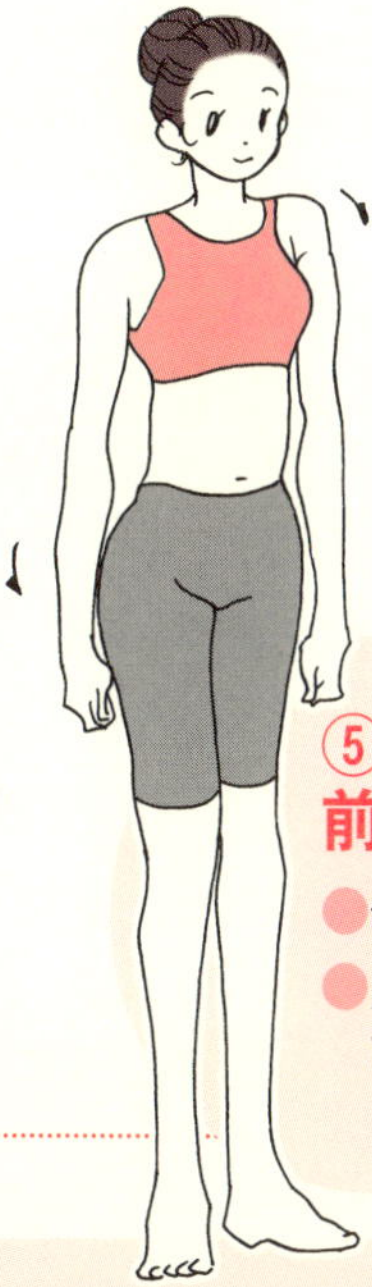

⑤ 前後にねじれている

- 体が前後にねじれる
- 片方の肩が前に出る／背中がねじれている

姿勢 3

腰に負担のかからない「正しい座り方」をマスターする

正しい座り方の基本は、①頭から首、腰を1本の棒のように伸ばす、②太もも と腰の角度を90度にする、③ひざの角度は90度に曲げる、④骨盤を立たせ、手は軽くももの上に置く、の4つです。

自分の意識のなかでは、棒のように真っすぐですが、実際の背骨は「S字カーブ」を描いています。

イチロー選手がソファに座らない理由

ひざや股関節《こかんせつ》痛を悪化させないためには、〝いすの生活〟がよいと述べてきましたが、いすのなかにも困ったものがあるのです。やわらかすぎるソファです。

ソファは、ラグジュアリーにできていて、座り心地がよいのですが、どうしても背中が曲がってしまうのです。特に股関節痛のある人は、股関節を圧迫するので避けてください。

大リーグで活躍しているイチロー選手は、ソファに座らないようにしていると話していました。体のことを考えている証拠です。世界の第一線で活躍しているアスリートの気配りはさすがですね。

正しい座り方を実践するには、〝いす選び〟が非常に重要です。では、どんないすがいいのでしょう。

自宅では硬めのいす、仕事場では平社員のいすです。つまり、座り心地がイマイチないすほど腰にいいわけですね。どうしてもソファに座る場合は、浅く腰掛けて背筋を伸ばし、長時間座らないことを心がけましょう。

正しい座り方

今すぐ、正しい座り方をマスターしましょう。
長時間座る人は、ときどき「胸張りストレッチ」を行えば、
腰への負担は解消されます。

▼胸張りストレッチ

立ち上がって行うのが
ベストですが、
座ったままでもＯＫ。
パソコン操作、デスクワーク、
家事の合間におすすめです。

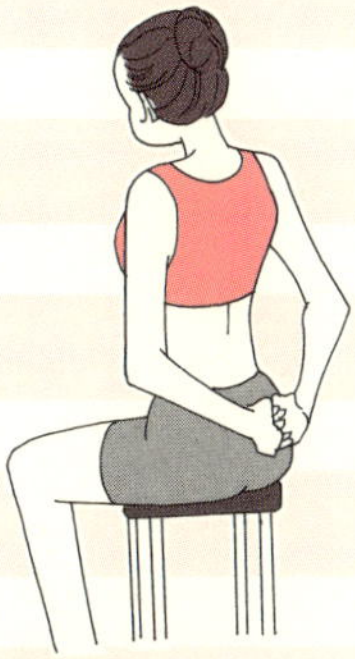

背筋を伸ばし、
後ろで手を組みます。
視線は真っすぐ
正面に向けましょう。

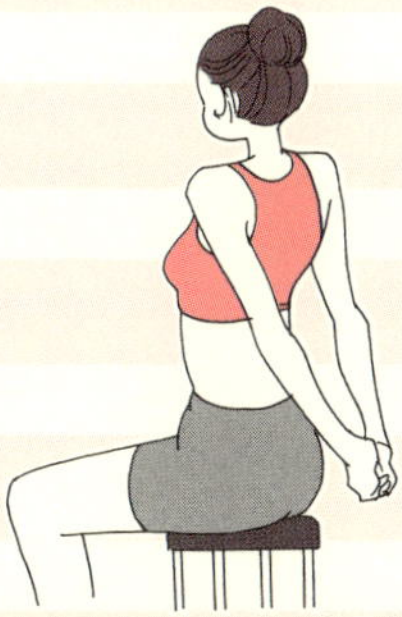

腕を後ろに伸ばしながら
上方に上げます。
胸は逆にぐっと突き出し、
腰がカーブすることを意識します。

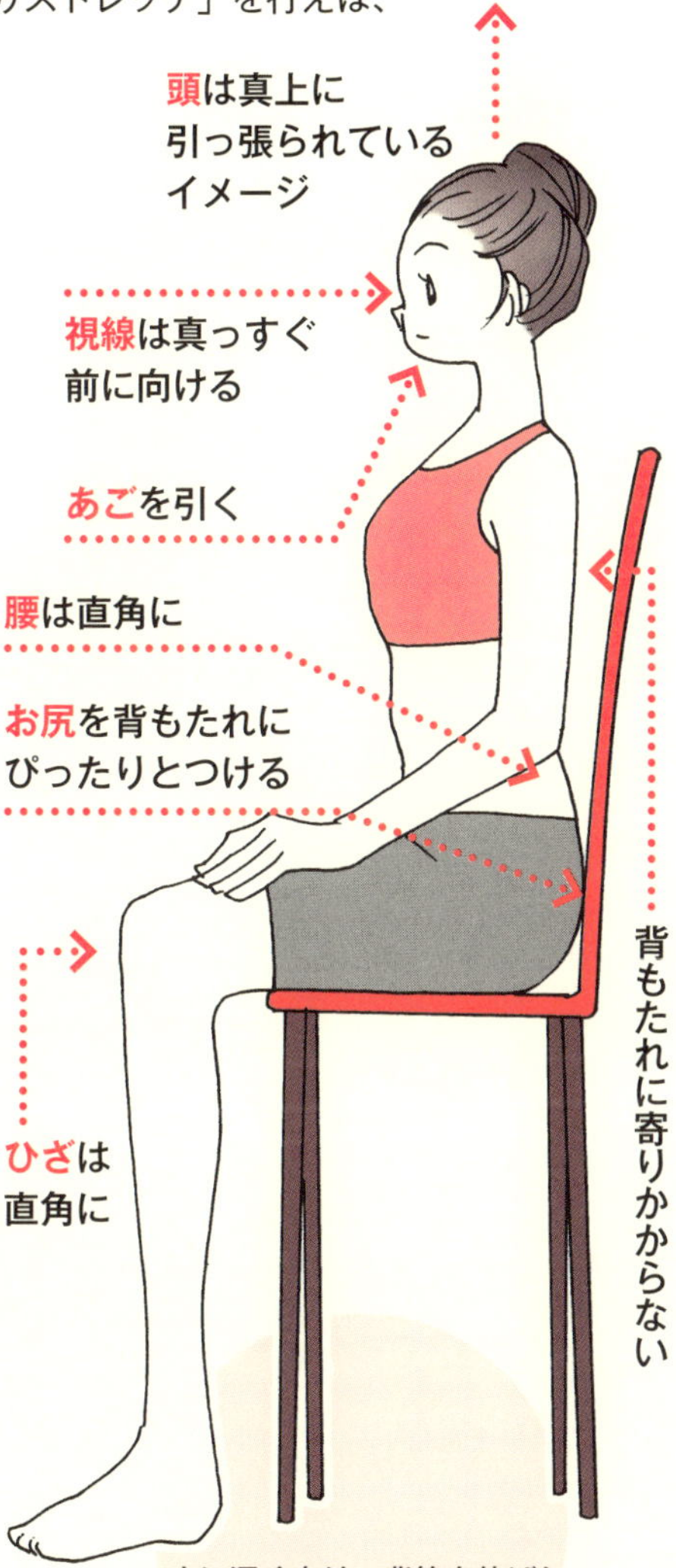
頭は真上に
引っ張られている
イメージ
視線は真っすぐ
前に向ける
あごを引く
腰は直角に
お尻を背もたれに
ぴったりとつける
ひざは
直角に
背もたれに寄りかからない

いすに深く座り、背筋を伸ばし、
背もたれには寄りかからず、
腰、ひざは直角にします。
ねこ背になりやすい人は、
腰にクッションを当てるのも効果的です。

姿勢 4

“ねこ背”に代表される「悪い座り方」がトラブルを招く

私たちの生活スタイルは、急速に変わりました。ひと昔前まで、畳のある和室で正座する暮らしでした。しかし、現在は〝いすの生活〟が中心です。

注目したいのは、いすに座っているときの脊椎《せきつい》にかかっている重圧です。正しい姿勢で立っている状態を「1」と考えると、いすに正しい姿勢で座っているときでも「1・5倍」の力が脊椎にかかってきます。悪い姿勢だと「1・85倍」の力が脊椎にかかってくるのです。ところが、正座では「0・8」です。脊椎にいちばん負担がかからないのは、あおむけに寝ているときの「0・25倍」です。

正座のほうが脊椎への負担が少ない座り方なのです。いすに座っているほうが楽だと思っていませんでしたか？

パソコンやスマートフォン操作が座り方を悪くする

今、悪い姿勢、悪い座り姿勢が原因となって、首こり、肩こり、腰痛など、さまざまなトラブルが生じています。左図を見て、悪い座り姿勢を確認しましょう。

どんなときに悪い座り姿勢になるかというと、デスクワーク、パソコン操作、電車の中での読書や携帯電話・スマートフォン操作などです。夢中になっていると2時間、3時間があっという間に過ぎてしまうものです。それがいけません。

できれば、30分ごとに休憩をとるようにして、胸張りストレッチ（187ページ）を行うようにしましょう。

悪い座り方

次の２つのタイプが、
典型的な悪い座り方です。
最も多いのが、
前かがみになっている
姿勢（下図）です。
次に多いのは、
浅く座って背もたれに
寄りかかっている姿勢（上図）です。
思い当たる場合は、
注意しましょう。

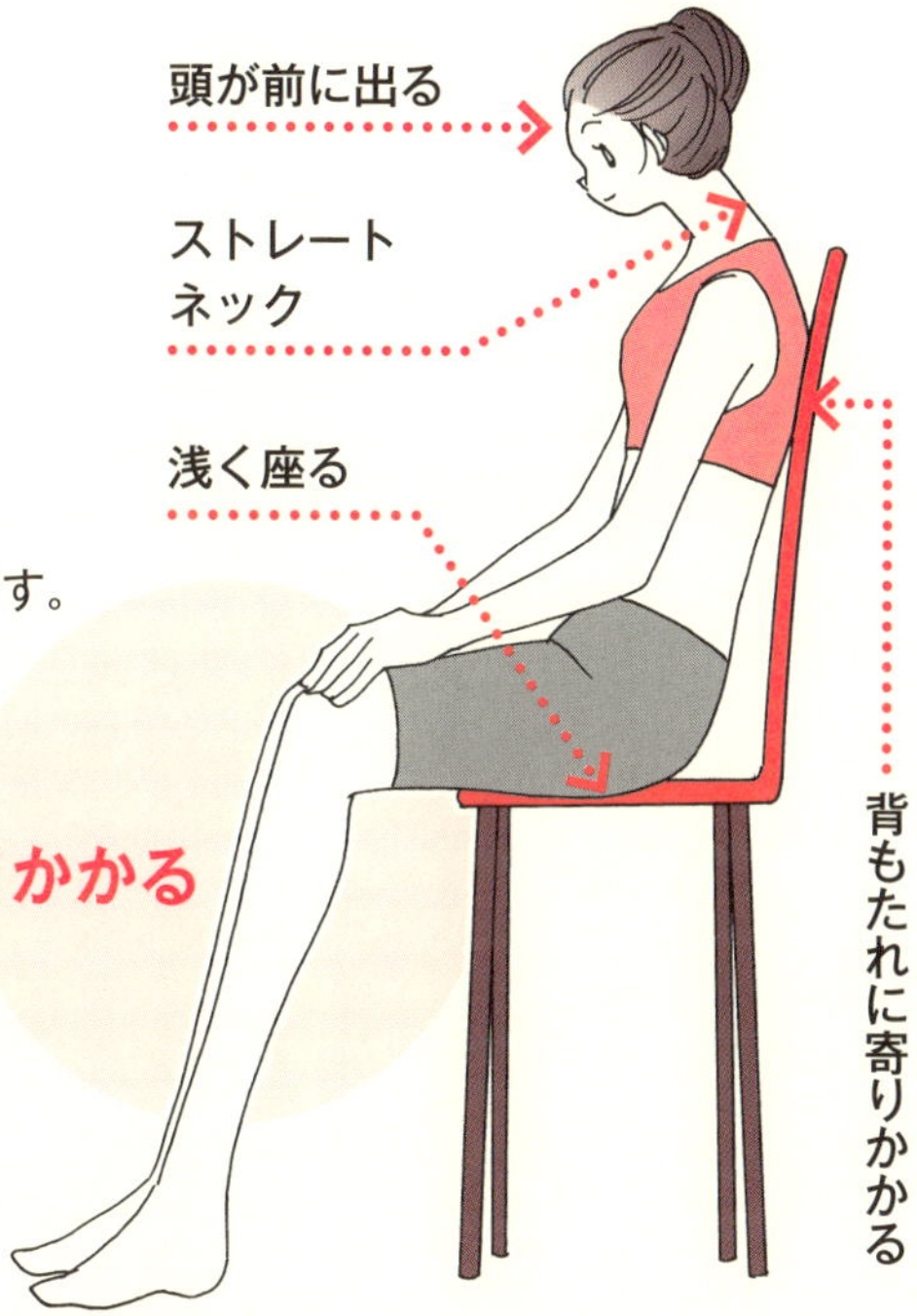
頭が前に出る
ストレート
ネック
浅く座る
背もたれに寄りかかる

背もたれに寄りかかる

疲れたときの座り方。
これでは本来の脊椎の
「Ｓ字カーブ」は
消失しています。

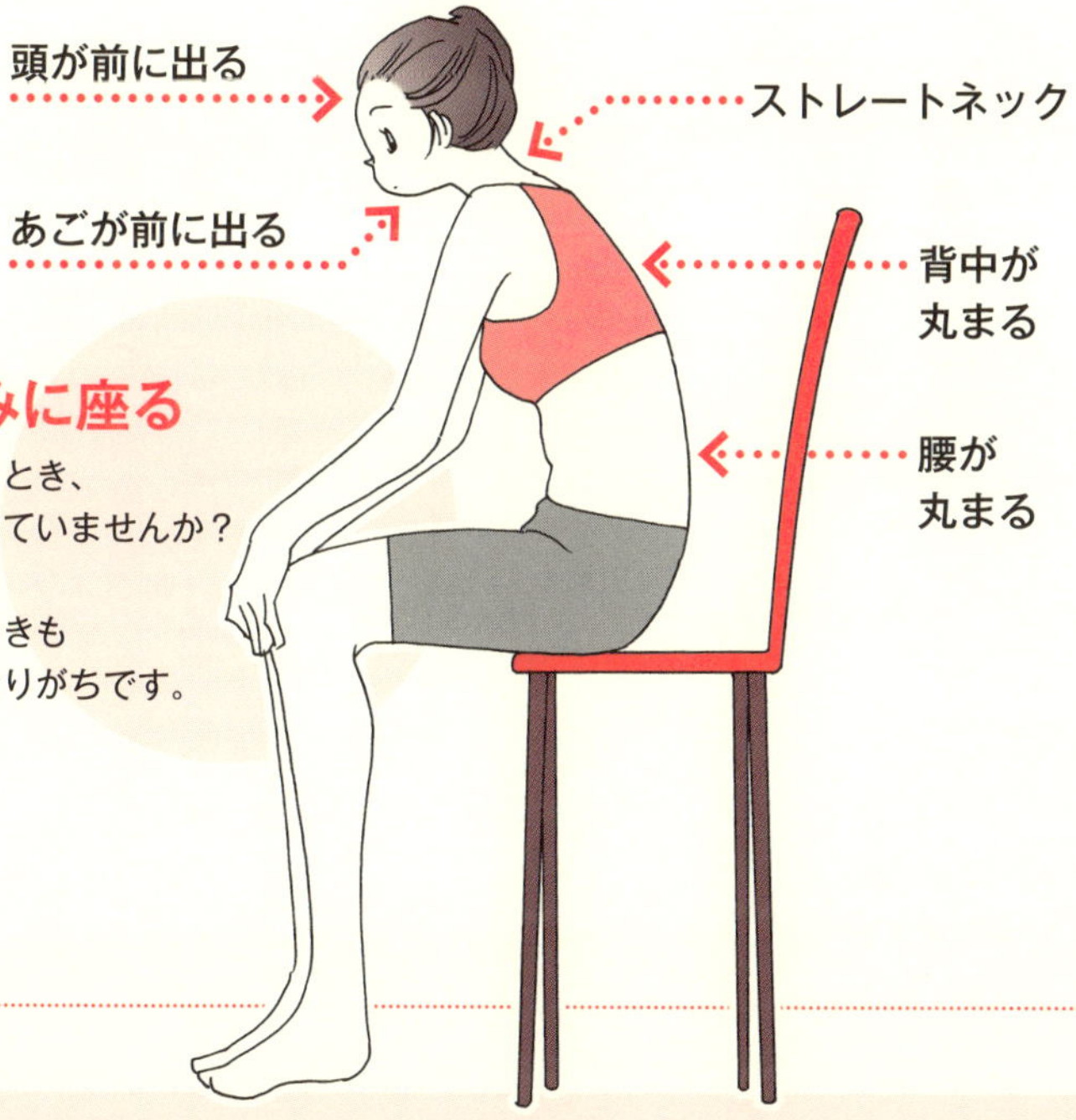
頭が前に出る
ストレートネック
あごが前に出る
背中が
丸まる
腰が
丸まる

前かがみに座る

テレビを見るとき、
ねこ背になっていませんか？
お風呂場の
いすに座るときも
この姿勢になりがちです。

姿勢 5

上質な睡眠を確保するには、「正しい寝方」がある

睡眠は健康のバロメーターです。よりよい姿勢をとり、上質な睡眠を確保したいものです。

寝るときも同じ姿勢はよくない

寝るときの基本姿勢は、あおむけになり、体を真っすぐに伸ばすことです。ポイントは、寝返りは多めに打つことです。あおむけに寝ているときは、立っているときに比べて脊椎《せきつい》への負担は少ないですが、同じ姿勢を続けることが負担をかけることになります。

うつ伏せで寝ると、首が横に曲がります。それによって体自体もねじれやすくなってしまいます。よく体を丸めて寝る人もいますが、これもよくありません。寝ているときも、脊椎は「S字カーブ」を意識するのが原則です。

ただし、腰を後ろに反ったときに痛みのある人は、横向きに寝て背中を丸める姿勢がおすすめです。また、腰椎《ようつい》分離症などで疲労骨折のおそれがある場合は、やはり横向きに寝てください。痛みが取れたら、正しい寝方に戻しましょう。もしも、コルセットなどを使っている場合は、寝る前にはずしてください。コルセットは腰痛に有効なツールですが、血行を悪くするというデメリットがあります。睡眠時には必要はありません。

みなさん、寝るときにも「正しい寝方」があるのかと驚いていることでしょう。睡眠中は、体の自然治癒力が高まります。正しい寝方を実践していただければ、ストレスは解消されます。

枕なしで寝るのが基本

寝るときには、
硬めの布団、
枕なしのあおむけが基本です。
枕なしでは
眠れないという人は、
低い枕を使いましょう。

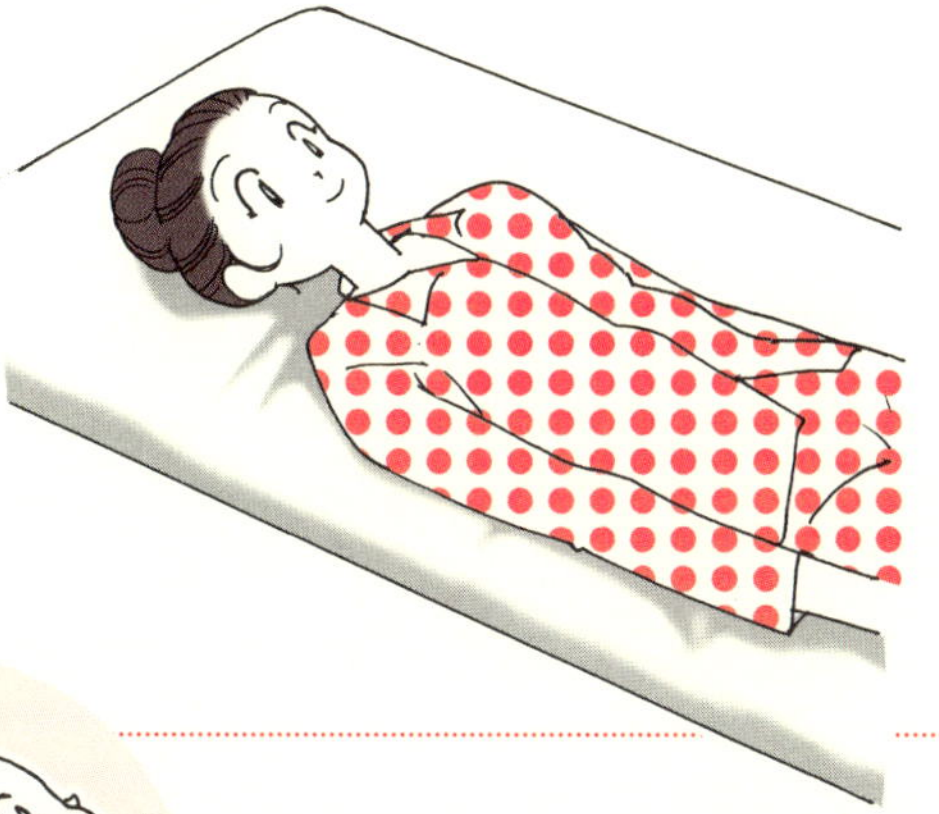

枕なしで寝る

基本は枕なし。
首のしわがなくなる
効果もあります。
枕なしでは眠れない人は、
バスタオルを敷き、
徐々にバスタオルを
うすくしていきます。

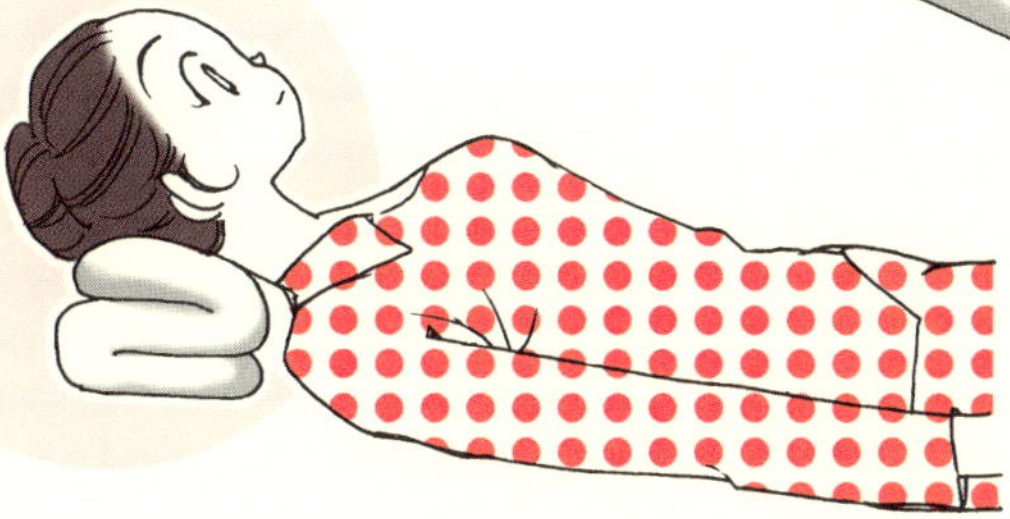

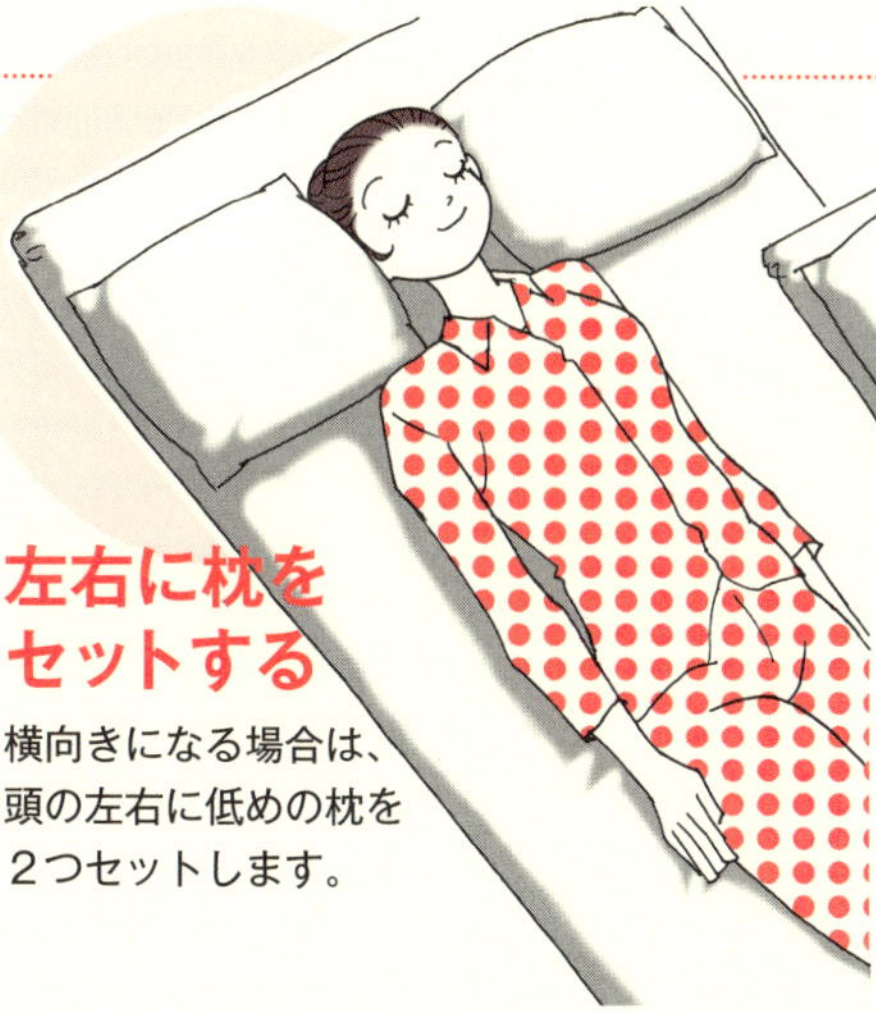

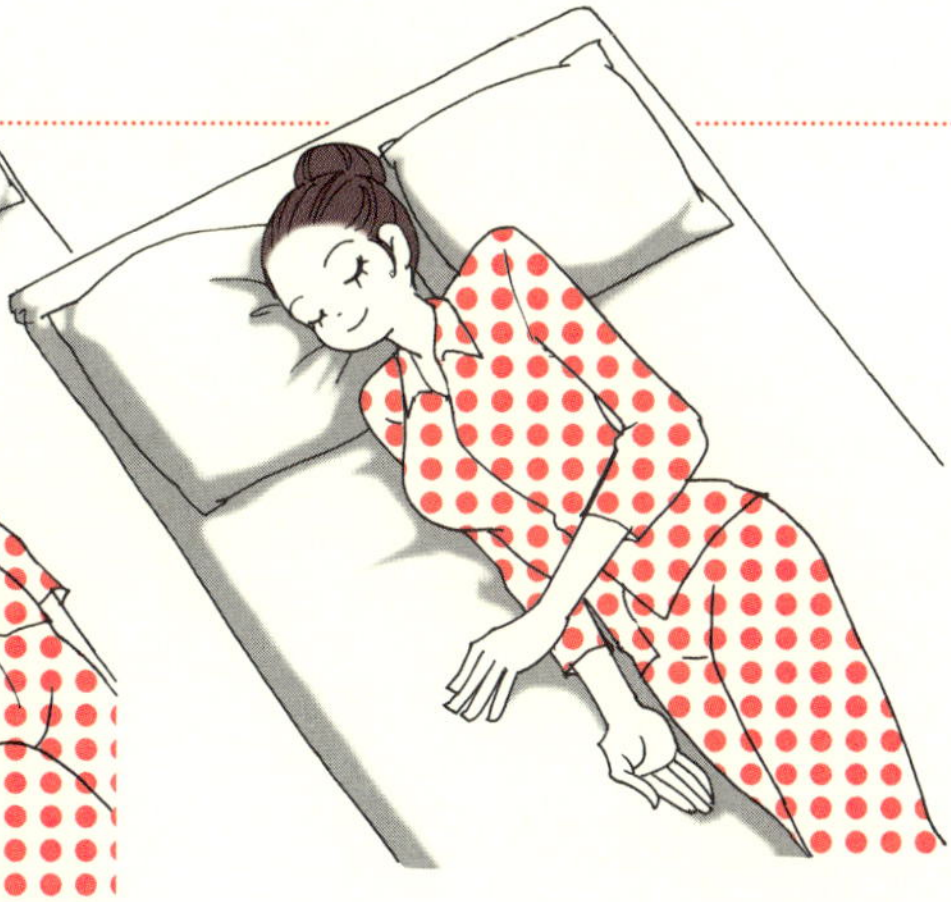

左右に枕をセットする

横向きになる場合は、
頭の左右に低めの枕を
2つセットします。

歩き方
1

1日5分歩くだけで驚きの効果！さかい式関節矯正《きょうせい》ウオーキング

いよいよ、正しい歩き方を紹介するところまできましたね。

私が提案する「さかい式関節矯正ウオーキング」は、文字どおり関節の矯正を目的としたウオーキング法です。

姿勢を意識しながらリズミカルに歩こう

まずは、左図の「正しいフォーム」を覚えましょう。次に、全身をリラックスして正しい立ち姿勢（183ページ）で立ちましょう。このとき、頭を上から引っ張られているイメージで、真上に伸ばします。

第1歩は、前かがみにならないように、重心を7割くらい後ろに残すようにします。前に出た足と後ろの足の真ん中に体の軸がくるように意識します。おなかを引き締めて、少し後ろに重心がくるはずです。こうすれば、背中は反ります。

重要なポイントは、後ろの足で地面を蹴るときに、股関節《こかんせつ》とひざ関節が真っすぐに伸び切っていることです!!するとふくらはぎが痛くなるのですが、ひざがきれいに伸びるためには、親指の裏（付け根）で地面を蹴るようにすることです。視線は、真っすぐ前方を見て、下を見ないようにします。

では、少し歩いてみましょう。

着地はかかとから、蹴るのは親指の付け根というのが基本です。

手は軽く握り、ひじを90度くらいに曲げて、腕は大きくリズミカルに振りましょう。腕を振ると、あごが引きやすくなり、きれいなフォームになります。

関節矯正ウオーキングのフォーム

みなさん、フォームをマスターして、
「関節矯正ウオーキング」にチャレンジしましょう。
60分歩くよりも“1日5分間”意識して歩くほうが効果的です。

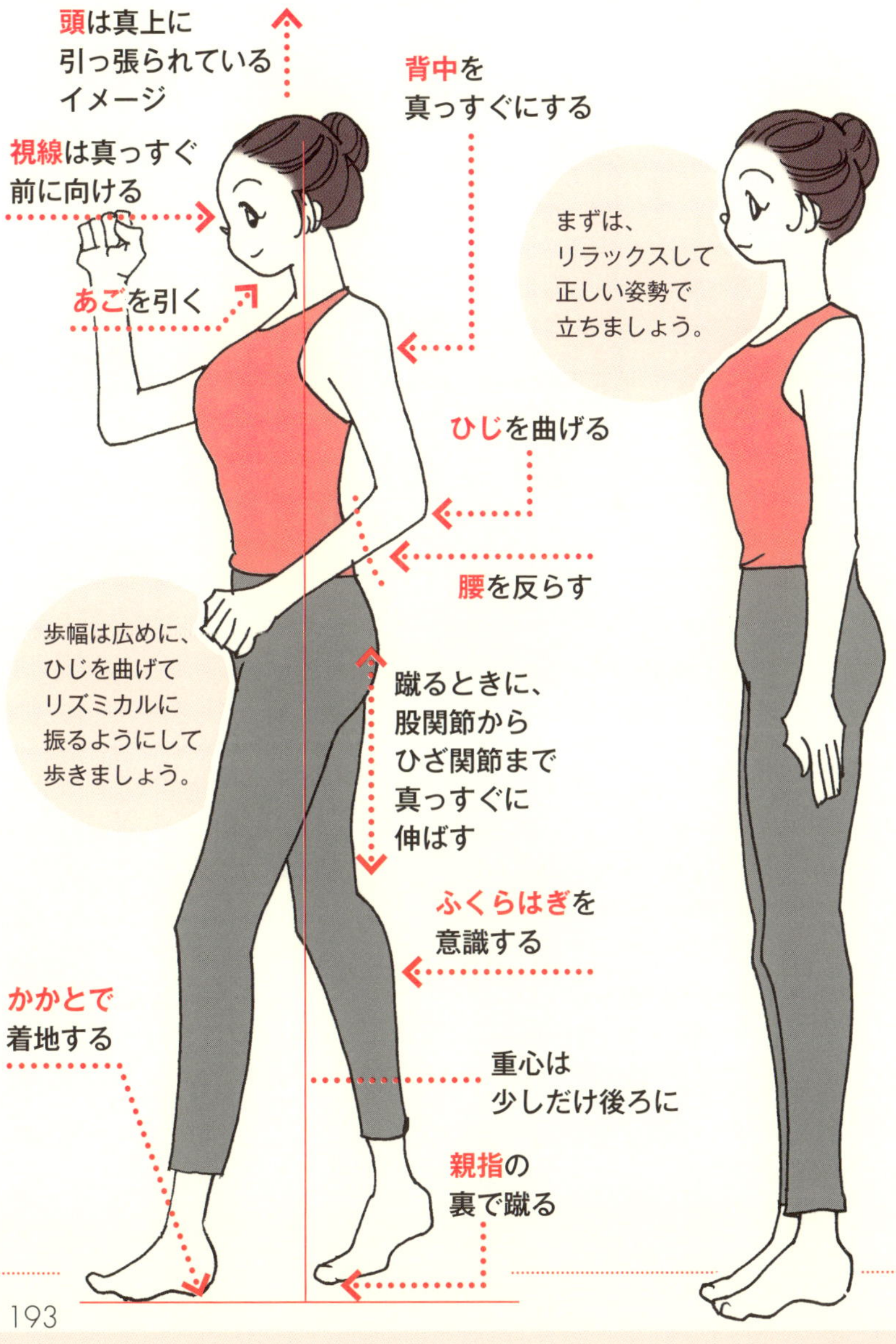
頭は真上に
引っ張られている
イメージ
背中を
真っすぐにする
視線は真っすぐ
前に向ける
まずは、
リラックスして
正しい姿勢で
立ちましょう。
あごを引く
ひじを曲げる
腰を反らす
歩幅は広めに、
ひじを曲げて
リズミカルに
振るようにして
歩きましょう。
蹴るときに、
股関節から
ひざ関節まで
真っすぐに
伸ばす
ふくらはぎを
意識する
かかとで
着地する
重心は
少しだけ後ろに
親指の
裏で蹴る

歩き方
2

関節矯正《きょうせい》ウオーキングは、ふくらはぎのエクササイズ

みなさん、「さかい式関節矯正《かんせつきょうせい》ウオーキング」はいかがでしたか?

きっと、ふくらはぎが痛くなってきたことでしょう。それでいいのです。

このウオーキングは、ふくらはぎのエクササイズでもあるのです。後ろ足のひざと股関節《こかんせつ》を真っすぐ伸ばすと、足首に力が入りやすくなって、それがふくらはぎを引き締める効果につながります。

血液と神経の流れをよくして生活習慣病を予防する

私は、このウオーキングを別名「筋ポンプウオーキング」と呼んでいます。

実は、ふくらはぎは、〝第2の心臓〟と呼ばれるほど、血流の改善に重要な役割を担っています。「ふくらはぎ健康法」というのがあり、生活習慣病予防としても知られています。

関節矯正ウオーキングは、すべての関節トラブルを治す集大成です。その効果は、関節トラブルだけでなく、高血圧、高血糖、痛風、動脈硬化といった生活習慣病の改善やアンチエイジング全般にわたります。

私は、その理由は、ウオーキングが血液と神経の〝流れ〟をよくするからだと考えています。ラジオ番組でご一緒していただいている大沢悠里さんも、私の考えに賛成してくれています。私が自信を持っておすすめするウオーキングです。

最初のうちは、家族や知り合いにチェックしてもらうとよいでしょう。とにかく始めることが肝心です。

悪い歩き方

次の２つのタイプが、典型的な悪いフォームです。
最も多いのは、腰が後ろに落ちて背中が丸まったねこ背姿勢（右図）です。
次に多いのは、重心が前に寄る前傾姿勢（左図）です。

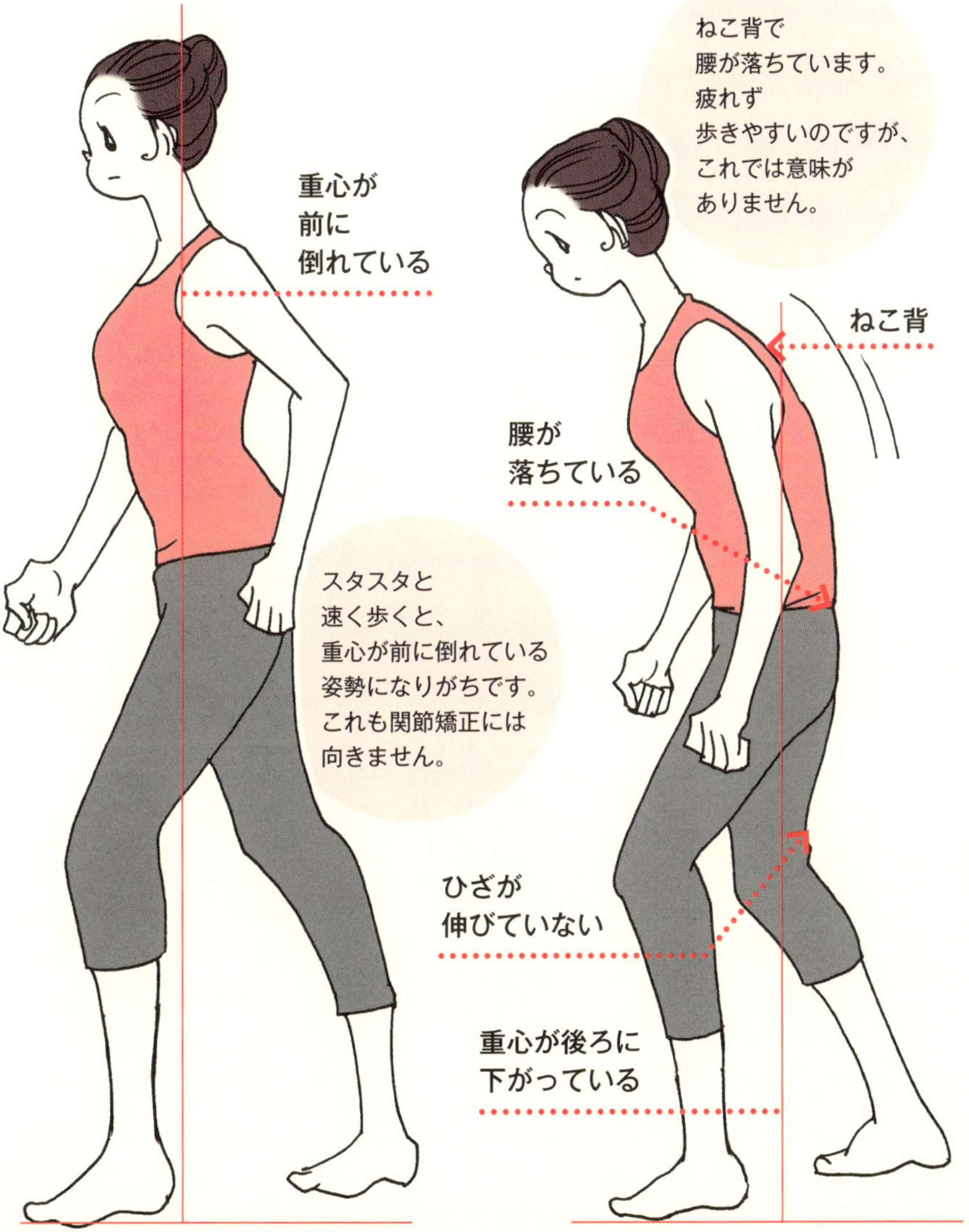
重心が
前に
倒れている
スタスタと
速く歩くと、
重心が前に倒れている
姿勢になりがちです。
これも関節矯正には
向きません。
ねこ背で
腰が落ちています。
疲れず
歩きやすいのですが、
これでは意味が
ありません。
ねこ背
腰が
落ちている
ひざが
伸びていない
重心が後ろに
下がっている

歩き方
3

ファッションモデルがお手本!! 究極の「綱渡りウオーク」

私の院で開催している運動療法教室や歩行教室で、参加者のみなさんに好評なのが「綱渡りウオーク」です。

ひざ痛を緩和・予防するために「内側広筋」を鍛えるエクササイズです。骨盤がさかんに動いて仙腸関節《せんちょうかんせつ》も刺激するため、骨盤のゆがみが矯正《きょうせい》されて、腰痛の緩和・予防にも役立ちます。

骨盤のゆがみを解消し、関節の歯車を滑らかに動かす

綱渡りウオークは、先に紹介した「さかい式関節矯正ウオーキング」のステップアップ・バージョンです。

さあ、立ち上がって、自分の足元に1本の真っすぐな綱があるとイメージしましょう。その綱から落ちないように進むとなると、自然に一歩一歩、足を交差させながら腰をねじるような歩き方になっていませんか。〝腰をねじる動き〟が加わると、骨盤がさかんに動いて「仙腸関節」が使われるようになるのです。歩くたびに仙腸関節のポンプ作用が働くため、血行促進作用が高まるというわけです。

しかも、腰の椎間板《ついかんばん》の重心バランスもよくなり、腹斜筋《ふくしゃきん》が鍛えられるために、おなかまわりが引き締まってきます。腰を左右にねじるときに、自分が苦手とするほうへ、意識して引くようにすると、腰や背中の筋肉のハリや、骨盤のゆがみが解消されるのです。女性には究極のエクササイズとなるわけです。

綱渡りウオークは、ファッションモデルの歩き方です。関節の歯車をうまく動かすには、おすすめなのです。

綱渡りウオーク

ファッションモデルになった気分で、
一歩一歩足の親指に神経を集中して、
慎重に足を運ぶように歩きましょう。

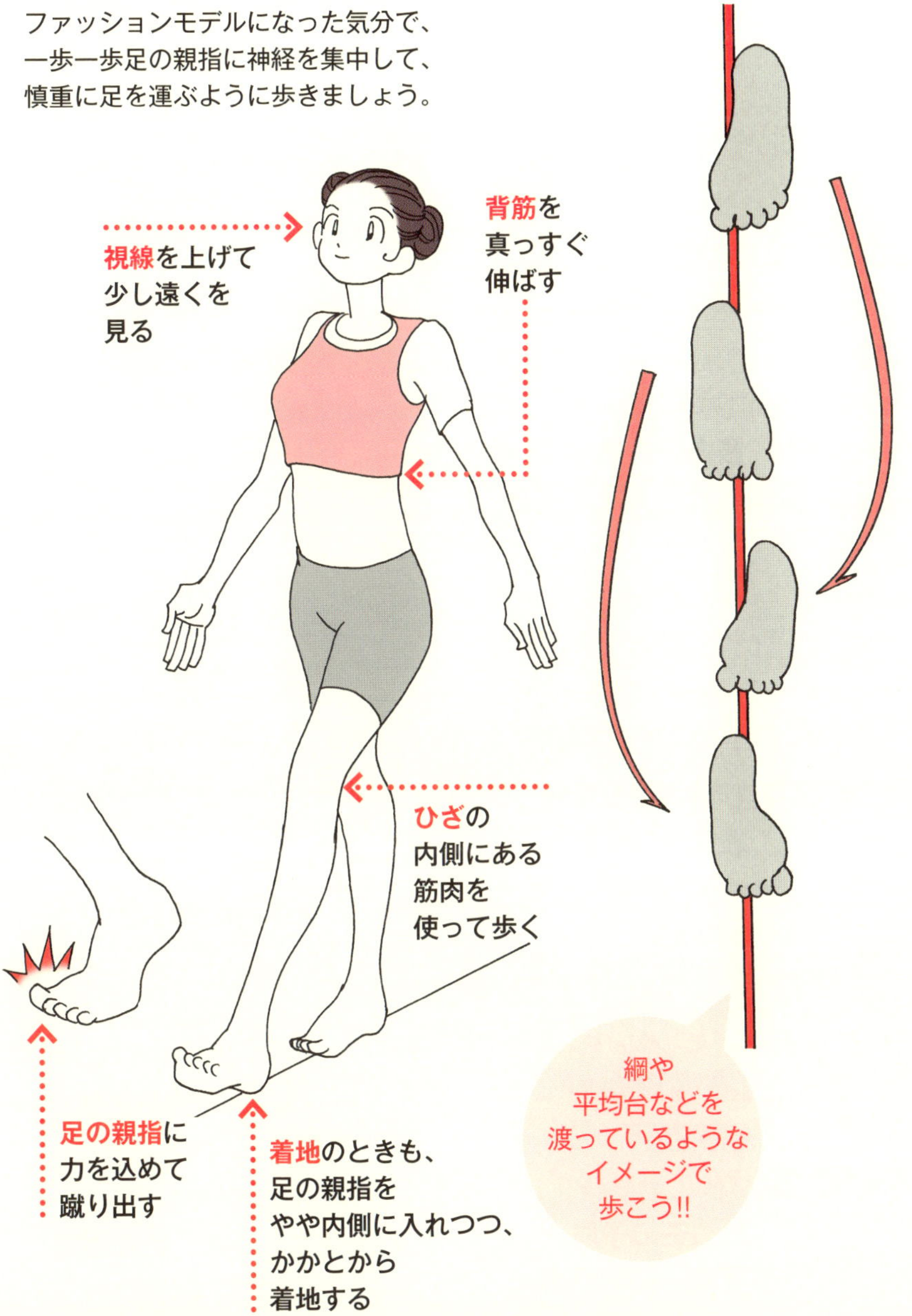
視線を上げて
少し遠くを
見る
背筋を
真っすぐ
伸ばす
ひざの
内側にある
筋肉を
使って歩く
足の親指に
力を込めて
蹴り出す
着地のときも、
足の親指を
やや内側に入れつつ、
かかとから
着地する
綱や
平均台などを
渡っているような
イメージで
歩こう!!

column 7

さかい式 関節包内矯正《かんせつほうないきょうせい》による 施術概要

正のスパイラル

関節包内矯正で ロッキングをはずして 正常可動域に

腰痛、首痛の
直接的原因を除去する

↓

正常な姿勢による 質のよい 歩行などを指導

症状解消の状態を
維持かつ予防

↓

脚のふくらはぎの 筋ポンピングにより 血液循環良好、 免疫力アップ

結果的に動脈硬化、
ロコモの予防
（脳梗塞、心筋梗塞、
がんの予防）

負のスパイラル

腰痛・首痛など

大部分は同じ姿勢や
動作による
関節ロッキング

↓

歩行しなくなる、 免疫力低下

第2の心臓といわれる
足のふくらはぎの
筋ポンプが
働かないために
全身が血液不足

↓

動脈硬化、 寝たきり（ロコモ）

結果的に免疫力低下、
脳梗塞、うつ病、心筋梗塞、
がんにつながる

事例

ひざ・股関節《こかんせつ》を痛めてしまった3つのストーリー

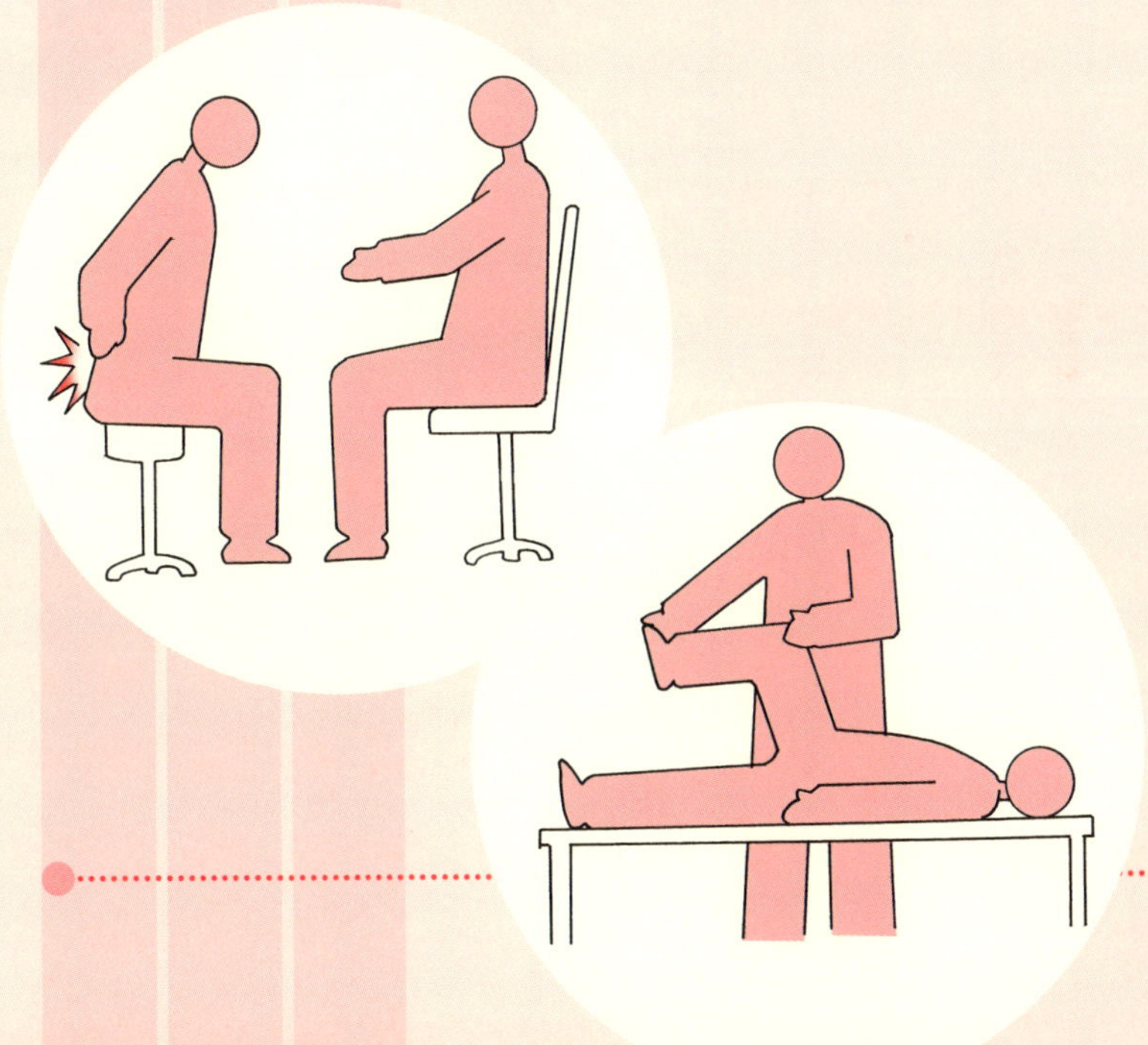

姉妹で股関節《こかんせつ》痛に悩まされていたYさんの場合（50代女性・フラワーショップ経営者）

フラワーショップを経営するYさんは、長い間、股関節の痛みに悩まされていました。

話によると、お姉さんにも同じ股関節痛の症状があり、何年か前に大きな病院で手術を受けていたのです。つまり、Yさんの場合は、なんらかの遺伝的要素が原因になって、股関節痛が起きていると考えられます。

ただし、お姉さんの場合は、手術を行ったけれど、あまり症状が改善されなかったのです。あんなにつらい手術を行ってよくならないのであれば、手術はしたくないと思い、私どもの院を訪れたというわけです。

フラワーショップの仕事は、表面の美しさからは想像できないくらい過酷な仕事でした。長時間にわたる立ちっぱなし、切り花や鉢物の管理は冷たい水を扱い、商品の持ち運びは足腰に負担のかかる体力仕事です。また、草花を弱らせないためには、常にエアコンは涼しい温度設定という厳しい環境です。痛みの強いときは、杖《つえ》を利用することもあるようですが、花束を作るときは、杖は使えないわけですね。

休日は、デパートでのショッピングを楽しみにしていたのですが、歩くのが困難なので面倒になっていたといいます。結局、タクシー移動が増えてきたのです。

このように問診によって、患者さんの痛みの原因を探り、それをふまえた上で施術をし、ストレッチや生活指導を行っていくことが、患者さんの痛みをなくしていく基本だと考えています。

▶さかい式関節包内矯正《かんせつほうないきょうせい》による施術

Yさんの場合は、先天的な「二次性股関節症」です。

①少し太りぎみだったので、減量をすすめる。

②正しい姿勢・歩き方の指導や、
体を冷やさない生活習慣をアドバイスする。

③仙腸関節《せんちょうかんせつ》と股関節の関節包内矯正を施術する。

④正しい杖の使い方の指導。

遺伝子的要因に加えて、
長時間の立ちっぱなし、
重い荷物の持ち運び、
体を冷やす環境…などが加わり
股関節の痛みが
悪化していったのです。
股関節に
負担のかからない
バランスのとれた姿勢は、
症状を改善するための
基本です。

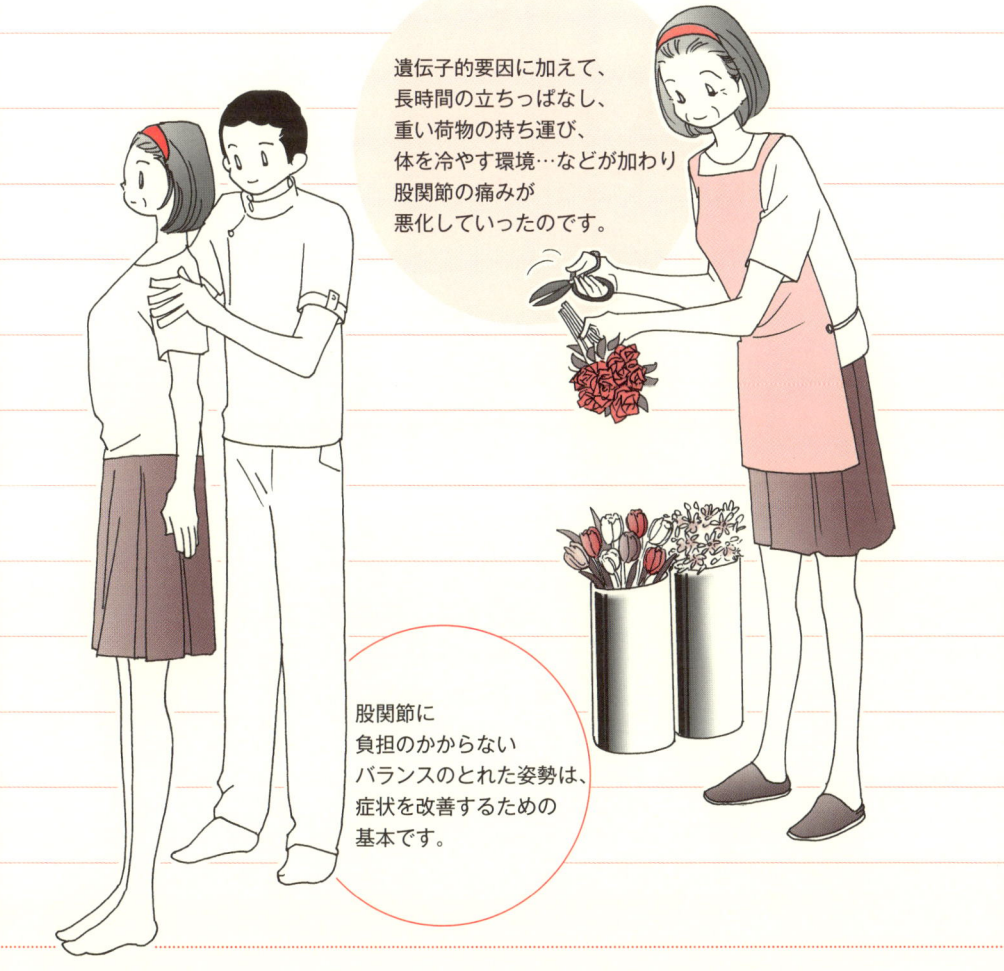

股関節《こかんせつ》の可動域が狭くなっていたSさんの場合（30代女性・専業主婦）

Sさんは、30代の専業主婦です。「あれっ！」と、急に足の付け根が痛みだし、正座をすると痛いし、あぐらをかいても痛いのです。痛みの原因に、心当たりがないので不安になって、家族に相談して病院に行ったのです。

レントゲン検査の結果、「股関節のすき間が狭いですね」と言われました。そして、「特に治療することはないので、しばらく経過を見ましょう」と、1年ごとにレントゲン検査を受けていました。しかし、股関節の痛みは続いていて、「このままでいいのだろうか」と漠然と悩んでいたのです。そんなとき、私どもの院を知ったというわけです。

Sさんは、股関節のほかに「お尻が痛い」と訴えました。

これは、股関節のすき間が狭くなって可動域が制限されてくると、股関節の上に位置する「中臀筋」という筋肉が非常に疲れてきます。なぜ、疲れるかというと、股関節が痛むことで、股関節を支え、安定させている中臀筋に力が入りっぱなしになるからです。そのために、中臀筋が収縮して痛むわけです。

この痛みは、股関節痛による2次的な症状になります。股関節は、体の深い部分に位置するため、2次的な症状はよく現れます。注意したいのは、お尻の痛みは、筋肉の低下によるものではなく、収縮によるものです。収縮した場合は、筋肉を鍛えるのではなく、ストレッチによって筋肉を伸ばすことで解消されます。

▶さかい式関節包内矯正《かんせつほうないきょうせい》による施術

Sさんの場合は、原因不明の「二次性股関節症」です。

①中臀筋ストレッチを指導して、毎日の習慣にしてもらう。

②正しい姿勢・歩き方を指導する。

③仙腸関節《せんちょうかんせつ》と股関節の関節包内矯正を施術する。

④つらい側の足にもしっかり荷重することを指導。

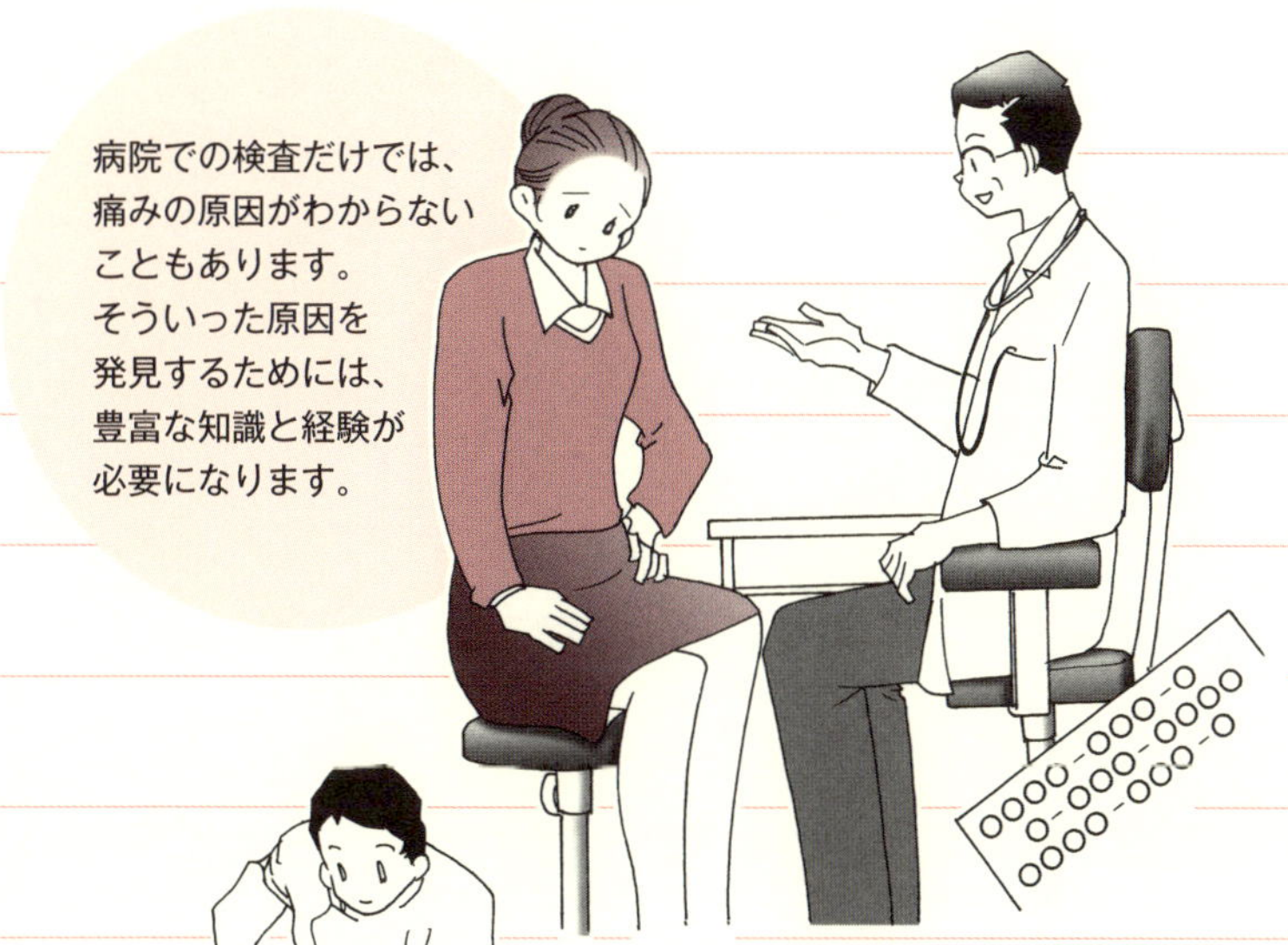
病院での検査だけでは、
痛みの原因がわからない
こともあります。
そういった原因を
発見するためには、
豊富な知識と経験が
必要になります。

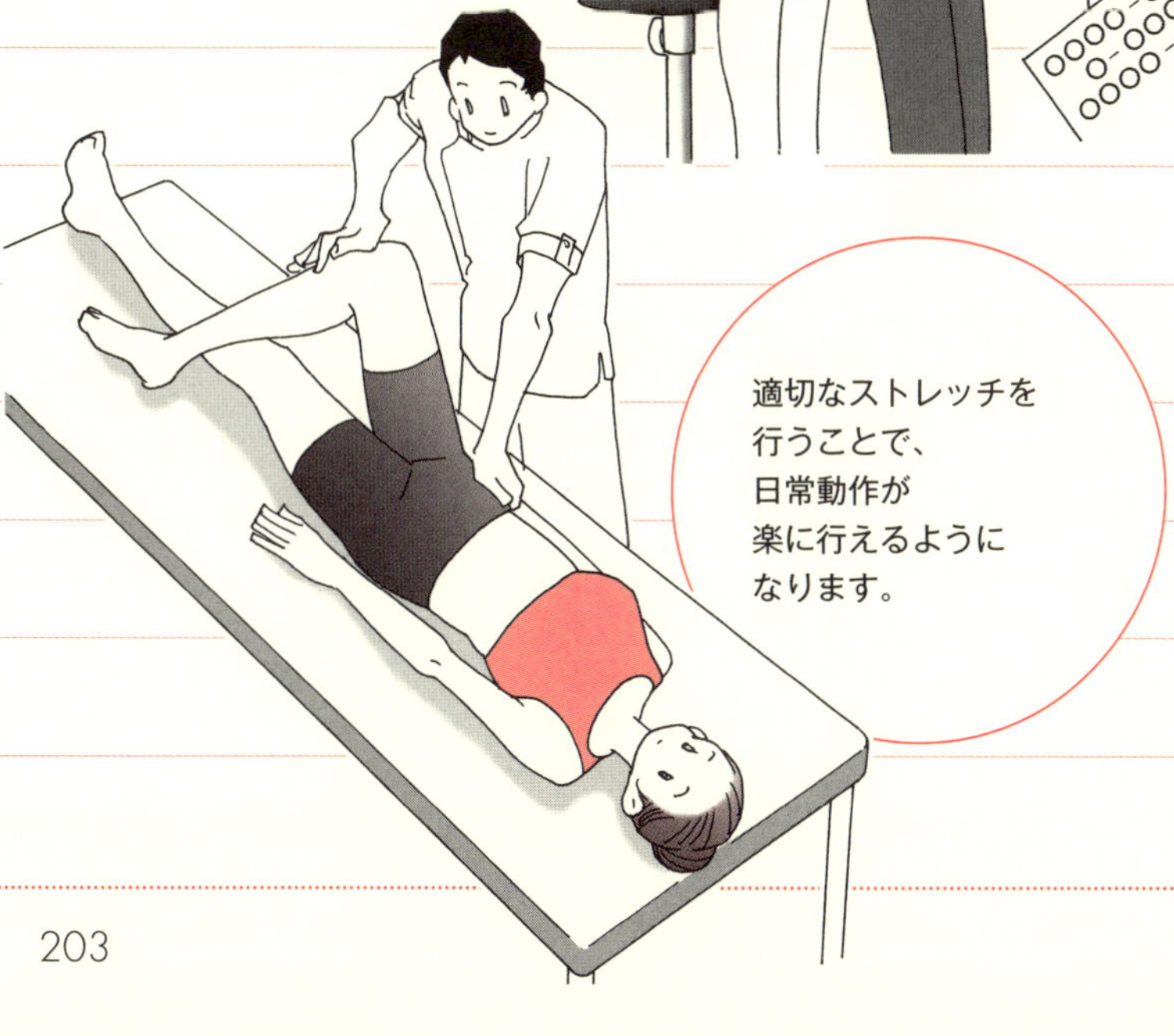
適切なストレッチを
行うことで、
日常動作が
楽に行えるように
なります。

バイク事故の後遺症から変形性ひざ関節症になったTさんの場合（60歳男性・元サービス業）

Tさんは、40代後半のとき、仕事中にぎっくり腰を起こしました。近くの整形外科に運ばれ、3日間安静にするハメになってしまったのです。

退院したあと、もう一度、病院に行き、腰の状態を確認してもらったら、「腰椎《ようつい》にヘルニアが見られる」と言われたのです。ついでにひざの状態も見てもらったら、「変形性ひざ関節症が進んでいる」と言われ、落胆したそうです。

実は、Tさんは30代半ばに、バイクで荷物を配達中に交通事故に巻き込まれ、右ひざを挫傷してしまい、松葉杖《づえ》の生活を強いられた経験がありました。ひざの状態はすぐに歩けるまで回復しましたが、かすかな違和感は残っていたのです。右ひざの違和感がチクチクとした痛みに変わったのは、40代半ばを過ぎたころでした。それでも生活に支障をきたすことはなかったので、病院には行かず放置していたのです。

その後のTさんは、年々悪化の一途をたどりました。医師のすすめで、腰椎椎間板《ついかんばん》ヘルニアの手術を行うのですが、半年もしないうちに再発します。50代になると、右ひざが悪化してしまいます。そのような状態のなかで、定年を迎えたわけです。

事故やスポーツなどで、ひざを痛めた経験のある人は、変形性ひざ関節症が早く進行する傾向にあります。Tさんのように、初期段階で放置してしまうと、中期以降に強い痛みとなって煩わされるようになるわけです。かすかな痛みや違和感も放置しないで、早めに治療を行い、関節のセルフケアを取り入れることが必要なのです。

▶さかい式関節包内矯正《かんせつほうないきょうせい》による施術

Ｔさんの場合は､「腰椎椎間板ヘルニア」と「変形性ひざ関節症」です。

①正しい姿勢・歩き方を指導する。

②仙腸関節《せんちょうかんせつ》とひざ関節の関節包内矯正を施術する。

③お風呂の中でのひざ関節の曲げ伸ばしを指導。

過去の事故やケガが原因で
ひざの痛みを訴える人も
多くいます。
放置しておくと、
関節の動きや筋肉の使い方に
不自然な負担がかかり、
股関節や腰を
痛めてしまうことがあります。
自然な関節の動きや
無理のない筋肉の
使い方をすることは、
症状を改善させるための
第一歩です。

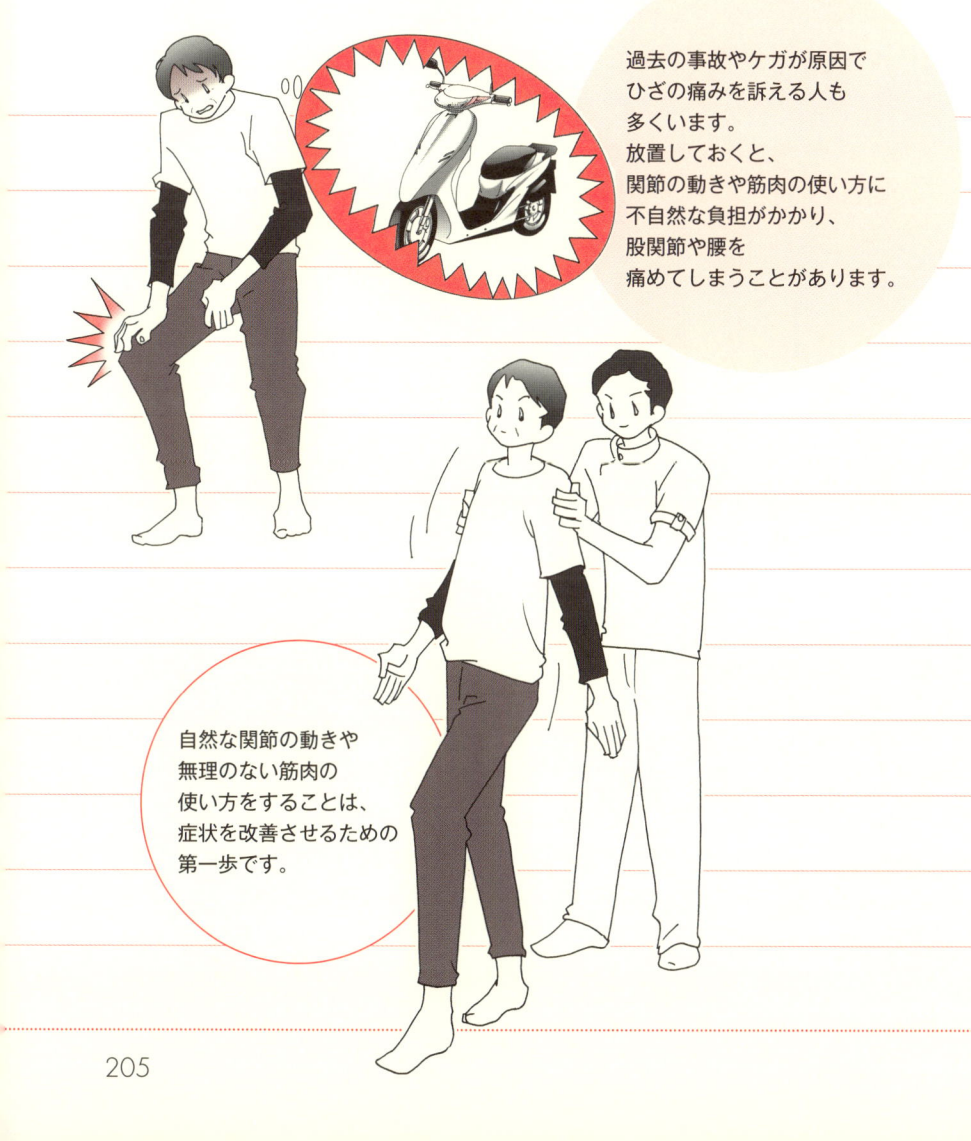

あとがき

私は、肩こり・首痛、腰痛、ひざ痛の本をシリーズで書いてきました。本書の「ひざ・股関節《こかんせつ》」という組み合わせは、はじめての試みです。「寝たきり」や「要介護」に直結する〝歩行〟をつかさどる関節への関心が高まっている証拠でしょう。股関節は、腰椎《ようつい》やひざ関節より関連痛を生じさせることがありますので、全身的治療が必要になります。

近ごろ、「ぴんぴんころり（ＰＰＫ）」という言葉をよく耳にします。これは、「ぴんぴんと健康な状態で長生きして、ある日、苦しまずにころっと往生する」の略で、こういう生き方・逝き方を切望する人が増えているそうです。この背景には、年老いてから家族や他人に迷惑をかけたくないという人びとの切実な願望だと思います。

私の好きな格言に、「ライフ・イズ・ムービング」という言葉があります。直訳するなら、「動けてこその人生だ」というところでしょうか。この言葉を「関節が動いてこその人生だ」と、私は個人的に受け取っています。

関節という歯車が滑らかに動きだせば、人生も滑らかに動きだします。これまでたくさんの方々の関節に触れ、たくさんの方々の人生に触れてきて、そのように確信するのです。関節の痛みや違和感が取れて、ちゃんと歩けるようになった、みなさんの表情は晴れやかなものです。そして、「自分の2本の足で歩ける」ということの素晴らしさを実感します。

あらゆる動物のなかで、二足歩行を獲得したのは人間だけです。自分の2本の足で歩き続けるためには、ひざ・股関節をしっかり治療して、積極的に関節ケアを実践していけば、心配はいらないのです。ロコモティブシンドロームを寄せ付けない関節をつくることだって可能です。

関節ケアの基本は、正しい姿勢と歩き方です。極端な話、この2つを実践していれば、関節トラブルは起こらないと考えています。本書を読んでくださった多くの方々に〝痛まない関節〟を獲得していただきたいと思います。

2013年5月吉日　酒井慎太郎

監修者紹介

酒井慎太郎（さかい・しんたろう）

さかいクリニックグループ代表。柔道整復師。

●略歴

整形外科や腰痛専門病院、プロサッカーチームの臨床スタッフとしての
経験を生かし腰痛やスポーツ障害疾患を得意とする。
解剖実習にて「関節包内機能異常」に着目。
それ以来、関節包内矯正を中心に
難治の腰痛やひざ痛の施術を1日170人以上おこなっている。
TBSラジオ『大沢悠里のゆうゆうワイド』でレギュラー担当

●著書

『腰痛は99%完治する』（幻冬舎）、
『肩こり・首痛は99%完治する』（幻冬舎）、
『関節痛は99%完治する』（幻冬舎）、
『肩こり・腰痛・ひざ痛知らず99%サビない体になる』（幻冬舎）、
『腰痛は歩き方を変えるだけで完治する』（アスコム）、
『酒井式　腰痛が治るＲＯＭ体操』（学研パブリッシング）、
『「体の痛み」に耳をすます早わかり事典』（現代書林）、他多数。

編集協力／関根有子、フロッシュ
カバー・デザイン／CYCLE DESIGN
本文デザイン／菅沼 画
カバー・本文イラスト／心櫻丸
校閲／校正舎楷の木
編集担当／横塚利秋

＊本書に関するご感想、ご意見、ご質問がございましたら、書名記入の上、
下記メール・アドレス宛お願いいたします。

firstedit@tatsumi-publishing.co.jp

「図解　ひざ・股関節の痛みを自分で治す！」

2013年6月1日　初版第1刷発行
2014年7月10日　初版第3刷発行
監　修　酒井慎太郎
発行者　穂谷竹俊
発行所　株式会社日東書院本社
〒160-0022　東京都新宿区新宿2丁目15番14号　辰巳ビル
TEL：03-5360-7522（代表）
FAX：03-5360-8951（販売）
URL：http://www.TG-NET.co.jp

印刷所／図書印刷株式会社　製本所／株式会社宮本製本所